암연대기

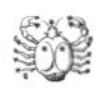

THE CANCER CHRONICLES

George Johnson

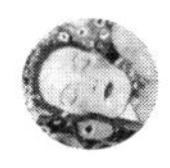

암에 대한 모든 편견과 신화를 해체하다

암연대기

조지 존슨 지음 | 김성훈 옮김

어마마마

차례

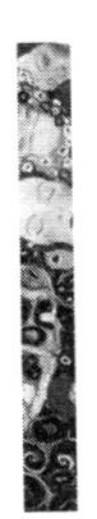

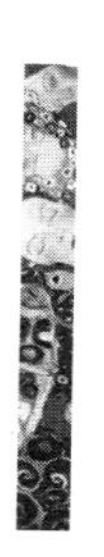

몇 해 전, 나는 암의 과학에 대해 내가 알아낼 수 있는 모든 것을 파헤쳐봐야겠다는 결심을 하게 되었다. 그 이유는 독자 여러분이 이 책을 읽는 과정에서 알게 될 것이다. 나는 암에 관해서는 문외한이었고, 오랜 세월 과학저술가로 활동해오면서 최첨단 우주론과 물리학의 세계에 익숙해져 있던 사람이었다. 그런 내가 이 축축하고, 형체가 불분명하며, 끊임없이 변화하는 존재에 대해 과연 얼마나 이해할 수 있을까?

나는 내 앞에 펼쳐진 암이라는 세계가, 마치 책 한 권이나 한 사람의 이성으로는 그 광활함과 다양성을 결코 포착할 수 없는 광대한 열대우림처럼 느껴졌다. 나는 그 가장자리를 맴돌다가 틈을 발견하고 들어가, 내 호기심이 이끄는 대로 길을 만들어가며 탐험하게 되었다. 그렇게 몇 년이 지나고 나는 우리가 암에 대해 알고 있는 것과 알지 못하는 것에 대해 더 많은 것을 이해한 상태에서 반대편으로 뚫고 나왔다. 이 여정에서 나는 수많은 놀라운 사실들을 접하게 되었다.

그러한 여정에 수많은 사람들이 도움을 주었다. 먼저 인터뷰를 하고, 이메일 답장을 해주고, 이 원고를 부분적으로 혹은 전체적으로 검토하면서 많은 시간을 할애해준 데이비드 아구스David Agus, 아서 아우프더하이드Arthur Aufderheide, 로버트 오스틴Robert Austin, 존 베이론John Baron, 호세 바셀가Jose Baselga, 론 블레이키Ron Blakey, 티모시 브로머지Timothy Bromage, 댄 슈어Dan Chure, 탐 커랜Tom Curran, 폴 데이비스Paul Davies, 아만다 니클즈 페이더Amanda Nickles Fader, 윌리엄 필드William Field, 앤디 푸리얼Anddy Futreal, 레베카 골딘Rebecca Goldin, 앤 글로어Anne Grauer, 멜 그리브스Mel Greaves, 세이머 그루퍼먼Saymour Grufferman, 브라이언 헨더슨Brian Henderson, 리처드 힐Richard Hill, 대니얼 힐리스Daniel Hillis, 엘리자베스 야콥스Elizabeth Jacobs, 스콧 컨Scott Kern, 로버트 크루진스키Robert Kruszinsky, 미첼 레이저 Mitchell Lazar, 제이 루빈Jay Lubin, 데이비드 라이던David Lyden, 프란치스카 미처Franziska Michor, 제레미 니콜슨Jeremy Nicholson, 일리오 리볼리Elio Rioli, 케네스 로스먼Kenneth Rothman, 브루스 로스차일드 Bruce Rothschild, 크리스 스트링거Chris Stringer, 버트 보걸스타인Bert Vogelsein, 로버트 와인버그Robert Weinberg, 팀 화이트Tim White, 마이클 짐머만Michael Zimmerman을 비롯한 과학자 여러분께 감사드린다.

여기에 더하여 나는 암에 관해 500편 이상의 논문과 서적을 읽었고 수십 회의 강의에 참석했다. 이러한 출처 대부분은 책 본문에 함께 싣지 못한 흥미로운 정보와 함께 참고문헌으로 책 뒷편에 소개되어 있다. 조지 드미트리George Demetri와 마거릿 포티Margaret Foti는 친절하게도 나를 미국 암연구협회가 보스턴에서 주최한 개인 워크숍에 참여할 수 있도록 배려해주었다. 이 두 분과 마크 맨덴홀Mark Mendenhall,

제레미 무어Jeremy Moore를 비롯한 미국 암연구협회 회원 여러분께 이 자리를 빌어 감사드린다. 이 분들은 플로리다에서 개최된 미국 암연구협회의 멋진 연례학회에서 나를 환대해주었다. 그리고 주요 행사에 나를 참여시켜준 키스톤Keystone 심포지엄과 발생생물학학회Society for Developmental Biology에도 감사드린다.

내가 이 일에 부지런히 발을 담그고 있는 동안 『뉴욕타임스*The New York Times*』의 데이비드 코코란David Corcoran은 내 초기 보고서를 출판해주었다. 그를 비롯해서 크리스티 아쉬완던Christie Aschwanden, 마거릿 워드하임Margaret Wertheim 등 원고를 검토하고 피드백과 충고를 보내준 여러 동료들에게도 감사드린다.

에이프릴 고차April Gocha, 크리스티나 루소Cristina Russo, 나탈리 웹Natalie Webb, 섀넌 웨이먼Shannon Weiman, 첼레리노 아베드-자파테로Celerino Abad-Zapatero 등 산타페 과학저술 워크숍Santa Fe Science Writing Workshop을 최근에 졸업한 몇몇 동문들이 초기 원고를 읽고 각자의 전문지식과 감각으로 조언을 해주었다. 이 자리를 빌어 감사드린다. 보니 리 라 메델레인Bonnie Lee La Madeleine과 마라 베츠Mara Vatz는 도서관 검색과 끝도 없이 이어지는 사실 확인 부분을 도와주었다. 원고가 계속해서 수정되었기 때문에 이 책에 남아 있는 나머지 오류는 전적으로 내 탓이다. 이 책은 크노프Knopf 출판사의 내 담당 편집자 존 시걸Jon Segal과 함께 작업한 일곱 번째 책이자, 조나단 케이프Jonathan Cape와 런던 보들리 헤드Bodley Head의 윌 설킨Will Sulkin과의 네 번째 책이다. 이들과 빅토리아 피어슨Victoria Pearson, 조이 맥가비Joey McGarvey, 매그헌 하우저Meghan Houser, 뛰어난 교열 담당자인 에이미 라이언Amy Ryan 그리고 거의 처음부터 내 에이전트로 함께 일해준 에

스더 뉴버그Esther Newberg 모두에게 감사드린다.

이 책의 초기 원고를 읽어준 코맥 매카시Cormac McCarthy 그리고 문학적 감성과 격려로 영감을 불어넣어준 제시카 리드Jessica Reed에게도 특별한 감사의 마음을 전한다. 그리고 내 친구 리사 총Lisa Chong은 이 책을 문단별로, 페이지별로 한 번 이상 통독하며 마무리를 도와주었다.

마지막으로 자신의 이야기를 책으로 낼 수 있도록 허락해준 낸시 마릿Nancy Maret 그리고 내 동생 조 존슨Joe Johnson과 가족들에게 깊은 감사의 마음을 전한다.

일러두기

본문에서 출판물은 단행본의 경우《 》,
학술지와 잡지의 제호는『 』로 구분하였고
보고서를 포함한 논문과 영화 제목은「 」로 묶었다.

하지만 지금 생각해보면 항상 내 주변을 맴돌고 있던 음악이
암도 제 나름의 권리를 가진 존재라는 느낌을 갖는 데
큰 기여를 하지 않았나 궁금해진다. 지금 와서 그 이야기를
다시 꺼내려니 조금 미친 생각처럼 들리겠지만,
그때만 해도 나는 암이 내 간이나 폐처럼 자신이 필요로 하는 공간과
먹을 것을 요구하는 나의 일부라는 느낌을 자주 받았다.
다만 그것이 내 전부를 필요로 하지 않기만을 바랐을 뿐이다.

—

레이놀즈 프라이스Reynolds Price,
《완전히 새로운 삶*A Whole New Life*》

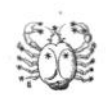

결핵을 '소모consumption'라고 부르던 때가 있었다.
결핵은 말 그대로 몸을 소모시키기 때문이다.
결핵은 폐나 뼈를 녹인다. 하지만 암은 반대로 만들어낸다.
암은 '생산성의 괴물monster of productivity'이다.

—

존 군터John Gunther,
《죽음이여, 우쭐하지 말라*Death Be Not Proud*》

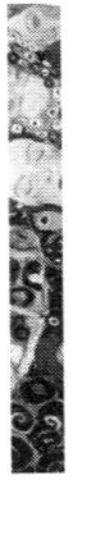

01
쥐라기 암

—

건조하고 적막한 공룡 다이아몬드 선사시대 고속도로Dinosaur Diamond Prehistoric Highway[1]를 가로지르며 나는 세이지〔꿀풀과의 식물—옮긴이〕로 뒤덮인 메사mesa〔꼭대기는 평평하고 등성이는 벼랑으로 된 언덕—옮긴이〕와 바위투성이 협곡의 황무지인 서부 콜로라도가 1억 5000만 년 전 쥐라기 후기에는 어떤 모습이었을까, 상상해보았다. 북미대륙은 유럽대륙 및 아시아대륙으로부터 떨어져 나오고 있었다. 이 세 대륙은 함께 로라시아Laurasia라는 원시 초대륙을 구성하고 있었다. 오늘보다 편평한 형태였던 이 거대한 땅덩어리는 1년에 몇 센티미터씩 북쪽으로 움직이고 있었고, 지질학자들이 훗날 북회귀선Tropic of Cancer〔공교롭게도 북회귀선의 영문 명칭에 'Cancer'라는 단어가 들어간다. 여기서는 Cancer가 '암'이 아닌 별자리 '게자리'를 의미한다. 남회귀선은 염소자리 회귀선을 의미하는 'Tropic of Capricorn'이다—옮긴이〕이라 부르게 될 바다를 배처럼 지나가고 있었다. 해발고도가 1600미터 정도인 덴버도 그 당시에는 해수면과 높이가 비슷했고 오늘날 바하마가 자리 잡고 있는 훨씬 남쪽 지방에 놓여 있었다. 상당히 건조한 기후였음에도 얕은 호수와 늪지대 사이를 개울들이 거미줄처럼 뻗으며 잇고 있었기 때문에 식물들이 풍성했다. 풀이나 꽃을 피우는 종자식물은 없었다. 아직 진화해 나오지 않았기 때문이다. 그저 이상하게 생긴 침엽수들이 은행나무, 나무고사리, 소철, 쇠뜨기 등과 뒤섞여 있었다. 거대한 흰개미탑들이 9미터 정도로 높게 치솟아 있었다. 그리고 스테고사우루스Stegosaurus, 브라키오사우루스Brachiosaurus, 바로사우루스Barosaurus, 세이스모사우루스Seismosaurus 같은 공룡들이 물을 철벅거리고 쿵쿵거리며 이 세계를 걸어다녔다. 그랜드 정션Grand Junction에서 '다이노소어Dinosaur'라는 마을로 향하는 내 발아래 깊숙한 곳에는 바로 이 공룡들의 뼈가 묻혀 있다.

가끔 쥐라기 시대의 암석 덩어리가 침식, 지진에 의한 융기 혹은 고속도로 공사 과정에서 발견된다. 모리슨 지층Morrison Formation이라는 고생물학의 보물창고를 형성하는 화려한 침전물의 띠가 드러나는 것이다. 나는 무엇을 살펴보아야 하는지 사진에서 봐두었다. 적색, 회색, 자주색, 때로는 녹색의 기운이 감돌고 쉽게 바스러지는 침전물층을 주의 깊게 보아야 한다. 이것들은 약 700만 년에 걸쳐 쌓인 지질학적 잔해다.

나는 콜로라도 강 위에 자리 잡은 도시인 프루타Fruita 바로 남쪽에서부터 다이노소어 힐Dinosaur Hill[공룡 언덕—옮긴이][2] 꼭대기까지 하이킹을 하다가 잠시 멈춰 서서 오솔길 근처에 떨어져 있는 자주색 모리슨 이암泥岩을 집어 들었다. 그것을 손가락으로 비봤더니 말라붙은 쿠키 반죽처럼 부서졌다. 언덕 건너편에서 나는 1901년에 엘머 릭스Elmer Riggs라는 고생물학자가 아파토사우루스Apatosaurus의 뼈 6톤을 찾아낸 갱도에 맞닥뜨렸다. 아파토사우루스는 우리가 흔히 브론토사우루스Brontosaurus라고 부르는 공룡의 고유명사다. 이 파충류가 살아서 수분을 온전히 함유하고 있었다면 키는 21미터, 체중은 30톤에 육박했을 것이다. 릭스는 이 뼈들을 석고로 싸서 보호한 다음 바닥이 편평한 배에 실어 콜로라도강을 건너고, 기차를 이용해 시카고의 필드자연사박물관Field Museum으로 옮겼으며, 박물관에서는 이 뼈들을 조립해서 전시했다.

북쪽으로 이동해서 브론토사우루스 대로Brontosaurus Boulevard와 스테고사우루스 고속도로Stegosaurus Freeway가 만나는 인구 339명의 다이노소어까지 간 나는 전망이 좋은 곳에 선 채 노을빛을 받아 붉게 물든 협곡 속에 자리 잡은 모리슨 지층의 줄무늬를 바라보았다. 하지만 가장 아름다운 줄무늬는 조금 더 서쪽으로 공룡국립기념공원Dinosaur National Monument 서쪽 외곽의 그린강Green River을 따라 있었다. 이곳에서는 녹회색 절벽이 보라색 절벽으로 이어져 내리다가, 다시 갈색 절벽으로 이어져 내린다. 공원 사무소에서 한 여성이 내게 말해줬던 것처럼, 녹아내린 나폴리 아이스크림을 꼭 닮았다.

이곳 어딘가에서, 알려진 것 중 가장 오래된 암의 사례일지 모를 공룡 뼈 화석이 발견되었다. 암 때문에 죽었든, 다른 이유 때문에 죽었든 이 공룡이 죽은 후에 그 기관들은 다른 포식자들이 먹어치웠거나, 빠른 속도로 부패했다. 하지만 그 골격 중 적어도 한 조각은 차츰 바람에 날려온 먼지와 모래에 파묻혔다. 나중에 호수가 확장되거나, 개울이 구불구불 이어지다 그 잔해 위로 흐르면서 화석화의 무대가 마련되었다. 뼈 속에 들어 있던 무기물이 분자 하나씩 천천히 물속에 용해되어 있던 무기물로 대체되었다. 그리고 작은 구멍들이 채워져 석화되었다. 시대가 수차례 바뀌면서 공룡이 멸종한 지는 이미 오래되었고, 그들이 살던 세상은 호수, 사막, 바다로 뒤덮였지만 퇴적암 속에 둘러싸인 이 화석화된 뼈는 오랜 세월 동안 보존될 수 있었다.

화석화가 일어나는 경우는 매우 드물다. 대부분의 뼈는 화석화되기도 전에 분해되어버리는 탓이다. 그리고 석화가 진행될 정도로 오랫동안 살아남은 몇 안 되는 뼈 중에서도 다시 소수만이 흙 속에 파묻힐 수 있다. 이제는 'CM72656'이라고 이름 붙여져 피츠버그의 카네기자연사박물관Carnegie Museum of Natural History에 보존되어 있는 이 표본도 그렇게 살아남은 뼈 중 하나다. 이 뼈는 세찬 강물에 파헤쳐지거나 지질학적 힘에 의해 우리가 살고 있는 세상의 표면으로 노출되었고, 이름 모를 한 암석수집가에 의해 그 동물이 죽은 지 1억 5000만 년 만에 발견되었다. 이 뼈 화석은 바위용 톱으로 절단되었고, 그 뒤로 몇 명인지도 모를 사람들의 손을 거쳐 결국에는 콜로라도의 한 암석가게에까지 갔다. 그리고 이곳에서 뼈에 생긴 암이라면 단번에 알아볼 줄 안다고 자부하는 한 의사의 눈에 띄었다[3].

이 의사의 이름은 레이먼드 번지Raymond G. Bunge이고 아이오와대학교 의대의 비뇨기과 교수였다. 1990년대 초에 그는 학교의 지질학과에 전화를 걸어 누가 와서 자신의 소중한 수집품을 좀 평가해줄 수 없겠는지 문의했다. 이 전화는 전화교환원를 통해 이어지고 이어져 지질학자인 브라이언 위츠크Brian Witzke에게 닿았다. 위츠크는 서늘한 어느 가을날 자전거를 타고 번지의 집을 찾아갔고, 번지는 그에게 5인치(13센티미터) 두께의 광화된 매력적인 공룡 뼈 덩어리[4]를 보여주었다. 가까이에서 살펴보니 이 화석은 가로 세로의 길이가 각각 16.5센티미터, 24.1센티미터였고, 중심부에는 무언가가 침입한 흔적이 있었다. 지금은 결정화되어버린 이 흔적은 너무 크게 자라 뼈 바깥부분까지 잠식하고 있었다. 번지는 골육종ostreosarcoma을 의심했다. 그는 이 암이 사람, 특히 아동의 골격에 어떤 손상을 입히는지 관찰한 적이 있었다. 타원형의 형태에 크기는 살짝 찌그러진 소프트볼 공 정도였던 이 암은 오랜 세월이 흐르는 동안 마노[빈 구멍 안에서 석영, 단백석, 옥수 등이 차례로 침전하여 광택과 무늬를 나타내는 보석의 일종—옮긴이]로 바뀌어 있었다.

화석 조각이 워낙 작은 탓에 위츠크는 뼈의 유형이나 공룡의 종류를 알아낼 수 없었지만, 지질학적 진단을 내릴 수는 있었다. 색이 적갈색이고 중심부가 마노로 변했다는 것은 이 화석이 모리슨 지층에서 나왔다는 단서였다. 번지는 이 수집품을 서부 콜로라도 어딘가에서 구입했던 사실을 기억해냈다. 석화된 공룡 뼛조각에 광을 낸 것은 수집가들 사이에서 큰 인기를 끌었다. 하지만 그 가게의 정확한 위치는 기억나지 않았다. 번지는 화석을 위츠크에게 건네주며 전문가의 의견이 어떤지 알아봐달라고 부탁했다.

그러다 다른 프로젝트가 끼어드는 바람에 이 화석은 거의 잊힌 채 위츠크의 사무실 파일 캐비닛 위에 방치되었다. 그러다 어느 날 위츠크는 이 화석을 오하이오 북동부 관절염센터Arthritis Center of Northeast Ohio의 류머티즘 전문의 브루스 로스차일드Bruce Rothschild에게 보냈다. 로스차일드는 자신의 임상영역을 공룡의 뼈 질환으로까지 확장한 상태였다. 그는 이보다 선명하고 오래된 선사시대의 암 표본을 한 번도 본 적이 없었다. 그는 곧 이 암의 종류를 결정하는 작업에 착수했다.

살펴보니 이 암은 경계가 불분명하지도 않고, 번지가 의심했던 골육종에서 보이는 층판 구조의 양파껍질 형태도 나타나지 않았으며, 유잉육종Ewing's Sarcoma이라는 또 다른 악성종양의 특징도 나타나지 않았다. 로스차일드는 골수종myeloma도 확실히 배제할 수 있겠다고 생각했다. 골수종은 형질세포의 암으로, 뼈에 구멍이 뚫린 것 같은 모양을 남긴다. 암이 바깥을 향해 갉아먹고 나오면서도 얇은 뼈 껍데기를 온전히 남겨놓은 것을 보면 더욱 공격적인 형태인 다발성 골수종multiple myeloma 역시 배제할 수 있었다. 모든 골격질환은 자기만의 뚜렷한 흔적을 뼈에 새겨놓기 때문에 로스차일드는 하나씩하나씩 가능성을 지워 나갔다. '백혈병에서 표면에 단독으로 혹은 합쳐지며 나타나는 팬 자국', '동맥류상골낭포aneurysmal bone cyst에서 나타나는 확장성의 비누거품 모양', '연골아세포종chondroblastoma의 특징인 골단의 팝콘 모양 석회화', '섬유이형성증fibrous dysplasia에서 나타나는 간유리 형태' 등이 모두 배제되었다.

로스차일드의 관찰 내용을 외부인의 입장에서 읽고 있으면 의학 전문용어의 의미가 알쏭달쏭하다. 암으로 인해 생긴 갑작스런 혼란을 이해하려고 머리를 쥐어짜본 사람만이 이런 암울한 형태와 익숙해질 수 있다. 그래도 처음부터 한 가지 분명했던 점은 공룡 병리학이라는 알려지지 않은 학문 분야의 전문가가 1억

5000만 년 된 암에 대해 그럴듯한 진단을 내릴 수 있다는 자신감이었다.

로스차일드는 계속해서 '통풍의 경화성 가장자리 병소sclerotic-rimmed lesion', '결핵에서 특징적으로 나타나는 흡수대zones of resorption', '트레포네마 질병treponemal disease의 고무종 병소gummatous leisons의 경화성 소견' 등을 배제해 나갔다. 그리고 고립성 골낭종unicameral bone cyst, 내연골종nchondroma, 골아세포종osteoblastoma, 연골점액양섬유종chondromyxoid fibroma, 유골종osteoid osteoma, 호산구성육아종eosinophilic granuloma 등이 배제되었다. 겉으로는 한없이 단단해 보이는 뼈 안에 이렇게 여러 가지 질병이 생길 수 있을 줄 누가 알았을까? 이런 질병 중에는 후보가 될 만한 것이 보이지 않았다. 로스차일드의 눈에는 이 병소에서 전이성 암metastatic cancer의 무늬가 보였다. 전이성 암이란, 공룡의 몸 다른 부위 세포에서 기원한 암이 골격으로 이동해 들어와 군집을 이룬 것으로, 가장 치명적인 형태의 암이다.

골종osteoma(극성스러운 뼈세포들이 자신의 정당한 경계를 넘어 자라난 덩어리), 혈관종hemangioma(혈관의 비정상적인 유출로 뼈 내부의 골수에서 형성될 수 있다) 등 학술지에 공룡의 다른 암에 대한 참고문헌들이 드문드문 실린 것들이 있었다. 악성종양인 암과 마찬가지로 이들 양성종양들은 일종의 신생물neoplasm('새로운 성장물'을 의미하는 그리스어에서 유래)이다. 신생물이란, 몸의 감시와 견제를 피해 자신의 의지를 행사하는 세포를 의미한다. 양성종양의 세포는 증식 속도가 느리며, 주변 조직으로 침범해 들어가거나 전이할 수 있는 능력을 획득하지 못한 세포다. 그렇다고 양성종양이 반드시 무해한 것은 아니다. 가끔은 양성종양이 기관이나 혈관을 위험하게 압박할 수도 있고, 파괴적인 호르몬을 분비할 수도 있다. 그리고 양성종양 가운데는 악성으로 바뀔 수 있는 것도 있다. 물론 이런 경우는 굉장히 드물다. 공룡의 악성종양을 직접 목격하는 일은 더더욱 드물었다. 한 알로사우루스Allosaurus의 앞다리에 생긴 브로콜리 모양의 성장물을, 로스차일드는 한동안 연골육종chondrosarcoma으로 여긴 적이 있었다. 하지만 로스차일드는 면밀한 검사 끝에 이것이 그저 부러졌다가 감염된 골절 부위가 치유된 흔적에 불과하다고 결론 내렸었다. 하지만 번지의 화석은 진짜였다. 위츠크와 또 다른 동료 한 사람이 같이 작성해서 1999년에 『란셋*Lancet*』에 발표한 500단어짜리 짧은 논문에서 로스차일드는 다음과 같은 과감한 결론에 도달했다. "이 관찰을 통해 전이성 암의 기원이 적어도 중생대 중기(공룡의 시대)로 거슬러 올라갔으며, 이것은 화석 기록에서 알려진 사례 중에서도 가장 오래된 것이다."

내가 레이먼드 번지의 화석에 대해 처음 들은 것은 그해 여름 내가 암에 관한 과학문헌들을 공부하기 시작했을 무렵이었다. 세포 하나가 무리에서 이탈해 증식을 시작하고, 갑자기 우리 몸 어딘가의 엉뚱한 장소에서 새로운 장기가 돋아난다거나, 아니면 그보다 더 섬뜩하게, 흉측하게 생긴 기형적인 태아가 자라나는 등 어떤 낯선 존재를 만들어낼 수 있다고 생각하면 역겨운 기분이 들면서도 묘하게 끌린다. 잘못된 길로 빠진 생식세포(난자와 정자를 만들어내는 세포)에서 기원한 보기 드문 종양인 기형종teratoma 속에는 머리카락, 근육, 피부, 치아, 뼈 같은 흔적 기관들이 들어 있을 수 있다. 기형종을 의미하는 영단어 'teratoma'는 '괴물'을 의미하는 그리스어 'teras'에서 유래했다. 한 젊은 일본 여성의 난소낭종ovarian cyst 속에는 머리, 상체, 사지, 기관, 거대안cyclopean eye이 들어 있었다. 하지만 이런 사례는 극히 드물다. 종양은 거의 항상 즉흥적인 계획을 따라 진화한다. 가장 위험한 종양은 이동 능력을 획득한 종양이다. 이런 종양은 일단 위, 결장, 자궁 등 바로 근처에 자리를 잡고 난 다음 새로운 영토를 찾아 이동한다. 이것이 암의 전이metastasis다. 공룡이 암에 걸리지 않았으리라고 믿을 이유는 없다. 하지만 고대 생물의 잔해가 지금까지 남아 사람이 그것을 조사할 수 있을 가능성이 극히 희박하다는 점을 생각하면, 실제 표본을 우연히 만난 것은 거의 기적이나 다름없는 일이었다.

땅덩어리의 크기를 한번 생각해보자. 모리슨 지층은 유타와 콜로라도의 공룡국립기념공원에서 북쪽으로는 와이오밍, 아이다호, 몬태나, 다코타 그리고 캐나다 남부까지 뻗어 있다. 그리고 동쪽으로는 네브래스카와 캔자스, 남쪽으로는 텍사스와 오클라호마의 돌출지역 그리고 뉴멕시코와 애리조나까지 뻗어 있다. 대략 130만 제곱킬로미터 정도에 걸쳐 있는 셈이다. 자연현상에 의해 침식되거나 인간의 발굴작업을 통해 노출된 부분은 그저 가장자리의 흠집에 불과하며, 700만 년 동안 누적된 공룡 뼈의 표본을 간신히 얻었을 뿐이다. 그것도 그중에서 어쩌다가 화석으로 남은 것들만. 레이먼드 번지의 날카로운 눈이 없었다면 선사시대에 암이 실재했음을 보여주는 가장 오래되고 확실한 증거를 놓치고 지나갔을지도 모른다.

빛이 들지 않는 이 지층 안에서 으스러진 사례들이 얼마나 많을까? 그리고 운이 좋아 사람의 손에 들어온 뼈들 중에서도 얼마나 많은 악성종양의 흔적들이 그대로 간과되고 말았을까? 고생물학자들 중에서 암을 찾으려고 화석을 뒤지는 사람은 거의 없다. 설사 그들이 암의 흔적과 마주친다 한들 알아보지도 못할 것이다. 그리고 그나마 암이 사람의 눈에 띌 가능성이 있으려면 암이 뼈의 표면까지 굴을 파고 나왔거나, 뼈가 골절되거나 톱으로 아무 데나 잘라보았을 때 우연히 그 암이 바깥으로 드러나야 한다.

암과 관련해서 가장 대답하기 어려운 질문 중 하나는 암이 얼마나 오래되고 불가피한(몸 안에서 자발적으로 일어났는가) 존재이며, 또 환경오염, 공업용 화학물질, 혹은 인간이 만들어낸 다른 장치들 때문에 발생하는 암이 얼마나 많은가라는 질문이다. 먼 옛날에 암의 발생빈도가 얼마나 되었었는지 대략이나마 감을 잡을 수 있다면 중요한 단서를 얻을 수도 있겠지만, 그러기 위해서는 표본을 한층 대규모로 확보할 수 있어야만 한다. 번지의 화석화된 암을 계기로 흥미를 갖게 된 로스차일드는 더 많은 암 화석을 찾아 나섰다.

그는 휴대용 형광투시기를 가지고 북미대륙의 박물관들을 돌면서 X선 촬영을 시작했다. 사람의 경우 골격으로 전이하는 암은 척수에 자리 잡는 경우가 가장 흔하다. 그래서 로스차일드도 척추에 초점을 맞추었다. 그렇게 해서 이 작업이 마무리되었을 무렵에는 뉴욕의 미국자연사박물관American Museum of Natural History, 피츠버그의 카네기박물관Carnegie Museum, 시카고의 필드자연사박물관, 그리고 미국과 캐나다의 다른 기관에서 수집해놓은 700마리의 공룡에서 나온 1만 312개의 척추를 검사할 수 있었다. 멕시코 국경 북쪽에서 그가 접근할 수 있는 표본은 빠짐없이 모두 조사한 것이다. 그는 떨어져 나온 척추도 검사했고, 사다리와 크레인을 이용해 전체 골격 속에 높이 자리 잡고 있는 척추도 검사했다(공룡 티셔츠를 입은 그가 티라노사우루스의 흉곽 안에서 뒤로 기대고 있는 모습을 찍은 사진이 있다). X선 촬영에서 비정상적으로 보이는 뼈는 CT스캔으로 더욱 정밀하게 조사했다.

결국 그의 성실함은 결실을 얻었다. 또 다른 뼈 전이 사례를 발견한 것이다. 그리고 이번에는 그 희생자가 누군지도 확인할 수 있었다. 오리주둥이를 한 거대 공룡 에드몬토사우루스 Edmontosaurus(하드로사우루스류Hadrosauridae)였다. 이 공룡은 쥐라기 바로 다음에 찾아온 백악기 말까지도 살아남았다. 이때는 공룡이 멸종하기 시작했던 시기다. 다른 하드로사우루스류도 뼈종양을 갖고 있었고, 이 종양들은 골아세포종 1건, 결합조직형성 섬유종 Desmoplastic fibroma 1건, 그리고 혈관종 26건 등 모두 양성종양이었다. 하지만 다른 공룡에서는 종양이 전혀 발견되지 않았다. 아마도 이것이 가장 놀라운 부분이었을 것이다. 하드로사우루스의 척추는 100마리 미만에게서 나온 약 2800개의 표본이 있었고, 이는 전체 뼈에서 1/3도 되지 않는 양이었음에도 불구하고 모든 종양이 여기서 나온 것이다. 아파토사우루스, 바로사우루스, 알로사우루스 등 하드로사우루스류가 아닌 공룡에서 나온 약 7400개의 척추에서는 양성과 악성을 불문하고 아무런 신생물도 발견되지 않았다.

이것은 이례적인 사건이었지만 인간의 암을 역학적으로 연구하는 사람들은 이런 경우와 항상 마주치고 있다. 왜 어떤 사람은 다른 사람보다 암에 더 잘 걸릴까? 진화가 예상치 못했던 방향으로 전개되면서 하드로사우루스류가 암에 잘 걸리는 유전적 소인을 갖게 되었는지도 모른다. 아니면 대사와 관련된 이유 때문일 수도 있다. 로스차일드는 이 공룡들이 다른 공룡들보다 온혈동물에 더 가까웠을지 모른다고[5] 추측했다. 온혈동물의 경우 대사가 더 빨리 일어난다. 체온을 유지하려면 에너지가 들기 때문에 이것이 세포 손상의 축적을 가속하여 종양의 발생으로 이어졌는지도 모른다.

어쩌면 이런 차이는 종 자체의 차이가 아니라 환경적인 차이에서 비롯되었는지도 모른다. 이를테면 하드로사우루스류가 먹는 먹이가 원인인지도 모른다. 생태계의 식물들은 다른 식물을 죽이는 제초제 그리고 해충과 싸우기 위한 살충제 등을 합성하며 끊임없는 화학전을 벌이고 있다. 이런 화합물질 중에는 돌연변이원mutagen도 있다. 이것은 DNA를 변화시킨다. 중생대에 자라던 양치식물과 비슷한 소철의 요즘 후손들은 실험용 쥐에 간암과 신장암을 야기할 수 있는 독을 생산한다. 하지만 하드로사우루스류가 아파토사우루스 같은 공룡보다 소철을 더 많이 먹었을 이유가 대체 무엇이란 말인가? 발암물질의 원천일 가능성이 있는 또 다른 요인이 있다. 바로 침엽수의 솔잎이다. 솔잎이 두 마리의 에드몬토사우루스 미라의 위장에서 발견되었다. 이 공룡의 잔해는 적당한 환경 조건에서 파묻힌 덕분에 썩지 않고 그대로 화석이 되었다. 하지만 이것을 증거로 내세우기에는 설득력이 떨어진다.

설명해야 할 다른 신기한 현상들도 있었다. 하드로사우루스에 종양이 있는 경우 대부분 척추에서 꼬리에 가장 가까운 부분인 꼬리등뼈 쪽에서만 나타났다. 이 파충류의 아래쪽이 위쪽보다 종양에 더 취약했던 것은 대체 무슨 이유일까? 영화 「쥬라기 공원

Jurassic park」에서처럼 고대 DNA로부터 공룡을 다시 되살려내 의학연구를 해보지 않고서야 알 수 없는 노릇이다. 보스턴의 다나파버Dana-Farber암연구소나 휴스턴의 MD앤더슨MD Anderson 암센터 혹은 전 세계의 다른 뛰어난 암연구소에서는 악성종양에서 한 분자가 맡고 있는 역할을 연구하느라 평생을 다 바치는 연구자들도 있다. 로스차일드의 조사에서 나온 자료만으로는 학위 논문에 실릴 만한 정도의 질문밖에 나오지 않았다. 가장 시급한 질문은 어떻게 하면 이런 발견을 전체적인 시각에서 바라볼 것인가, 하는 부분이었다. 전이성이든, 골격에서 기원한 것이든 종류를 막론하고 인간의 뼈에 발생하는 암은 드문 편이다. 그렇다면 700마리의 공룡 골격 중에서 한 건이 발견되었다면 이것은 많다고 봐야 할까, 적다고 봐야 할까?

세 번째 논문에서 로스차일드는 그 확률에 대해 고려해보았다. 지구를 지배했던 공룡의 시대가 방사성 우주 광선의 급증으로 한층 서둘러 막을 내리게 되었다는 이론을 뒷받침해줄 근거를 찾고 있던 두 명의 천체물리학자가 그에게 연락을 해왔다. 전리방사선ionizing radiation 중에서 DNA에 손상을 입힐 만큼 강력한 것은 암을 유발할 수 있다. 특히 골수가 취약하다. 만약 어떤 우주적 사건으로 인해 대단히 강력한 우주 광선이 풀려나왔었다면 이것이 공룡에 미친 영향은 마치 우주 바깥에서 지구로 X선을 쏘아댄 것과 비슷했을 것이다.

하지만 그 역학조사를 어떻게 한단 말인가? 초기 연구에서 로스차일드와 그의 아내 크리스틴Christine은 클리블랜드자연사박물관Cleveland Museum of Natural History에 있는 하만-토드 사람 뼈

컬렉션Hamann-Todd Human Osteological Collection의 뼈들을 X선으로 조사해보았다. 이 컬렉션은 의대 해부용 시신에서 나온 3000개의 골격을 수집해 보관해놓은 것이다. 이 시신들은 여차하면 빈민 묘지에 묻혔을 집 없는 노숙자들의 시신이었다. 이 노숙자들 중에서 전이성 뼈종양을 갖고 있는 사람은 33명이었고 이를 계산하면 1.14퍼센트라는 수치가 나온다. 샌디에이고동물원에서 부검한 바에 따르면 파충류의 뼈종양 비율은 사람의 1/8 수준이다. 이것을 적용하면 0.142퍼센트 정도가 나온다. 형광투시기로 검사한 700마리의 공룡 중에서 에드몬토사우루스 한 마리에게 뼈종양이 있었다면 거의 정확하게 이 수치가 나온다. 아무래도 암이 공룡 멸종의 한 요인이었다는 증거를 찾으려면 다른 곳에서 알아봐야 할 것 같다.

몇 달 동안 사실 여부가 불확실한 이런 정보들이 내 노트북에 축적되고 내 머릿속에서 전이를 거듭하고 있었다. 암에 대해 한 가지 의문이 떠오를 때마다 또 다른 의문이 꼬리를 물고 이어졌다. 과연 하만-토드 컬렉션이 전체적인 암 비율을 얼마나 정확하게 반영하고 있을까? 그곳에 있는 뼈의 주인들은 영양결핍으로 고생하고 무계획적인 식단으로 연명하던 궁핍한 환경에 있었기 때문에 아마 암에 더욱 취약했을 것이다. 하지만 그들 중 상당수는 폭력이나 감염성 질환으로 인해 암이 미처 자라기도 전에 비교적 젊은 나이에 사망했을 것이다. 어쩌면 이런 모든 요인들이 서로를 상쇄했을지도 모르고, 그렇지 않을 수도 있다.

샌디에이고동물원의 동물을 대상으로 한 연구에서는 더 많은 의문이 쏟아져 나왔다. 우리에 갇혀 있는 동물은 야생동물보다 암에 더 많이 걸린다. 어쩌면 살충제나 식품 첨가물에 더 많이 노출되기 때문일 수도 있고, 아니면 그저 생존기간이 더 길고 운동이 부족하며 더 많이 먹기 때문일 수도 있다. 인간의 암 발생과 관련된 모든 위험인자 중에서 거의 논란이 제기되지 않는 두 가지는 비만과 나이다.

가장 골치 아픈 의문은 공룡의 암에 대해 어디까지 추정이 가능하고, 이 질병의 궁극적인 기원이 무엇인가 하는 부분이다. 이를 증명해줄 증거랄 것이 거의 남아 있지 않기 때문이다. 만약 표본에 암에 잘 걸리는 100마리의 하드로사우루스만 포함시킨다면 뼈종양 비율은 1퍼센트가 나온다. 이는 사람의 골격과 대략 비슷한 수치다. 하지만 아직 발견되지 않은 표본이 얼마나 많을지도 생각해보아야 한다. 지금의 상황에서 악성종양이 하나만 더 발견돼도 암 비율이 두 배로 껑충 뛰기 때문이다. 마지막으로 검사를 하지 않은 다른 골격에 퍼진 암이나, 뼈에는 도달하지 못하고 연조직 기관으로 퍼진 암이 얼마나 많았을지도 의문이다. 연조직에 생긴 암은 조직이 일단 부패하고 나면 흔적이 남지 않기 때문이다.

하지만 예외일 가능성이 있는 사례가 있다. 로스차일드의 조사 결과가 나온 해인 2003년에 사우스다코다의 고생물학자들[6] 이 공룡의 뇌종양으로 의심되는 것을 발견했다고 발표했다. 그들은 티라노사우루스의 가까운 친척뻘인 7200만 년 된 고르고사우루스Gorgosaurus의 두개골을 처리하고 있다가 두개골 안에서 '이상한 검은 물질 덩어리'를 발견했다. X선과 전자현미경으로 분석해보았더니 이 둥근 덩어리는 뼈세포로 이루어져 있었고, 수의학 병리학자들은 이것을 '골외 골육종extraskeletal osteosarcom'이라고 진단했다. 소뇌cerebellum와 뇌줄기brainstem에 자리를 잡고 뼈세포를 만들어내는 종양이었던 것이다. 이 고르고사우루스가 여기저기 두들겨 맞기라도 한 것처럼 보였던 것도 어쩌면 이것으로 설명할 수 있을지 모른다. 이 동물은 마치 운동조절능력을 상실하고 여기저기 걸려 넘어지기를 반복했던 것처럼 보인다. 당시 로스차일드는 이렇게 추측했다. "이런 모습이 나오려면 분명 굉장히 이상한 사건이 일어났을 것이다. 위치와 특성을 보면 암으로 보는 것도 무리가 아니지만, 단순히 부서져서 안쪽으로 밀려들어간 두개골 조각이 아니라는 것을 증명할 필요가 있다."

암에 대해 생각하며 공룡 다이아몬드 고속도로를 따라가던 길에 나 역시 진귀한 장면을 직접 목격했다. 녹색의 공룡 로고가 그려진 싱클레어 휘발유 주유소를 만난 것이다. 휘발유는 머나먼 과거가 남긴 또 하나의 유물이다. 도로를 따라 유정에서 화석연료들을 퍼내고 있었다. 우리가 알고 있는 이 원유는 선사시대의 유기물질로부터 비롯된 것이다. 주로 작은 식물이나 동물에서 유래한 것이지만, 어쩌면 공룡에서 나온 원유도 조금은 섞여들었는지 모를 일이다.

내가 콜로라도 북부의 얌파Yampa 고원에 도착한 것은 어슴푸레 땅거미가 질 무렵이었다. 이곳은 3억 년에 달하는 지질학적 역사[7]를 고스란히 품고 있는 곳이다. 억겁의 세월에 걸쳐 지진의 혼란을 겪는 동안 거대한 지각 덩어리들이 서로 들이박고, 기울고, 미끄러지며 연대표를 뒤죽박죽 뒤섞어놓았다. 도로가 몇 킬로미터에 걸쳐 공룡 시대의 중기에서 말기에 해당하는 쥐라기와 백악기에 쌓인 바위의 표면을 훑으며 지나간다. 그러다가 도로 자체는 한 번의 덜컹거림도 없이 매끈하게 이어지는데, 난데없이 메사 꼭대기가 펜실베이니아기Pennsylvanian의 지층으로 바뀌었다. 가위로 자르듯 몇몇 시대가 통째로 잘려 나가고 모리슨 지층의 공룡들보다 1억 5000만 년이나 앞선, 원시 바퀴벌레가 땅 위를 기어다니던 더 오래된 세계가 모습을 드러낸 것이다. 펜실베이니아기의 지층 밑으로 구겨져 있는 두 층의 지층은 데본기Devonian 지층일 것이다. 무려 4억 년이나 된 시골 지역인 셈이다. 얌파에서 동쪽으로 2500킬로미터 정도 떨어진 데본기 암반 속에서 원시 갑주어甲冑魚의 턱뼈가 오하이오주 클리블랜드가 될 장소 근방에서 발견되었다. 그 턱뼈에는 구멍이 패어 있었는데, 일부 과학자들은 이것을 종양의 흔적이라 생각했고, 또 다른 과학자들은 오래된 싸움의 상처에 불과하다고 주장했다.

길은 고원의 반대편 끝인 하퍼스 코너Harpers Corner에서 끝났다. 나는 고원 가장자리로 걸어가보았다. 내 발밑 아래로 그린 강과 얌파 강이 그 모든 무정한 세월을 톱으로 자르듯 흘러 한곳에서 만나고 있었다. 나는 사라져간 모든 과거에 대해 생각하며 당혹감 속에 우두커니 서 있었다. 공룡이 사라지고 난 다음에는 라라미드 조산운동Laramide orogeny[8]이 일어났다. 이 시기에는 로키산맥이 된 봉우리들이 땅에서 5500미터까지 우뚝 솟아올랐다가 자기 몸에서 떨어져 나온 잔해에 목까지 파묻히고 말았다. 그러다가 로키산맥의 발굴Exhumation of the Rockies[사람이 발굴했다는 의미가 아니라 잔해에 묻혀 있던 로키산맥이 자연현상에 의해 잔해가 씻겨 나가면서 새로이 노출된 사건을 말한다—옮긴이]이 일어나면서 로키산맥 주변을 메우고 있던 잔해들이 떨어져 나가기 시작한다. 불과 200만 년 전인 홍적세Pleistocene 초기에는 거대한 빙하작용이 잇따라 일어나면서 우리가 오늘날 알고 있는 지질학적 형태를 만들어놓았다. 이 모든 대변동을 거치는 동안에도 생명은 진화를 거듭했고, 이 여정에 암이라는 침입자가 남몰래 올라탔다.

양성 신생물이 있었다는 조짐은 고대 코끼리, 매머드, 말의 뼈 화석에서도 발견되었다. 뼈가 제멋대로 성장하는 증상인 골비대증hyperostosis이 파크레비아스Pachylebias 속의 어류에서 나타난다. 이 어류는 암을 유용하게 이용한 듯 보인다. 뼈의 무게가 증가하면서 바닥짐 역할을 해준 덕분에 이 어류는 소금기가 많은 지중해의 더 깊은 심해까지 들어가 먹이활동을 할 수 있었고 그로 인해 경쟁자들보다 유리한 위치에 설 수 있었다. 병적인 성장으로 시작되었던 것이 결국에는 진화적 전략으로 활용되었을지도 모른다는 얘기다.

고대 버팔로와 고대 아이벡스에서도 악성종양이 있었던 것으로 추정된다. 심지어 1908년에는 고대 이집트 개코원숭이Egyptian baboon의 미라에서 암이 발견되었다는 보고도 있었다. 물론 이런 사례들은 매우 드물고 때로는 논란의 여지가 있다. 하지만 공룡의 경우와 마찬가지로 종양의 증거가 없다고 해서 그것이 종양이 없었다는 증거는 될 수 없다. 어쩌면 인간이 땅과 얽히기 시작하기 전에는 암이 굉장히 드물었을지도 모른다. 하지만 틀림없이 근원적인 양core amount의 암은 내내 존재해왔을 것이다.

육체가 살아남기 위해서는 그 속의 세포들이 끊임없이 분열하고 있어야 한다. 세포 하나는 세포 두 개로 분열하고, 이것이 다시 네 개, 여덟 개로 분열하면서 계속해서 두 배로 증식한다. 분열이 일어날 때마다 생명체의 유전 정보가 보관된 DNA의 긴 가닥이 복제되어 전달되어야 한다. 시간이 흐르는 동안 복제 과정에서 일어나는 오류를 수정할 수 있는 메커니즘이 진화해 나왔다. 하지만 엔트로피로 가득한 세상에서 이것은 당연히 불완전한 과정일 수밖에 없다. 이 과정에서 생기는 오류로 인해 발생하는 결과는 보통 세포의 죽음이다. 하지만 적당한 환경에서는 이런 오류가 암을 만들어낼 수도 있다.

외로운 단세포 생명체인 박테리아조차도 다른 이웃 박테리아보다 더 활발한 복제가 일어나게 만드는 돌연변이를 낳을 수 있다. 이런 일이 조직에 속한 한 세포에 일어나면 그 결과물로 신생물이 생긴다. 다세포 생명체라는 하나의 주제에서 갈라져 나온 두 변주곡이라 할 수 있는 식물과 동물은 궁극적으로는 똑같은 태고의 원천에서 비롯되었다. 식물은 우리의 아주 머나먼 친척인 셈이고, 따라서 식물도 암과 비슷한 것을 갖고 있다. 근두암종균Agrobacterium tumefaciens이라는 박테리아는 자기의 DNA 조각을 식물 세포의 유전체genome로 옮겨서 그 세포가 근두암종crown gall이라는 암 덩어리로 증식하게 만든다. 1942년에 발표된 한 놀라운 논문은 이 암이 해바라기에서 이차종양secondary tumors을 발생시킬 수 있다는 것을 보여주었다. 이것은 전이의 원시 유사물primitive analog이다. 곤충의 세계에서는 유충의 세포가 공격적인 종양을 만들어낼 수 있다. 이것이 어쩌면 척추동물에게로 이어진 것과 똑같은 현상인지도 모른다.

암(육종sarcomas, 암종carcinomas, 림프종lymphomas… 이런 것들은 임상적으로 우울한 이름들이다)('육종'은 결합조직에서 발생하는 악성종양을, '암종'은 상피조직에서 발생하는 악성종양을 지칭한다—옮긴이]은 잉어, 대구, 홍어, 파이크, 퍼치, 기타 물고기에서도 묘사된 바가 있다. 송어는 사람과 비슷하게 아스페르질루스 플라부스Aspergillus flavus라는 곰팡이가 만드는 발암물질인 아플라톡신aflatoxin으로 인해 간암이 발생한다. 상어는 암에 걸리지 않는다는 뜬소문 때문에 암에 좋다는 상어연골 알약을 팔러 다니는 사업가들에게서 대량학살을 당했다. 하지만 상어 역시 암에 걸린다. 동물계動物界에서 그 어떤 강綱도 예외는 아니다. 파충류 중에서는 거북이에서 부갑상샘선종parathyroid adenoma이 발병한 사례가 있고, 뱀에서 육종, 흑색종melanoma, 림프성 백혈병lymphatic leukemia이 발병한 사례도 있다. 양서류 역시 신생물에 취약하지만, 일부 양서류는 이런 점에 있어서 아주 이상한 변이를 보여준다. 영원[도롱뇽목 영원과의 동물—옮긴이]은 발암물질을 주사해도 암이 생기는 경우가 드물다. 이들은 엉뚱한 부위에 새로운 다리가 돋아나는 식으로 반응할 가능성이 더 크다. 그 밖의 다른 동물에서는 신체의 일부를 재생하는 능력이 진화 과정에서 거의 소실되고 말았다. 이것이 암의 기원을 설명해줄 또 다른 단서가 될 수 있을까? 손상을 입고 미친 듯이 재생하려 하지만 더 이상 재생 방법을 기억하지 못하는 조직이 곧 암이 아닐까?

이 생명체들 중에는 걸어서 오든, 헤엄쳐서 오든 혹은 미끄러지듯 기어서 오든, 치료를 받으러 병원을 찾아오는 생명체가 없다보니 체계적인 관찰이 불가능하다. 그러나 박물학자와 동물학자들이 마구잡이로 목격하는 과정에서 암과 관련한 패턴들이 눈에 띄기 시작했다. 포유류는 파충류나 어류보다 암에 더 많이 걸린다.

그리고 파충류와 어류는 양서류보다 암에 더 많이 걸린다. 그리고 사육된 동물들은 야생에 사는 친척 동물보다 암에 더 많이 걸린다. 그리고 그중에서도 사람이 암에 가장 많이 걸린다.

장거리 자동차 여행을 하던 어느 날 오후, 공룡탐사박물관Dinosaur Journey Museum에 들러보았다. 요즘의 과학박물관들은 대부분 화려한 쇼 비즈니스로 변질되었기 때문에 나는 로봇인형 공룡과 비디오 게임처럼 직접 시연해볼 수 있는 전시물이 즐비한 장소를 예상하며 들어섰다. 그런데 뜻밖에도 이곳은 진지하고도 훌륭한 과학 자료들로 풍성했다. 나는 전망용 창을 통해 고생물학 실험실을 들여다보았다. 그 안에서는 사람들이 전시장 내부에 놓인 작업탁자에 몸을 기대고 앉아 화석을 둘러싼 돌을 조금씩 쪼아내고 있었다.

나는 알로사우루스, 스테고사우루스 같은 공룡 골격들 사이를 거닐었다. 이 복원된 골격들은 천장에 닿을 듯 높이 솟아 있었다. 아파토사우루스의 경추뼈도 하나 보았는데, 어찌나 거대하던지 라벨을 붙여놓지 않았다면 나는 이 돌덩어리가 한때는 살아 있는 조직이었으리라고는 짐작조차 하지 못했을 것이다. 이것들 모두 대단히 인상적이었지만 몇 년에 걸쳐 공룡의 골격은 볼 만큼 보아온 터라 조금은 싫증이 났다. 그러다가 브라키오사우루스의 심장을 실물 크기로 만들어놓은 전시물 앞에서 멈춰 섰다. 그 높이가 내 가슴까지 올라오는 것을 보고서야 나는 이 짐승이 얼마나 거대했는지를 비로소 실감할 수 있었다.

나는 다시금 로스차일드가 공룡의 종양을 조사했던 것을 떠올렸다. 몸집의 크기와 수명 사이에는 밀접한 관계가 있다[9]. 예외가 있기는 하지만 일반적으로 몸집이 큰 생물종은 작은 생물종보다 더 오래 산다. 조금만 생각해보면 가장 몸집이 큰 공룡은 수명이 매우 길었을 것임을 알 수 있다. 그렇다면 돌연변이가 축적될 수 있는 시간과 공간도 충분했을 것이다. 그 때문에 이 공룡들은 신생물에 대단히 취약해진 것이 아닐까? 적어도 포유류를 관찰했을 때는 이런 측면이 명확하게 나타나지 않는다. 이 경험적 관찰 내용을 옥스퍼드대학교의 역학자 리차드 페토Richard Peto 경의 이름을 따서 '페토의 역설Peto's paradox'이라고 한다. 그는 코끼리처럼 몸집이 크고 오래 사는 동물이 쥐처럼 작고 수명이 짧은 동물보다 암에 더 잘 걸리지 않는 것을 보고 어리둥절해졌다. 이 미스터리는 애리조나의 몇몇 생물학자와 수학자들이 쓴 논문의 제목에서 아주 간결한 형태로 제시되었다.「왜 고래는 모두 암에 걸리지 않을까Why Don't All Whales Have Cancer?」오염이 심한 세인트로렌스 강 하구의 벨루가(흰돌고래)를 제외하면 고래가 암에 걸리는 경우는 흔치 않아 보인다. 반면 쥐는 오히려 암 비율이 높다.

처음에는 이것이 그리 이상해 보이지 않았다. 수명과 맥박수 사이에는 역의 상관관계가 있다. 일반적으로 코끼리와 쥐는 각각 평생에 10억 번 정도[10] 맥박이 뛴다. 다만 쥐의 맥박이 훨씬 빨리 뛸 뿐이다. 쥐의 몸에서는 대사를 통한 연소가 대단히 빨리 이루어지기 때문에 암도 더 많이 발생하는 것이 이치에 맞아 보인다[11]. 하지만 쥐가 그렇다고 해서 다른 소형 포유류도 마찬가지라고 할 수는 없다. 그리고 새의 경우에는 광란의 대사율을 보이는데도

(벌새는 심장이 1분에 1000번 넘게 뛸 수 있다) 암에 걸리는 경우가 극히 드물다. 포유류의 몸집 크기와 암 발생비율을 도표에 그려보아도 단서가 될 만한 경사진 그래프가 나오지 않는다. 그저 여기저기 흩뿌려진 점만 보일 뿐이다. 마치 각각의 종이 모두 예외인 듯 보인다.

암의 비율이 동물의 크기와 매끄러운 상관관계로 나타나지 않는 이유를 두고 과학자들은 몇 가지 이유를 제시했다. 몸집이 큰 동물이 실제로 돌연변이도 많이 생기는 것은 사실이지만, 이들은 또한 DNA를 복구하거나 암을 피해가는 좀 더 효과적인 방법을 함께 진화시켰을 것이다. 애리조나 논문의 저자들은 이런 일이 일어날 수 있는 방법을 제시했다. 바로 슈퍼암hypertumor이다.

암이란, 한 세포가 통제를 벗어나 분열하기 시작하면서 유전적 손상을 축적하는 현상이다. 암이 낳은 자식, 손자, 손손자들은 계속해서 자기만의 새끼들을 낳는다. 이 자손들은 경쟁하는 세포들로 이루어진 소집단을 만들고, 각각의 소집단은 서로 다른 특성의 조합으로 구성된다. 이 소집단들은 서로 경쟁을 하는데, 이 소집단들 중에서 어느 하나가 다른 소집단보다 더 빠르게 성장하는 능력을 진화시키거나, 이웃 세포들을 독살하는 능력을 진화시키거나, 에너지를 좀 더 효율적으로 이용하는 능력을 진화시키거나 해서 강력해지면 그만큼 다른 소집단들보다 우위에 설 수 있다. 하지만 이 논문의 저자들은 이런 소집단이 득세하기 전에 '슈퍼암'에 취약해질 수 있다고 주장한다. 슈퍼암이란, 기회를 틈타 여기에 무임승차하려 드는 약한 암세포 무리를 말한다. 이 기생충 같은 존재들은 지속적으로 에너지를 빨아먹으면서 암을 파괴하거나, 적어도 더 성장하지 못하게 억누르는 역할을 한다. 몸집이 크고 장수하는 동물에게는 이런 거머리 같은 존재가 생길 수 있을 정도로 암이 충분히 느리게 발달한다. 이들에게는 실제로 암이 더 많이 발생하지만, 그 암이 눈에 띌 만한 크기로 성장할 가능성은 훨씬 낮다. 한마디로 암을 잡는 암 때문이다. 암과 관련된 문헌에 불철주야 몰두하며 지냈는데도, 이런 이야기는 이 논문에서 처음 접했다.

그래도 나는 벌새에 대한 궁금증이 여전히 풀리지 않았다. 그리고 그 논문에 나온 페토의 역설에 관한 각주가 나를 또 다른 암의 미스터리로 이끌었다. 동물학자들은 사실상 모든 포유류가 키가 크든 작든 상관없이 목의 경추뼈가 정확히 일곱 개라는 것을 잘 알고 있다. 기린도, 낙타도, 사람도, 고래도 경추뼈는 모두 일곱 개다(매너티와 나무늘보는 예외다). 조류, 양서류, 파충류는 이런 규칙에 얽매이지 않는다. 백조는 경추뼈가 22개에서 25개까지 있다. 이들은 또한 암에 덜 걸리는 것으로 보인다. 네덜란드의 생물학자 프리츤 갈리스Frietson Galis는 여기에 틀림없이 일종의 상관관계가 있을 것이라 생각했다. 그녀는 드문 경우이지만 태아가 정상적으로는 일곱 번째 척추뼈가 있어야 할 자리에서 여분의 갈비뼈가 자라는 경우에 무슨 일이 일어나게 되는지 생각해보았다. 이 경우 아이는 목에 척추뼈가 여섯 개밖에 없는 결손을 안고 태어난다. 이런 아동은 뇌종양, 백혈병, 아세포종blastoma, 육종으로 인해 사망할 가능성이 더 크다. 갈리스는 이것이 포유류 집단에서 목 척추뼈의 숫자 변이가 천천히 솎아져 사라지게 된 이유일지 모른다고 주장했다.

나는 마지막 밤을 유타주 버널의 도로 위에서 보냈다. 이곳에서는 거대한 분홍색 브론토사우루스(아파토사우루스를 말한다)가 긴 속눈썹으로 추파를 던지며 방문객들을 환영한다는 표지판을 들고 서 있었다. 시간은 밤 아홉 시 정도였고, 마을의 가게들은 벌써 문을 닫고 있었다. 나는 영업 중인 서부 취향의 식당을 메인스트리트에서 간신히 찾아냈다. 하루 종일 운전을 했더니 와인을 한잔 마시고 싶었다. 와인을 적당히 마시면 순환계에 좋고, 심장마비나 뇌졸중을 예방해준다는 최근의 연구 내용을 보고 나도 따라해보기로 했다. 아주 낙관적인 연구에서는 와인의 항산화 효과가 암을 억제하고 수명을 늘려준다고도 주장하지 않았던가. 하지만 수명이 길어질수록 암에 걸릴 가능성도 커진다. 모든 음식에는 확률 계산이 따른다. 알코올은 일부 암(구강암, 식도암)의 위험을 높이지만, 신장암의 위험은 낮춰줄지도 모른다고 한다.

나는 최근의 뉴스에서 뽑은 기사 제목 목록을 노트북에 파일로 정리해두었다.

"석류에 든 천연화합물[12]이 호르몬 의존성 유방암의 성장을 예방"

"녹차가 흡연이 폐암 위험에 미치는 영향을 바꿔"

"청량음료 섭취가 췌장암 위험을 증가시킬 수 있어"

"비터멜론(여주) 추출액이 유방암 세포의 성장을 감소시켜"

"해초 추출물이 비호지킨 림프종 치료의 전망을 밝혀"

"커피, 두경부암 예방 효과"

"딸기가 식도 전암병소의 성장을 늦춰"

나는 이제 이런 효과가 실제로 존재한다 해도 극히 미미하다는 것을 알고 있다. 언제 뒤집힐지 모를 불완전한 정보밖에 없는 상황에서 특정 행동이 야기할 좋고 나쁜 영향들을 현명하게 저울질하려면 어떻게 해야 할까?

결국 그날 밤에는 레드와인과 암의 상관관계가 어떻든 고민할 필요가 없었다. 그곳은 유타주였고, 그 식당에는 알코올이 들어간 메뉴가 아무것도 없었기 때문이다. 나는 프라이드치킨 커틀릿 샌드위치를 베어 물고서 수돗물에 가루를 타서 만든 레모네이드 한 모금으로 삼켰다. 그러고는 미소를 띤 아파토사우루스가 지키고 있는 공룡 여관의 방으로 돌아온 나는 내 밑으로 수 킬로미터에 걸쳐 펼쳐져 있을 지층들에 대해 다시 생각했다. 언젠가는 우리 위로 더 많은 지층이 쌓일 것이다. 나는 궁금해졌다. 그 지층 속에는 또 얼마나 많은 암이 묻히게 될까? 그날은 내 아내 낸시Nancy가 미쳐 날뛰는 암으로 진단을 받은 지 거의 7년이 지났을 때였다. 이 암은 별다른 이유도 없이 낸시의 자궁에서 생겨나 심지를 따라 타들어가는 촛불처럼 자궁원삭round ligament을 따라 서혜부까지 퍼져 있었다. 다행히 낸시는 살아남았지만 그 이후로 나는 늘 궁금했다. 어떻게 자기밖에 모르는 세포 하나가 사람의 몸속에서 자라나는 에일리언 같은 괴물로 탈바꿈할 수 있는 것일까?

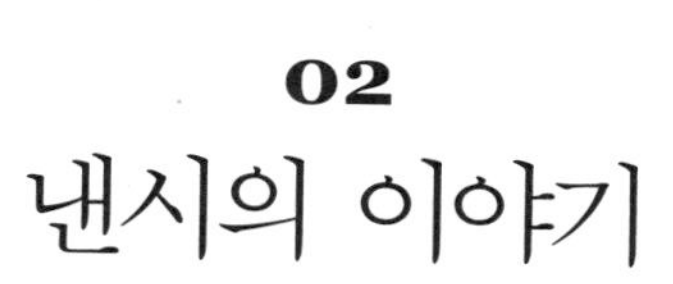

02
낸시의 이야기

냈시는 늘 채소를 입에 달고 살았다. 가끔은 강박적으로 보일 때도 있었다. 아침부터 저녁까지 온종일 낸시는 자기가 먹은 채소의 양을 머릿속으로 헤아리고 있었다. 시간이 밤 열 시 반이라 해도, 심슨 가족 애니메이션이나 DVD 영화를 한창 보고 있는 중이라고 해도 상관이 없었다. 만약 채소 두세 접시(녹색 채소와 노란색 채소를 섞어서) 그리고 과일, 견과류, 곡물(식품 관련 사이비학자food pyramidologist가 권하는 것은 무엇이든) 서너 접시 정도를 섭취하지 못했다 싶으면 낸시는 그 자리에서 바로 사과를 깎거나 당근을 꺼내 먹었다.

'파스칼의 내기Pascal's wager' 정신에 입각해서 생각해보면(신을 믿어서 손해 볼 것은 없다. 신을 믿었는데 신이 정말 있다면 영생을 얻어서 좋고, 신을 믿었는데 신이 없다고 해도 잃을 것은 없으니까) 이렇게 행동해서 나쁠 것은 없다. 흔히 암 중에서 2/3는 예방이 가능하다고들 한다. 1/3은 금연을 통해 예방할 수 있고, 나머지 1/3은 운동을 좀 더 열심히 하고 몸에 좋은 음식을 섭취하면 예방할 수 있다고 말이다. 하지만 특정 식단과 암과의 관계를 밝혀주는 증거는 실망스러울 정도로 빈약하다.

낸시와 나는 시금치를 열심히 챙겨 먹으라는 소리를 자주 들었다. 시금치에는 엽산이 풍부하고, 엽산은 세포들이 DNA의 이중나선 구조를 합성하고 복구할 때 사용하는 중요한 성분이기 때문이다. 이론적으로는 아주 그럴싸하게 들린다. 하지만 엽산 섭취를 늘린다고 해서 가장 흔히 발생하는 암 중 세 가지인 대장암, 유방암, 전립선암의 위험이 줄어든다는 주장을 뒷받침해줄 논거는 아무래도 빈약하다. 유방암의 경우 설령 효과가 있다고 해도, 주로 알코올 중독자들에게나 해당하는 얘기다. 또 다른 연구에서는 엽산(비타민제에 들어가는 합성된 형태)을 지나치게 많이 섭취하면 오히려 암이 발생할 위험이 높아진다고 한다. 일단 신생물이 자리를 잡은 경우에는 여분의 엽산이 불난 집에 부채질하는 격으로 오히려 신생물의 성장을 가속시킬 수도 있다. 일부 암은 엽산길항제antifolate를 복용함으로써 치료한다. 엽산길항제는 가장 오래된 화학요법제 가운데 하나[1]다. 아무래도 마늘과 함께 프라이팬에 볶아 먹거나 샐러드에 같이 버무리면 맛이 기가 막히다는 것이 시금치를 꼭 먹어야 할 가장 설득력 있는 이유가 아닐까 싶다.

과일, 채소, 알약을 통해 섭취하거나 노화방지 화장품의 형태로 얼굴에 바르기도 하는 비타민 C와 E 같은 항산화제를 둘러싼 근거 없는 믿음들 또한 미심쩍기는 마찬가지다. 이런 믿음의 배경에는 세포의 연소 과정에서 발생하여 세포를 내부에서 갉아먹는 유리기free radical의 작용을 이 항산화제들이 중화시켜주리라는 바람이 담겨 있다. 과연 우리 몸이 그러한 도움을 필요로 하는지에 대해서는 명확하게 밝혀진 바가 없다. 유리기의 영향력을 약화시키기 위해 살아 있는 세포들은 자체적인 항산화 메커니즘으로 무장하고 있다. 이 메커니즘은 생명이 시작된 이후로 영겁의 세월에 걸쳐 정교하게 진화되어 나온 분자의 망이다. 당신도 이런 소중한 메커니즘을 망가뜨리고 싶지는 않을 것이다. 그리고 유리기를 모조리 제거하고 싶어 하는 생명체도 존재하지 않는다. 유리기는 세포 안에 필연적으로 축적될 수밖에 없는 독성분을 먹어치우고, 세포를 위해 청소부 역할도 도맡아 하기 때문이다. 당근, 망고, 파파야가 그 특유의 색을 띠게 해주는 항산화제 성분인 베타카로틴Beta-carotene은 항암효과가 뛰어나다고 홍보되어왔다. 하지만 핀란드의 한 임상실험에서 흡연자들에게 베타카로틴 보충제를 복용시켰더니 폐암에 걸릴 가능성이 더 높아졌다. 미국에서도 비슷한 실험이 진행되었는데 베타카로틴 보충제로 인해 질병 발생 위험이 더 높아지는 것처럼 보이자 실험은 조기에 중단되었다. "중용의 경계를 넘어서는 일은 곧 인간을 격노케 하는 일이다(이번에도 역시 파스칼)." 그리고 이것은 우리의 세포들을 격노하게 만드는 일이기도 하다.

요즘에는 식료품 포장을 아주 세세한 항목까지 나누어 하기 때문에 피토케미칼phytochemical이 풍부한 농작물과 제품들로 소비자들을 유혹한다. 피토케미칼은 식물에서 만들어지는 천연성분으로, 발암물질을 해독하고 DNA 손상을 복구해주며 세포들이 난폭하게 변하지 않게끔 막아주는 효능으로 명성이 높다. 리코펜Lycopene, 퀘르세틴quercetin, 레스베라트롤resveratrol, 실리마린silymarin, 설포라판sulforaphane, 인돌-3-카비놀indole-3-carbino 등의 피토케미칼이 유행의 물결을 들락거렸다. 이런 물질들이 실험용 접시 위에서는 복잡하기 이를 데 없는 발암현상의 과정에 관여한다고 알려진 생화학적 경로에 영향을 미칠 수 있을지도 모른다. 하지만 이런 성분을 충분히 섭취한다고 해서 실제로 암이 예방되는지는 너무나 불분명하다. 심각한 영양결핍 상태에 빠진 사람이 아니고서야 어느 특정 분자의 결핍이 세포 과정에 심각한 문제를 일으킨다고 믿을 이유가 별로 없다. 먹어서 손해 볼 것은 없다 생각하고 보험 삼아 종합비타민제를 복용할 수는 있겠지만, 이것이 몸에 좋다는 증거 역시 빈약하기는 마찬가지다[2]. 만약 생명이 그렇듯 연약한 것이었다면 아마도 우리는 무엇을 먹어야 하나 고민하느라 지금 이 자리에 앉아 있지도 못했을 것이다.

분자적 작용 기전에 대해서는 과학으로 밝혀내지 못한 것이 아직 너무도 많다. 그리고 과일과 채소에 들어 있는 물질들이 우리가 아직 발견하지 못하는 원리를 통해 상승효과의 이점synergistic advantages을 부여해줄지도 모를 일이다. 1990년대에는 뉴스가 온통 자연의 풍요로움을 섭취함으로써 생기는 기적적인 항암효과에 대한 소식으로 가득했었다. 미국 국립암연구소The National Cancer Institute에서는 '1일 5접시 프로그램'을 펼쳤다. 하루에 과일과 채소를 다섯 접시 섭취하면 암 발생 가능성이 크게 줄어든다는 내용이었다.

그런데 맙소사! 여기서 내놓은 근거란 암이 있는 사람과 없는 사람에게 자기가 무엇을 먹었는지를 기억하여 답변하게 한 환자군-대조군 실험에서 나온 것들이 대부분이었다. 이런 유형의 역학

연구에는 오류가 많다. 암 환자들은 자신이 그와 같은 곤경에 처한 이유에 대해 어떤 설명이든 갖다붙이고 싶어 하기 때문에 스스로 식단에 얼마나 무심했는지를 과장해서 답할 가능성이 크다. 반면 건강한 사람들은 실제보다 자신이 과일과 채소를 더 많이 먹었다고 착각하는 경우가 많다. 게다가 암은 발생하는 데 수십 년이 걸리기 때문에 그동안에 먹었던 것을 다 기억하려면 엄청난 기억력이 필요할 것이다.

더군다나 이런 실험에서 대조군 실험참가자로 자원할 가능성이 가장 높은 사람들은 상대적으로 경제적 형편이 여유롭고 건강에 관심이 많아서 좋은 음식을 가려 먹고, 운동도 더 자주 하고, 폭음이나 흡연도 삼가는 시민일 경우가 많다. 잘 설계된 연구라면 환자군과 대조군 사이에서 표본의 균형을 맞추려 노력하겠지만, 후향적 연구retrospective study[어떤 결과가 이미 나와 있는 상태에서 그 결과를 낳은 과거의 경험이 무엇인지 조사하는 연구방법—옮긴이]는 기껏해야 좀 더 엄격한 조사가 필요한 상관관계에 대해 약간의 힌트를 제공해줄 뿐이다.

전향적 코호트 연구prospective cohort study에서는 대규모로 집단을 꾸리고[코호트cohort란 특별한 기간 내에 출생하거나, 조사하는 주제와 관련된 특성을 공유하는 대상의 집단을 의미한다—옮긴이] 몇 년 동안 추적하면서 정기적인 면담을 통해 암에 걸리는 사람과 걸리지 않는 사람들 사이에 어떤 패턴이 나타나는지 확인한다. 이런 방법 역시 편향bias이 끼어들지만, 그래도 여기에서 나오는 증거는 후향적 역학조사보다 훨씬 신뢰도가 높은 것으로 여겨지고 있다. 지금까지 식단과 건강에 대해 가장 큰 규모로 이루어진 전향적 연구에 따르면[3], 과일과 채소를 먹는 것은 암을 예방하는 데 아주 미미한 영향[4]을 끼치는 것으로 밝혀졌다. 몇몇 암에 대해서는 이롭게 작용할 가능성이 제시되기도 했으나 애초의 기대에 부응할 정도는 아니었다.

우리는 섬유질을 많이 먹으라는 소리도 들었었다. 그래서 낸시는 슈퍼마켓에 가면 골판지 조각 같은 맛이 나는 아침식사용 시리얼을 사오고는 했다. 직관적으로는 말이 되는 소리다. 섬유질이 소화관을 통과하는 과정에서 장속을 깨끗이 문질러 닦아주는 모습을 상상할 수 있으니 말이다. 섬유질은 대장암의 위험을 줄여주는 여러 종의 박테리아가 잘 자라게끔 도와준다는 말도 있다. 섬유질의 경우 그 효과를 뒷받침하는 증거가 다른 음식보다는 조금 더 강력한 편이지만[5] 그 증거를 둘러싼 논란은 여전하다[6]. 한 대규모 전향적 연구에서는 연관성이 있다고 나온 반면, 또 다른 연구에서는 그렇지 않다고 나왔기 때문이다.

만약 음식에 대해 실험할 때도 신약을 실험할 때와 똑같이 엄격한 실험방법을 적용할 수 있다면 애매한 부분이 훨씬 줄어들 것이다. 신약을 실험할 때는 사람을 대규모로 모집해서 치료를 받는 실험군과 치료를 받지 않는 대조군으로 무작위로 배정하여 실험을 진행한 다음, 마지막에 양쪽의 결과를 비교한다. 하지만 암과 영양에 관한 연구에서는 이런 실험이 드물다. 사람들로 하여금 임의로 특정 음식을 먹거나 먹지 않도록 강제하기가 워낙 어렵기 때문이다. 더군다나 이런 실험을 끝까지 완수하려면 암이 발생할 수 있도록 수십 년에 걸쳐 식습관을 강제할 수 있어야 한다. 과일과 채소를 비롯해서 섬유질이 풍부한 저지방 식단으로 4년간 대조군 실험을 진행한 적이 있었는데, 대장암의 전구물인 결장용종 colorectal polyp이 감소했다는 증거는 찾을 수 없었다[7]. 비슷한 기간에 걸쳐 이루어진 또 다른 무작위 실험에서는 섬유성 식단이 유방암의 재발에 아무런 영향을 미치지 않는다는 결과가 나왔다.

설득력이 없는 이런 주장들에 대해 읽다 보니 생화학자 브루스 에임스Bruce Ames가 떠올랐다. 그는 방울다다기양배추brussels sprouts, 양배추, 브로콜리, 꽃양배추를 비롯해 농산물 시장에 빠지지 않고 등장하는 그 밖의 주요 농작물들이 천연 발암물질을 함유하고 있다고 보고했다. 이것은 가엾은 에드몬토사우루스의 명을 재촉했을지 모를 성분과 비슷한 천연 살충제 성분이다. 보아하니 사람들은 이 성분 때문에 공중보건의 문제가 야기될 정도로 이런 음식을 대량 섭취하지는 않는 것 같다. 아니면 혹시 우리가 자연적인 저항능력을 획득했는지도 모를 일이다. 하지만 식물이 이와 정반대 효과를 가지고 있다는 믿음은 대체 어떻게 생겨난 것일까? 식물이 우리에게 암을 극복할 힘을 부여해준다는 믿음 말이다. 과일과 채소의 진화는 자신의 번식을 촉진하는 방향으로 이루어져 왔다. 그런데 언제부턴가 사람들이 그것들을 먹기 시작했다.

낸시는 식단 관리에 아주 엄격한 편은 아니었다. 우리는 둘 다 스테이크와 햄버거를 좋아했다. 다만 지나치게 많이 먹지 않으려고 노력했을 뿐이다. 여기서는 과학이 들려주는 이야기가 좀 더 설득력이 있어 보인다. 역학조사 결과를 믿을 수 있다면, 매일 거르지 않고 붉은 살코기를 많이 먹으면[8] 그다음 10년 동안에 대장암에 걸릴 확률이 1.28퍼센트에서 1.71퍼센트로 1/3 정도 올라간다. 하지만 고작 이 정도의 확률이라면 주말에 큼직한 스테이크를 요리해 먹는 정도의 위험은 충분히 감수할 만한 가치가 있어 보였다. 대신 속죄의 의미로 우리는 가끔 생선을 먹었다. 생선에는 오메가-3 지방산이 풍부하다는 것을 알고 있었기 때문에 우리가 구워 먹는 연어와 광어가 더 맛있게 느껴졌는지도 모르겠다. 하지만 지금까지 생선, 생선기름 그리고 대장암 예방[9]과 관련해서는 그 어떤 확실한 상관관계도 밝혀진 바가 없다.

과일, 채소, 섬유질, 생선을 열심히 먹으면 다른 것은 몰라도 동물성 지방의 섭취만큼은 줄여줄 것 같았다. 하지만 동물성 지방이 과연 심각한 암 발생 위험인자인지를 두고도 의문이 제기되고 있다. 오히려 설탕이 혈중 인슐린insuline 수치를 높여 암의 성장을 자극하기 때문에 더 큰 위험요소인지도 모른다. 결국 어쩌면 무엇을 먹느냐보다는 얼마나 먹느냐가 더 중요한 문제일지 모른다. 노화, 햇빛, 방사성 동위원소, 흡연처럼, 비만도 몇 안 되는 확실한 발암요소의 목록에 합류했으니 말이다. 역으로 칼로리 섭취를 제한하면[10] 암 발생 가능성이 줄어든다는 증거가 있다. 대사를 줄여야 한다. 도마뱀처럼 말이다.

낸시가 우리 식단에 다양한 채소와 과일을 포함시킨 가장 큰 이유는 자신이 그런 음식들을 좋아하기 때문이었다. 하지만 낸시에게는 다른 사람보다 암에 대해 걱정해야 할 특별한 이유가 있었다. 낸시와 내가 결혼하고 얼마 지나지 않아 장모님이 유방 절제술과 항암치료를 받았던 것이다. 그리고 그 암은 16년 동안 잠들어 있다가 다시 재발했다. 장모님의 유방암이 가족의 유전적 결함과 관련되었는지 우리는 알 수 없었다. 따라서 낸시가 암에 걸릴 운명을 타고나지는 않았다 해도 암에 대한 취약성은 물려받았을지도 모를 일이었다.

낸시에게는 다른 위험인자도 있었다. 만 43세였는데 아이를 낳은 경험이 없었던 것이다. 이것은 끝없는 논란을 유발하는 주제다. 여성은 임신을 적게 할수록 생리주기를 더 많이 경험한다. 생리주기를 한 바퀴 돌 때마다 에스트로겐estrogen이 한바탕 쏟아져 나와 자궁과 젖샘의 세포들을 증식시키고, DNA를 복제하게 만든다. 이것은 생길지 안 생길지 알 수 없는 아이의 출산과 육아를 준비하는 과정이다. 생리주기를 도는 것은 주사위 도박과 같다. 신생물을 만들어낼지도 모를 오류를 복사해서 전달할 가능성을 감수하는 것이기 때문이다. 에스트로겐은 석면, 벤젠, 감마선, 머스타드 가스와 함께 미국 국립독성물질관리프로그램National Toxicology Program에서 발표한 인간 발암물질 목록[11]에 올라가 있다.

요즘 여성들은 매달 노출되는 에스트로겐의 양도 많아졌다. 예전보다 훨씬 이른 나이에 생리를 시작하는 탓이다. 이것은 유방암의 위험을 증가시킬 가능성이 있다. 몇몇 과학자들은 이런 변화를 비스페놀 Abisphenol A의 탓으로 돌린다. 플라스틱 병에 든 이 화합물은 에스트로겐을 흉내 낸다. 하지만 좀 더 폭넓게 받아들여지고 있는 설명은 영양과 관련된 것이다. 먹는 음식이 많아지다 보니 여성의 성적 성숙이 빨라지고 지방도 많이 축적되는데, 이것이 우리 몸에게 배란을 시작해도 좋을 만큼 충분히 건강하다는 신호를 줄 수 있다는 것이다. 서구 사회에서는 생리가 시작되는 나이가 지난 100년 동안 만 17세에서 만 12세로 어려졌다. 한편 여성들이 가임기간을 임신이나 육아로 보내는 시간은 오히려 줄어들었다. 수유도 에스트로겐을 억제하는 것으로 보이는데 말이다. 이러한 사실들을 모두 종합해보면 오늘날의 여성들은 자기 할머니가 평생에 거친 것보다 더 많은 생리주기를 이미 10대 시절에 경험한다는 결론이 나온다.

여성에게는 또 다른 위험인자들도 발견된다. 폐경기나 임신기간 중에 복용하는 호르몬 치료의 일부는 암과의 연관성이 밝혀졌다[12]. 그리고 비만, 특히나 노년층 여성이 비만인 경우에는 에스트로겐이 증가하면서 암 발생 위험도 높아진다. 하지만 이 가운데 어느 것도 간단하게 그대로 적용되지는 않는다. 아주 이상한 일이지만, 폐경 전의 여성이 체지방이 과도해지면 유방암에 걸릴 가능성은 오히려 줄어든다. 그리고 경구 피임약은 유방암 발생 가능성을 살짝 올려놓지만, 난소암ovarian cancer이나 자궁내막암endometrial cancer의 발생 위험은 줄여주는 것으로 보인다.

낸시는 피임약을 이용하지도 않았고, 과체중과도 거리가 멀었지만, 또 다른 인자에 대해 살짝 염려했다. 바로 우리가 저녁식사와 함께 즐기는 와인이었다. 알코올 역시 호르몬 균형에 영향을 미칠 수 있고, 또한 이유는 완전히 다르지만, 소화관 암digestive cancer과도 연관되어 있다[13]. 식도를 두르고 있는 상피세포가 알코올에 의해 파괴되면 새로운 세포로 대체되어야만 한다. 그리고 DNA는 복제가 많이 이루어질수록 오류가 발생할 가능성도 커진다. 알코올과 간암이 연관되어 있다는 증거도 있지만, 뒷받침하는 증거가 그보다 확실한 것은 간염 바이러스로 인한 위험이나 땅콩, 대두 혹은 다른 음식에 침범해 들어간 곰팡이가 생산하는 독성 물질인 아플라톡신에 장기적으로 노출됨에 따라 생기는 위험이다.

계산기를 붙잡고 살아갈 수도 있다. 하루에 술 두세 잔만 마셔도 유방암 발생 위험이 15퍼센트 정도 증가한다. 15퍼센트나 증가한다니 심각하게 들리겠지만 사실은 그렇지 않다. 만 40세에서 49세 사이의 여성이 유방암에 걸릴 확률은 69명 중 1명, 즉 1.4퍼센트다. 알코올을 섭취할 경우 이 확률은 1.6퍼센트로 증가한다〔1.4퍼센트가 15퍼센트 증가하면 약 1.6퍼센트다. 이자를 다른 곳보다 20퍼센트나 많이 준다는 은행광고에 넘어가서는 안 된다. 1퍼센트의 이자가 20퍼센트 올라봤자 1.2퍼센트에 불과하다—옮긴이〕. 심지어 큰 키도 위험인자로 작용한다(낸시의 키는 157센티미터밖에 안 된다). '100만 여성 연구Million Women Study'에서는 키가 5피트(152.4센티미터)에서 4인치(10.16센티미터)씩 커질 때마다 암 발생 위험이 16퍼센트씩 높아지는 것으로 나타났다. 이런 현상이 나타나는 메커니즘의 단서를 라론 증후군Laron syndrome이라는 일종의 왜소증에 걸린 에콰도르의 마을 사람들에게서 찾을 수 있을지 모르겠다. 이 사람들은 성장호르몬 수용체와 관련된 돌연변이 때문에 키가 가장 큰 남성도 신장이 137센티미터에 불과하고, 여성은 그보다도 15센티미터나 작다. 이들에게는 삶이 만만치 않다. 아이들은 툭하면 감염되고, 어른들은 알코올 중독이나 치명적인 사고로 죽는 경우가 많다. 하지만 이들은 비만이 자주 생기는데도 불구하고 암이나 당뇨병에는 거의 걸리지 않는다.

당신이 건강하고 암이 남의 일처럼 느껴질 때는 삶의 위험인자들을 한번 나열해보는 것이 안도감을 줄 수 있다. 낸시와 나는 담배를 피우지 않는다. 흡연자의 암 발생률을 측정할 때는 작은 퍼센티지로 따지지 않고[14] 10배에서 20배 정도의 단위로 따진다[15]. 폐암 발생률이 20배 높아진다고 하면 아무렇지 않게 무시하기 힘들다. 수많은 공익광고와 담배에 붙어 있는 오싹한 경고문구들을 보면서 나는 흡연자들 중 상당수는 분명 저렇게 죽으리라 생각했었다. 하지만 정작 수치가 8명당 1명이라는 것을 알았을 때 나는 무척 놀랐다. 이런 통계치만 봐서는 구체적인 내용들이 묻혀버린다. 평생 줄담배를 피운 사람이라면 분명 확률이 훨씬 더 안 좋게 나올 것이다. 답을 찾던 나는 메모리얼 슬로언케터링 암센터Memorial Sloan-Kettering Cancer Center 온라인 사이트에서 암 발생 예측기를 우연히 발견했다. 즉시 몇몇 수치를 입력해보았다. 만 15세부터 하루에 한 갑씩 담배를 피운 60세 남성이 지금부터 담배를 끊는다면 앞으로 10년 안에 폐암에 걸릴 확률은 5퍼센트다. 그리고 담배를 끊지 않는 경우에는 7퍼센트다. 나는 확률이 훨씬 더 안 좋게 나올 줄 알았다. 만약 하루에 세 갑씩 담배를 피운 70세 남성이라면 앞으로 금연을 할 때와 안 할 때 폐암에 걸릴 확률은 각각 14퍼센트와 18퍼센트다. 이것은 심장마비, 뇌졸중, 만성기관지염, 폐기종, 기타 암 등 다양한 사망 원인은 제외한 값이다. 흡연은 건강을 해치고 수명을 단축시킨다. 그런데도 누가 평생을 굴뚝처럼 담배를 피우고도 폐암에 걸리지 않았다는 얘기를 들으면 어떻게 그럴 수 있을까 싶을 것이다. 하지만 알고 보면 그것은 이례적인 행운이 아니라 일반적인 경우다.

지리도 발암에 한몫을 한다. 산타페나 뉴멕시코 같은 지역에 거주하는 데는 위험이 뒤따른다. 낸시와 내가 산타페나 뉴멕시코를 사랑하는 이유는 극명한 대비를 이루는 것들이 나란히 자리 잡고 있는 풍광 때문이었다. 이곳에서는 반건조성 기후의 평원이 이어지다가 갑자기 3600미터 높이의 산 정상이 우뚝 솟아오르고,

오래된 스페인 가문들이 화가와 대학교수들과 비포장길을 공유하며 살아간다. 그리고 고도가 높은 이곳의 공기는 시원하고 건조하다. 가끔은 지나치게 건조해질 때도 있어서 여름이면 멀리 떨어진 숲에서 피어오르는 연기기둥을 불안한 마음으로 지켜볼 때도 몇 번 있었다. 하늘에서 재가 떨어지고, 노을이 질 때는 요한계시록에 나오는 이미지처럼 하늘이 핏빛 오렌지색으로 물들곤 한다. 밤이 되면 산들이 빨갛게 달아오르면서 불기둥을 내뿜었다. 한번은 산불이 로스앨러모스Los Alamos 일부 지역까지 휩쓸기도 했다. 나중에 이루어진 한 연구에서는 실험실 마당을 불로 그을렸을 때 발생하는 방사선 확산이 소나무가 탈 때 방출되는 자연발생 방사성 핵종에 따르는 위험의 1/10정도에 불과하다고 결론 내렸다. 내 생각에는 좋은 소식인 듯했다. 다만 모든 숲이 자연에서 자체적으로 발생하는 낙진을 통해 측정 가능한 수준의 위험을 끼칠 수 있다는 사실을 알게 된 것은 꺼림칙했다.

산타페의 고도는 거의 2.4킬로미터나 되기 때문에 태양광으로부터 피부와 눈을 차단해줄 대기가 그만큼 얇다. 전자기파 스펙트럼에서는 붉은색에서 파란색으로 갈수록 빛의 주파수가 증가한다. 또한 주파수가 증가할수록 에너지도 높다. 그리고 보라색 너머로 한참 넘어가면 분자결합을 파괴할 수 있을 정도의 에너지가 나온다. 그러면 DNA에 돌연변이를 일으킬 수 있다. 해마다 여름이면 탈라야Talaya 하늘 위로 쌍무지개가 여러 차례 모습을 드러냈다. 탈라야는 산타페 동쪽 가장자리에 위치한 원뿔 모양의 산 정상이다. 나는 무지개가 그리는 호 아래쪽에서 보일 듯 말 듯 희미하게 빛을 내는 치명적인 자외선의 띠가 있다고 거의 확신했었다.

그 밑으로는 우리 눈으로는 감지되지 않는 색깔, 즉 X선과 감마선이 펼쳐져 있을 것이다. 햇빛은 위험한 존재다. 하지만 의견이 분분하고, 미약한 증거이기는 해도 햇빛의 도움을 받아 우리 몸에서 만들어지는 비타민 D는 대장암 발생 확률을 낮춰주는 반면, 췌장암의 발생 확률은 높인다는 증거가 있다. 적어도 핀란드의 흡연 남성에게는 그렇다.

공격은 위에서도 오지만 아래에서도 온다. 미국 여러 지역의 화강암 토양 속에는 소량의 천연 우라늄이 들어 있다. 우리 동네도 이런 화강암 토양 위에 세워져 있다. 우라늄-238uranium-238은 알파 입자를 내보내고 붕괴하여 토륨-234thorium-234가 되고, 결국에는 라듐radium이 되었다가 다시 무색무취의 방사성 기체인 라돈radon이 된다. 라돈은 폐암의 위험인자로 알려져 있으며, 폐암의 위험인자들 중에서 흡연에 이어 멀찌감치 뒤처진 2위를 달리고 있다. 그리고 다른 암에서도 어떤 역할을 담당하고 있는지 계속해서 연구가 이루어지고 있는 중이다.

라돈은 지질학적 속도로 축적된다(우라늄-238의 반감기는 40억 년 이상이다. 우라늄 중 절반이 붕괴하는 데 그 정도의 시간이 걸린다는 의미다). 라돈 기체 자체는 며칠 만에 다른 방사성 입자로 쪼개지고, 결국에는 극소량의 납 흔적만을 남긴다. 하지만 라돈은 계속해서 만들어지고 있다. 내가 우리 집을 구입할 때 조사관이 측정해보니 공기 1리터당 5.4피코퀴리picocurie가 나왔다. 미국 환경보건국Environmental Protection Agency에서 제시한 한계수준인 리터당 4피코퀴리보다 조금 높은 수치다. 이웃 사람들은 나중에 후속 검사를 해보라고 권하면서 밀봉재, 송풍기, 환기구 등을 이용해 라돈의 양을 줄이라고 조언해주었다. 나는 마루에 난 틈새들을 메우기 시작했다. '파스칼의 내기'처럼 이렇게 해서 손해 볼 것은 없을 테니까 말이다. 틈새 메우기를 통해 얻은 좀 더 실질적인 결과는 집 안으로 들어오는 거미와 지네의 숫자가 눈에 띄게 줄어들었다는 것이었다.

나는 곧 다른 일에 정신이 팔리고 말았다. 한 번도 흡연을 한 적이 없는 사람의 경우 리터당 4피코퀴리의 라돈 농도에 노출되어 폐암으로 사망할 위험은 1000명당 7명꼴[16]이다. 1퍼센트도 안 된다. 그나마 이마저도 납치되어 실내에 평생 갇혀 산 사람처럼 평생 지속적으로 그 같은 농도에 노출[17]되었다고 가정했을 때의 수치다.

우리는 공업과는 상관없는 지역에 살았고, 원자력 도시인 로스앨러모스[1942년에 미국 정부에서 원자폭탄연구소를 설치하여 최초로 핵분열과 원자폭탄을 개발했던 도시다—옮긴이]와는 리오그란데밸리Rio Grande Valley 건너편으로 40킬로미터 정도 떨어져 있었다. 1990년대 초에 그곳에 사는 한 예술가가 자기네 동네에서 뇌종양이 많이 발생하였다고 주장했다[18]. 언뜻 보기에는 대단히 많은 숫자인 것처럼 보였다. 주 정부에서 파견된 보건요원들이 조사에 나선 결과, 지난 5년간 이 자치주에서 열 건의 뇌종양이 발생했다. 주와 미국 전역의 평균으로 계산하면 여섯 명이 나와야 정상이었다. 따라서 이 조사 결과가 의미를 가지기에는 수치가 너무 작았다. 역학연구자들은 이 증가분이 특별한 이유 때문인지 그저 우연에 의한 것인지 가려낼 방법이 없다고 결론 내렸다. 이들은 특이하거나 우려할 만한 것은 아무것도 보이지 않는다고 말했다. 만약 한 걸음 뒤로 물러서서 세계를 전체적으로 바라보면 이와 비슷하게 어떤 사건들이 시간적·공간적으로 무리를 지어 일어났음에도 그것이 어떤 보이지 않는 원인 때문에 일어났다고 가정해야 할 이유가 없는 경우를 발견하게 될 것이다. 역학연구자들은 '텍사스 명사수 효과Texas sharpshooter effect[19]'에 대해 얘기한다. 산탄총으로 헛간 문을 대충 조준해 쏜 다음 구멍들이 가장 가까이 모여 있는 곳을 찾아보자. 그리고 그곳을 중심으로 과녁을 그려보자. 그럼 마치 당신이 과녁의 중심을 정확하게 쏜 것처럼 보인다. 뇌종양 비율은 그때 한 번 정점을 찍고 떨어져 그 후로는 다시 평균을 중심으로 지그재그로 움직였다.

로스앨러모스의 조사관들은 갑상선암 발생률에 일시적인 변동이 찾아온 것도 발견했다. 하지만 이번에도 그 숫자가 너무 적었다. 20년에 걸쳐 1만 8000명 인구에서 총 37건이 발생했다. 그 뒤로는 이 비율 역시 떨어졌다. 공중보건평가에서는 거주민들이 물, 토양, 식물, 공기 등의 화학적 오염, 방사능 오염에 노출되어 있지 않다[20]고 결론 내렸다.

노출에 대해 생각할 때는 과거의 노출도 고려해야 한다. 낸시는 뉴욕의 롱아일랜드에서 자랐다. 이곳에서는 1990년대 초 교외 지역을 중심으로 유방암에 대한 공포가 퍼져 나가기 시작했다. 친구나 가족 중에 누군가 악성종양에 걸리면 사람들의 마음은 반점처럼 흩어져 있는 자료들을 자석처럼 끌어당긴다. 도로변에 사는 한 여자도 유방암에 걸렸다는 둥, 옆 마을에 사는 동서하고 같은 회사 직원의 아내도 유방암에 걸렸다는 둥. 뇌는 패턴을 찾는 기계인지라 이런 제각각인 자료들 사이에서 고집스럽게 상관관계를 찾아내려 한다. 이렇게 해서 롱아일랜드 암 다발 지역[21]이 탄생했다.

그리하여 거미줄 한가운데 웅크리고 있는 거미를 찾듯 원인을 찾아 나선다. 입자가속기와 연구용 원자로가 있는 브룩헤이븐 연구소Brookhaven National Laboratory〔미국 원자핵물리학연구소—옮긴이〕 때문인가? 아니면 롱아일랜드의 대부분이 평화로운 농장이었던 아주 옛날에 뿌렸거나, 요즘 들어 흠집 하나 없이 깨끗한 잔디밭을 유지하기 위해 사용하고 있는 살충제와 제초제 때문일까? 아니면 모기를 박멸하려고 뿌렸던 DDT 때문인가? 그것도 아니면 전기에 굶주린 지역에 전기를 공급하기 위해 거미줄처럼 얽히고설킨 전선 때문일까?

이런 걱정과 두려움은 사리에도 맞고, 충분히 이해가 가며 또 너무나 인간적이지만, 때로는 히스테리로 그리고 히스테리에서 편집증으로 빠져들게 된다. 한 운동가는 일종의 인구 조절이 이루어지고 있는지도 모른다는 불길한 암시를 던지기도 했다. 마치 정부에서 롱아일랜드 주민들의 유전자를 통째로 손상시켜서 의도적으로 혹은 무심결에 롱아일랜드 주민들을 몰살시키고 있기라도 한 듯이 말이다. 정치인들은 이런 여론을 무시할 수 없었고, 결국 의회에서 조사를 명령했다. 그리고 10년 후에 미국 국립암연구소에서 3000만 달러짜리 보고서를 발표했다. 나소Nassau 자치주와 서퍽Suffolk 자치주의 유방암 발병률은 미국 전체 평균보다 살짝 높게 나타났다. 하지만 이것은 북동부의 여러 도시 지역에도 해당하는 수치였다. 이런 곳에서 발생하는 암들이 갖는 공통요소가 무엇인지는 몰라도 대단히 넓게 퍼져 있다는 단서가 틀림없다. 암은 어느 한곳에서 집중적으로 발생하기보다는 여기저기 제멋대로 뻗어 나가며 발생하고 있었다.

오염물질과 유방암 사이의 관련성도 발견되지 않았다. 이 보고서에서는 만약 롱아일랜드에서 암이 더 많이 발생하고 있다면 그것은 아마도 사회경제적인 이유 때문일 것이라고 결론 내렸다. 또는 유전적 요인이 작용하는지도 모른다. 롱아일랜드 여성 중 상당수는 아시케나지 유대인Ashkenazi Jewish 혈통이다. 이 혈통은 유방암 발생 성향이 있는 것으로 알려져 있다. 하지만 가장 가능성이 높은 주범은 상대적으로 부유한 교외의 생활방식이었다. 롱아일랜드 주민들은 고칼로리 음식을 즐겨 먹기 때문에 체중이 많이 나가고, 아이를 덜 낳으며, 장수하는 경향이 있었다. 유방암 진단이 내려지는 나이의 중앙값은 만 61세다. 롱아일랜드 주민들은 교육 수준이 평균보다 높기 때문에 유방조영술mammogram을 자주 받는 경향이 있다. 그래서 작고 성장 속도도 느린, 그래서 무해한 신생물까지도 종종 발견된다. 이런 신생물도 혹시 모를 일이라 그냥 놔두지 않고 치료가 이루어지기 마련이고 당연히 통계에도 잡힌다. 하지만 애팔래치아Appalachia의 판잣집에 사는 가난한 여성이었다면 다른 문제로 사망해서 이런 상피내암종in situ carcinoma['in situ'는 '원래의 위치'라는 의미로, 암이 자신이 기원한 조직을 벗어나지 않고 제자리에 머물고 있다는 의미다. 이런 암은 대부분 해롭지 않다—옮긴이]은 발견되지도 않은 채, 무덤까지 안고 갔을지도 모른다.

이런 것들은 사람들이 듣고 싶어 하는 이유가 아니다. 직장을 포기하고, 다람쥐나 여우처럼 늘 임신을 하고 있는 쪽을 택했더라면 이런 암을 예방할 수 있었으리라는 소리 따위를 듣고 싶어 하는 사람이 어디 있겠는가. 기름진 음식을 지나치게 많이 먹은 탓에 체중이 너무 불어서 그렇다는 얘기나, 덩어리가 잡혀서 기껏 유방

절제술을 했더니 괜한 짓이었다는 소리도 듣고 싶어 하지 않는다. 어떤 활동가는 이렇게 불평했다. "이것은 피해자에게 비난의 화살을 돌리는 꼴이다." 그리고 또 다른 활동가는 이 보고서를 아예 통째로 무시하며 이렇게 말했다. "우리는 분명 환경적인 원인이 있다고 믿는다. 그리고 그 원인이 무엇인지 말할 때 반드시 어떤 증거를 내놓아야 할 필요는 없다."

사람은 누구나 거의 모든 암에 대해 위험인자를 안고 있다. 그리고 이런 인자들은 일단 암에 걸리고 나서야 중요성이 부각된다.

집에서 과학문헌 번역가로 행복하게 일하던 우리 이웃 비비안Vivian은 어느 날 병원에 입원했다가 난소암 진단을 받았다. 그녀는 부활절에 세상을 떠났고, 그다음으로 기억나는 것은 우리 부부가 그녀의 추도식에 앉아 있던 모습이다. 그녀는 수학자와 결혼했었다. 추도문에는 신에 대한 언급이 없었다. 그와 비슷한 시기에 내 예전 여자친구이자 동료 기자인 수잔Susan이 난소암으로 죽었다. 비비안과 수잔 모두 아이가 없었다. 하지만 길 건너편에 사는 트루히요Trujillo 부인의 사례도 있다. 그녀는 중년의 나이를 넘긴 엄마였는데 같은 병으로 사망했다. 우리 모두는 자기만의 암 다발 지역을 만들어낸다. 그리고 머릿속에 이런 일화적 증거들이 일단 수집되고 나면, 신뢰할 만한 증거가 아닌데도 불구하고 마음 깊은 곳에서 이것을 믿지 않고는 배기기 힘들다.

냈시에게서 암이 발견되었을 때 우리는 이것이 난소에서 시작되었는지, 유방, 자궁 혹은 폐에서 시작되었는지 알 수 없었다. 너무 나 오랜 시간 동안(몇 주 정도다. 그때는 시간이 정말 느리게 흘렀다) 우리는 이 암이 대체 어디서 자라고 있는지 알지 못했다. 그저 그 암이 자신의 암세포를 몸에 계속 흘리고 있다는 사실밖에는.

낸시는 샌디에이고에 있는 친구를 방문하던 중이었다. 그리고 그 동네 체육관에서 윗몸일으키기를 하고 있었는데 오른쪽 사타구니 안쪽에서 덩어리가 잡히는 것을 느꼈다. '부어오른 림프절swollen lymph node'이라는 말이 번뜩 머리에 떠올랐다. 인후염 같은 것이 생기면 림프절이 부어오른다.

인터넷을 찾아본 그녀는 고양이 발톱병Cat scratch fever[고양이와 지내면서 걸리는 바이러스 병—옮긴이]인가 보다 하고 마음을 놓았다. 우리가 키우는 고양이 중 한 마리가 몇 주 전에 갑작스러운 소음에 놀라 낸시의 다리를 발톱으로 할퀸 적이 있었다. 그때 생긴 감염으로 면역반응이 일어나서 림프절을 부어오르게 만든 것이라 생각했다. 늘 희망을 좇는 인간의 마음은 일탈을 그대로 흡수하는 재주가 있다.

하지만 부어오른 덩어리는 좀처럼 가라앉지 않았다. 담당의사는 그것이 탈장일지 모른다면서 외과의와 상담해볼 것을 권했다. 하지만 곧바로 외과의를 찾아가볼 수가 없었다. 장인어른이 출혈성 뇌출혈로 스토니브룩 대학병원Stony Brook University Medical Center 중환자실에 누워 있다는 전화가 걸려왔기 때문이다. 그해는 정말이지 끔찍한 해였다. 외과의사와의 약속은 뒤로 미뤄졌고 낸시는 뉴욕 라구아디아공항LaGuardia Airport으로 가는 항공권을 예약했다. 그날 저녁 낸시가 집으로 전화해서 장인어른의 침상에 앉아 있다고 했다. 장인어른은 낸시를 바라보며 미소를 짓고, 손도 잡고, 의식도 온전해 보인다고 했다. 장인어른은 낸시의 영혼을 구석구석 빠짐없이 채우고 있었다. 다만 한 작은 공간만 빼고. 그리고 그 공간은 더욱 커져 있었다. 낸시가 그곳에 도착하고 며칠이 지날 때까지도 이 덩어리는 고집스럽게 계속 버티고 있었다.

낸시는 의학 자문을 구하러 스토니부룩대학교를 떠날 필요가 없었다. 그다음 전화가 걸려왔을 때 낸시는 병원에서 의사를 만난 후 익숙한 건물들 앞을 지나(이곳은 낸시가 생물학 학위를 받은 곳이다) 자기 차로 돌아가는 길이었다. 그녀의 목소리가 떨리고 있었다. 울고 있거나 아니면 울음을 참고 있다는 것을 느낄 수 있었다. 의사가 낸시의 덩어리를 촉진해 보았다. 덩어리는 감염으로 인해 생기는 것처럼 부드럽지도, 둥글지도 않았다. 고양이 발톱병은 아니었다. 덩어리는 악성종양처럼 단단하고 불규칙한 형태를 띠고 있었다. 의사의 얼굴 표정을 보는 순간 낸시는 암이라는 확신이 들었다. 의사가 천자생검needle biopsy을 해보자고 했다. 천자생검은 주사기로 세포를 빨아들여서 악성인지 확인하는 검사 방법이다. 낸시는 그 검사는 집에 돌아와서 하기로 마음먹었다.

우리 모두 언젠가는 병원 대기실에서 다른 사람들에게 둘러싸여 앉아 있는 기분이 어떤 것인지 알게 되는 때가 찾아온다. 나이든 사람들은 잡지를 뒤적이고, 젊은 사람들은 스마트폰만 뚫어져라 바라보고 있다. 어머니가 회전근개가 파열되어 수술을 받았을 때, 인공무릎 치환 수술을 받을 때 이런 기분을 느껴보았다. 그리고 낸시가 승마를 하다가 다쳐서 망막이 벗겨졌을 때도 느껴보았다. 기다리고 있으면 결국 어떤 일이 일어날지 나는 알고 있었다.

이제 더 이상은 기다리지 못하겠다는 생각이 드는 순간, 외과의사가 마스크를 목에 매단 채 걸어 나온다. 그러고는 웃는 얼굴로 좋은 소식을 전하게 되어 기쁘다고 얘기할 것이다. 그런데 이번에는 그렇지 않았다. 의사가 입을 열었다. "암종이 생긴 것 같습니다."

의사는 덩어리에서 표본을 채취한 후에 신속하게 현미경 검사를 할 수 있도록 아래층 임상병리학실로 보냈다. 이 기형세포들은 기관의 내벽을 형성하는 상피세포와 닮아 있었다. 하지만 이 세포들은 돌연변이가 많이 일어나 분화differentiation가 덜 되어 있었다[세포의 분화란 뇌세포, 근육세포 등의 전문성을 가진 세포로 발달하는 현상을 말한다. 분화가 전혀 되지 않은 수정란 또는 배아세포는 분열능력이 뛰어나고, 분화가 잘된 전문 세포들은 대신 분열능력이 떨어진다. 암이란 세포가 전문성을 잃고 배아세포처럼 분열능력이 많은 세포로 변하는 것이라고도 생각할 수 있다—옮긴이]. 이들은 자신의 유전적 정체성을 잃어가는 중이었다. 이렇게 원시적인 상태로 되돌아가는 세포는 배아의 세포와 닮아 있다. 이들은 빠른 속도로 분열하고, 카멜레온처럼 변덕스러우며 거의 무슨 일이든 벌일 수 있다.

임상병리학실에서 확실한 진단이 나왔어야 했지만, 무슨 일이 벌어지고 있는 것인지 조금 의심스러운 부분이 있었다. 나는 외과의사와 함께 회복실로 걸어갔다. 낸시가 마취에서 덜 깬 채 누워 있었다. 외과의사가 설명하는 동안 낸시가 미소를 짓고 있던 것이 기억난다. 그녀가 의사의 말을 거의 알아듣지 못하고 있었다는 것은 나중에야 깨달았다. 그 주의 나머지 며칠은 낙관적으로 생각하려 노력하며 지냈다. 어쩌면 내가 무심결에 낸시를 오해하게 만들었는지도 모르겠다. 나는 그 진단이 말하자면 90퍼센트 정도 확실한 것이라고 알고 있었다. 임상병리 보고서는 그저 확실한 결론을 내리기 위한 방법으로 세부적인 내용까지 들어가는 것이라고 말이다. 낸시도 그렇게 이해하고 있으리라 생각했다.

며칠 후 나는 위층 내 작업실에 있었는데 의사가 낸시에게 전화를 걸어 검사 결과를 알렸다. "중등도의 분화도를 보이는 광범위한 전이성 선암Extensive metastatic adenocarcinoma, moderately differentiated으로 나타났습니다."

선암adenocarcinoma은 작은 분비선을 포함하는 상피세포의 암종을 말한다. 이것은 결장colon, 폐, 전립선, 췌장 등 거의 모든 곳에서 발생할 수 있다. 내가 어떻게 아래층까지 내려갔는지는 기억이 나지 않는다. 아니면 낸시가 위층으로 올라왔던가? 낸시가 그렇게 심란해 하는 모습을 그전에는 본 적이 없었다. 낸시는 전화를 받았었다고 말하고는 비명을 질렀다. 어쩌다 그 지경이 되었는지는 몰라도 종양세포가 낸시의 림프계에 침투해서 사타구니의 림프절에 자리를 잡은 것이다. 하지만 대체 이 세포들이 낸시의 몸 어디에서 온 것일까? 그것을 알아내는 데는 꼬박 몇 주가 걸렸다. "원발성 암primary cancer이 확인되지 않은 전이성 암Metastatic cancer with an unknown primary." 이보다 더 최악의 진단은 없을 것 같았다. 성장 말고 관심이 없는 한 종양이 더 많은 씨앗을 뿌리며 전이하고 있었다. 하지만 그 종양이 어디 있는지는 아무도 몰랐다. 세포의 특성을 설명하는 병리학 보고서에 힌트가 들어 있었다.

에스트로겐 수용체: 약 90퍼센트 정도 양성(유리)

황체호르몬(progesterone) 수용체: 음성(불리)

첫째 줄은 지푸라기라도 잡는 심정으로 기대를 걸어봄 직한 부분이었다. 일부 암의 성장은 에스트로겐에 달려 있기 때문에 에스트로겐의 효과를 무디게 만들면 암의 성장을 통제할 수 있을지도 몰랐다. 그리고 이 수용체가 풍부하게 존재한다는 것은 가능한 진단의 폭을 좁히는 데도 도움이 되었다.

해설 에스트로겐 수용체가 양성이라는 것은 원발성 암이 위장관보다는 자궁내막이나 난소에 존재한다는 것을 의미한다.

따라서 부인과 종양gynecological tumor일 가능성이 있었다. 자궁의 내벽을 덮고 있는 자궁내막은 상피세포로 이루어진 조직이기 때문에 암종에 취약하다. 내 생각에는 낸시도 그와 비슷한 것을 의심했던 것 같다. 1년쯤 전에 낸시는 의사로부터 폐경기가 유난히 빨리 찾아왔다는 말을 들었었다. 불규칙한 생리주기가 그 징조였다. 당시에 왜 그것을 경고신호로 받아들이지 않았는지는 아직도 의문이다. 분명 더 많은 검사가 필요한 상황이었고, 그랬더라면 암을 일찍 발견해서 다른 곳으로 퍼지기 전에 치료할 수 있었을지도 모르는데 말이다.

해설 이 종양은 미세유두상micropapillary 구조를 가지고 있어서 다음의 종양 가능성을 암시하고 있습니다. 자궁내막암, 난소암, 혹은….

문장의 나머지는 잘려 나가고 없었다. 원숭이 같은 놈들이 내 아내의 운명을 이따위로 타자해놓다니! 그래놓고 진료비 청구서는 숫자 하나라도 빠질세라 꼼꼼히 타이핑하겠지.

담당 외과의사는 마치 친자매처럼 동정 어린 태도로 지원을 아끼지 않았다. 후속 내원 때 그녀는 낸시를 안아주었다. 하지만 그다음에 의사가 건넨 노랑, 분홍, 파랑색의 종이무더기를 보며 낸시와 나는 둘 다 할 말을 잃고 먹먹해져버렸다. 다양한 시술 지시서가 담긴 종이였다. 우리는 이 지시서를 가지고 동네 병원들을 돌아다니며 줄을 서서 기다려 내원 약속을 잡아야만 했다.

길 건너편에 있는 체인점 방사선과 의원에서는 유방촬영술, 흉부 X선 그리고 복부와 골반의 CT를 촬영할 것이다. 외과의사는 대장내시경 예약이 빈틈없이 꽉 차 있다고 말했다. 예약한 사람들 대부분이 정기검진으로 대장내시경을 하는 것이라 쉽게 시간을 재조정할 수 있을 텐데도, 의사는 전이성 암 환자를 위해 스케줄을 조정해달라고 고집부리지 않고 대신 바륨관장barium enema을 새로 지시했다. 바륨관장은 빠른 검사방법이지만 구식이고 정확도도 떨어지는 검사였다. 우리는 암전문의에게 의뢰해주면 어떻겠느냐고 물어보았다. 하지만 그 외과의사는 이 암의 종류가 무엇인지 파악하지도 못한 상태에서 암전문의에게 의뢰하는 것은 시기상조라고 말했다. 정말로 그렇게 말했다.

환자에게는 절체절명의 위기라도 의사에게는 단지 일상일 뿐이다. 하지만 아무리 그렇다 해도 이것은 내 눈에는 완전히 바보 같은 짓거리로밖에 보이지 않았다. 우리는 임상검사실에서 또 다른 임상검사실로 전전해야 했고, 그 결과를 확인하기 위해 다시 돌아와야 했다. 유방촬영술과 흉부 X선 검사는 음성으로 나왔다. 복부 CT에서는 간, 신장, 췌장, 장관, 폐 하부lower lung가 정상으로 나왔다. 부신adrenal gland도 정상이었다. 비장spleen 부위에 1.3센티미터 크기의 혹이 보였지만 암과 가끔 혼동되는 양성의 조직덩어리인 것처럼 보였다. 골반 CT에서 왼쪽 난소에 있는 한 낭종은 신생물일 가능성이 적어 보였지만, 자궁과 자궁내막은 돌출되어 있었고 양성의 유섬유종fibroids이 있었다. "S상 결장sigmoid colon에 작은 구조적 병소constructive lesion가 의심된다"라고 쓰여 있었다. 왠지 무섭게 느껴지는 말이었고, 그 말에 담긴 미묘한 의미는 익숙한 것이 아니어서 이해하기 어려웠다. 혈액검사 결과는 특히나 심란했다. 일부 암에서 높은 농도로 나타나는 단백질인 CA-125 수치가 비정상적으로 치솟아 있었다. 그러나 이 검사만으로는 진단을 확정 지을 수 없었다. 이 수치는 다양한 이유로 올라갈 수 있기 때문이다. 하지만 동시에 이것은 난소암의 가능성을 암시하고 있었다. 우리 친구 비비안을 죽음으로 이끈 바로 그 암 말이다.

관련 정보를 모으면서 우리는 여러 곳에 전화를 걸어보았다. 나는 스코츠데일에 있는 메이요클리닉의 한 의사와 얘기를 나눠보았다. 나는 50살 생일 때 간부 신체검사를 받으며 이곳에 돈을 물 쓰듯 쓴 적이 있었다. 그 의사는 휴스턴에 있는 MD앤더슨 암센터나 뉴욕에 있는 슬로언케터링 암센터 등 누구나 다 알 만한 곳들을 추천했다. 나는 이들 암센터에 연락을 해보았다. 그리고 비비안을 치료했던 의사를 찾아냈다. 비비안의 남편은 비비안을 담당했던 암전문의를 대단히 높이 평가했었다. 내가 산타페에 있는 그

의사의 병원에 전화를 했더니 그 비서가 빡빡한 일정을 비집고 우리의 내원 약속을 잡아주었다.

지미 스튜어트Jimmy Stewart와 존 웨인John Wayne을 섞어놓은 듯한 키 크고, 마르고, 나이가 든 사람을 생각해보라. 카우보이 부츠를 신고 있는 게 아닌가 싶을 정도였다. 그런 사람이 담당의사라며 느긋하게 걸어 들어왔다. 그토록 여유로운 모습을 보니 산전수전 다 겪은 사람인 듯 보여 마음이 놓였다.

그가 검사 결과 보고서를 넘기며 살펴보았다. “여긴 별 내용이 없네요.” 그는 난소암이 서혜부 림프절로 전이했을 가능성은 별로 없다고 했다. 그는 바륨관장을 지시한 것을 보고는 어리둥절한 얼굴을 했다. 바륨관장은 이틀 뒤에 예약이 잡혀 있었다. 그가 말했다. “이건 쓸데없는 검사입니다.” 우리는 대장내시경을 받으려 했지만 예약이 너무 많이 밀려 있어서 그 검사로 바꾸었다고 설명했다. 그러자 그 의사가 전화기를 들어서 개인병원을 운영하는 다른 의사 한 명에게 전화했고, 이틀 뒤로 약속을 잡아주었다. 그가 말했다. “저희가 치료해드리겠습니다.” 적어도 내 기억으로는 그렇게 말했다. 보통 암전문의들은 이런 식으로 말하지 않는다. 그가 별것 아니라는 듯 얘기해주니 힘이 났다.

대장내시경 결과는 음성으로 나왔고, 마지막 단계는 PET스캔이었다. 산타페에서도 이제 막 PET스캔 기계를 들여왔기 때문에 더 이상 남쪽의 알부케르케까지 한 시간이나 운전해서 찾아갈 필요가 없어졌다. 게다가 낸시는 대기자 중에서도 거의 1번이었다. PET는 양전자 단층촬영Positron Emission Tomography의 약자다. 난해한 입자물리학의 세계로부터 탄생한 의료기술의 승리였다. 이 검사를 받는 환자들은 전날 밤에 단식을 해서 몸의 세포들을 굶긴다. 그 상태에서 방사선 동위원소로 표지한 포도당radio-tagged glucose을 몸속에 주사하면 세포들은 이 포도당을 부지런히 흡수한다. 그리고 이 포도당은 붕괴하면서 양전자positron를 방출한다. 양전자는 전자의 반물질 입자로, 전자와 충돌하면 감마선을 방출한다. 그리고 이 감마선이 신틸레이터scintillator[방사선 검출에 사용되는 형광체로 방사선과 충돌하면 섬광을 일으킨다—옮긴이]와 충돌하면 신틸레이트는 깜박이는 불빛을 방출하여 반응한다. 낸시의 자궁 아래쪽이 빛을 내고 있었다. 과활성화된 자궁내막 세포들이 포도당을 게걸스럽게 집어삼키는 바람에 나오는 빛이다. 이 세포들은 자신이 한 공동체의 일원이었음을 망각하고 혼자만의 쇼를 벌이기 시작한 미친 세포 하나가 낳은 후손들이었다. 집단을 이루어 사는 데 따르는 이득을 누리기 위해 고대의 세포들이 자기의 자율성을 마지못해 포기하기로 처음 동의한 이후로 이런 배신행위는 끊임없이 산발적으로 존재해왔다.

진단이 이루어진 후에 나는 어떻게 이런 일이 일어날 수 있는지 알아보려고 자료를 찾아 읽기 시작했다[22]. 우리 세포들은 조화롭게 일을 수행하기 위해 언제 증식을 시작해서 새로운 조직을 만들어낼 것인지에 대해 지속적으로 화학적 신호를 교환하면서 논의하고 있다. 각각의 세포들은 이런 정보를 수신하면 그에 대한 반응으로 중앙제어장치인 세포핵으로 지시사항을 전달하여 적절한 유전자 조합을 활성화시킨다. 그런데 암세포는 이런 논의를 무시하고 독단적으로 결정을 내린다. 우주 광선cosmic ray, 발암 화학물질, 혹은 순전한 불운에 의해 촉발된 어떤 무작위적인 사건이 낸시의 세포 중 하나에서 DNA를 변화시켜 다른 세포들과의 소통을 단절시켰음이 틀림없다. 세포에게 분열할 때가 되었다는 신호를 보내는 유전자에 돌연변이가 생겨 문제가 시작되었는지도 모른다. 아니면 또 다른 돌연변이 때문에 이런 신호에 반응하는 분자 수용체가 변화하여 수용체가 과민해졌는지도 모른다. 그런 경우 이 수용체들은 신호의 기미만 보여도 성급하게 흥분하며 아우성칠 것이다. 어느 경우든 이 세포는 이웃 세포들보다 급속하게 증식하기 시작한다.

사실 이런 종류의 오류는 늘 일어나고 있다. 하지만 갑작스럽게 폭발적으로 활동이 증가하면 다른 유전자들이 반응해서 성장을 억제하기 때문에 보통은 암에 걸리지 않는다. 그러나 또 다른 돌연변이가 이런 안전장치를 무력화시킬 수 있다. 세포의 핵은 지속적으로 메시지를 수신하면서 그 증거들을 저울질해보고 그다음에 무엇을 할지 결정한다. 이 계산은 복잡하게 얽히고설킨 분자 과정에 의해 이루어진다. 따라서 더 많은 것들이 잘못될 수 있고, 또 실제로 잘못된다. 이런 오류는 늘 일어난다. 다만 그런 오류는 포착되고 수정된다. DNA가 복구되는 것이다. 만약 여기에 실패하면 세포는 자기 내부의 혼란을 감지하고 스스로에게 자살 신호를 보냄으로써 대의를 위해 자기 자신을 희생한다. 하지만 또 다른 돌연변이가 일어나 그러한 방어 기전마저도 무력화시킬 수 있다.

이런 과정을 설명할 때는 마치 세포 하나가 몇 년에 걸쳐 꼼짝도 않고 앉아 갖가지 결함들을 축적하고 있는 듯 묘사할 때가 많다. 하지만 나는 동적으로 펼쳐지는 과정을 실제 모습 그대로 상상해보려고 했다. 한 번의 우연한 사건으로 세포 하나가 반복적인 분열을 시작한다. 그러다 많은 후손 세포 중 하나가 또 다른 돌연변이를 일으키고, 그 후손들은 또다시 더욱 많은 돌연변이를 축적하게 된다. 세포의 혈통이 오랜 기간 살아남을수록 돌연변이가 축적되면서 벼랑 끝으로 내달릴 가능성도 커진다. 하지만 여기에서도 성장의 폭주를 막아줄 장벽이 남아 있다. 한 세포가 분열할 수 있는 횟수를 감시하고 제한하는 카운터다. 하지만 적당한 돌연변이가 일어나면 세포는 이 카운터를 계속 초기화해서 불멸의 존재가 되는 법을 배울 수 있다. 그렇게 되면 결국 이 세포는 스스로를 다시 또 복제하면서 돌연변이 후손의 덩어리, 즉 종양을 만들어내는 것이다.

하지만 이것만으로는 아직 암이 완성되지 않는다. 세포가 주변 조직으로 침입하는 법을 배워 양성종양이 아닌 악성종양, 즉 암이 되기 위해서는 더 많은 돌연변이가 일어나야 한다. 하지만 이런 경우에도 종양은 볼펜심 끝 크기 정도로밖에 자라지 못한다. 보통은 먹을 것이 없어 굶어 죽거나, 자기가 배출한 폐기물에 질식해 죽기 때문이다. 종양이 이 크기를 넘어 몸집을 불리기 위해서는 어떻게든 순환계까지 도달해서 흡혈귀처럼 양분을 빨아먹을 방법을 찾아내야 한다.

이렇게 해서 양분이 투입되면 세포들은 그전보다 더욱 공격적으로 증식하기 때문에 더 많은 돌연변이가 일어날 가능성이 커진다. 진화하는 암세포의 관점에서 보면 이런 돌연변이는 곧 적응adaptation이라 할 수 있다. 이런 현상을 컴퓨터과학자들은 '무작위 생성 및 검사random generate and test'라고 부른다. 모든 구속에서 풀려난 상태이기 때문에 암세포의 유전체는 온갖 변이를 차례로 만들어낸다. 이들은 어떻게 해서든 우위를 점하기를 꿈꾸는 괴물이다. 어떤 세포들은 에너지를 좀 더 효율적으로 소비하는 법을 배우고, 어떤 세포들은 한층 가혹한 환경에서도 견디는 법을 배우며, 어떤 세포들은 면역계를 억제하는 법을 터득하기도 한다. 그리고 마침내 그중 가장 잘 적응한 세포가 혈류나 림프관에서 돛을 펴고 새로운 영토를 찾아 탐험에 나선다.

이런 것들을 생각하다 보니 서로 상반되는 두 가지 생각에 이끌렸다. 이토록 수많은 견제와 균형이 이루어지고 있으니 정말 억세게 운이 나쁘지 않고서는 암에 걸리려야 걸릴 수 없을 것 같았다. 하지만 어떻게 생각하면 잘못 어긋날 수 있는 부분이 이렇게나 많은데 매일매일 암이 생기지 않는 것이 오히려 신통할 지경이었다.

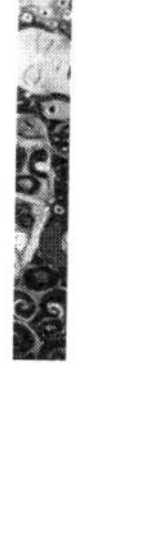

03
인류학에서 찾은 위안

—

루이스 리키Louis Leakey가 사람속genus Homo 최초의 암 흔적일지 모르는 발견에 대해 기술하기 위해 자리에 앉았을 때[1] 가장 먼저 머리에 떠오른 것은 진흙탕이었다. 때는 1932년 3월 29일, 동부 아프리카에서 세 번째 고고학 탐사를 진행하는 중이었고, 비가 오랫동안 세차게 내리는 바람에 빅토리아 호수 물가 근처 칸제라Kanjera의 야영지에서 카남 웨스트Kanam West의 화석 지층으로 6.5킬로미터를 운전하는 데만 꼬박 한 시간이 걸렸다. 그와 연구원들이 힘겹게 현장에 도착했을 무렵에는 모두들 머리끝부터 발끝까지 진흙투성이가 되었고, 인류학자로서의 빛나는 경력을 막 시작하고 있던 리키는 이내 땅바닥에 엎드려 새로 노출된 뼈를 찾아 땅을 뒤지고 있었다.

그가 진창 속에서 멸종된 돼지의 잔해를 조심스럽게 발굴하고 있을 때, 그가 고용한 케냐 일꾼 중 한 명인 주마 기타우Juma

Gitau가 절벽에서 막 발굴한 부러진 치아를 들고 다가왔다. 리키는 그 치아가 오래전에 아프리카를 돌아다니던 선사시대의 코끼리 비슷한 동물 데이노테리움Deinotherium의 것이라고 말했다. 기타우는 다른 것을 더 찾아보려고 현장으로 돌아가 절벽의 면을 긁어냈는데, 석회화된 무거운 점토 덩어리가 떨어져 나왔다. 기타우는 안에 무엇이 들어 있는지 확인하려고 곡괭이로 그것을 빼개보았다. 그 안에는 더 많은 치아가 들어 있었지만, 데이노테리움의 것은 아니었다. 이 치아들은 치과의사의 눈으로는 인간의 소구치(작은 어금니)라 알아보았을 치아였다. 이 치아들은 아직 머리뼈에 박혀 있었는데, 그 머리뼈는 리키가 약 100만 년 전의 홍적세 초기에 퇴적되었다고 믿고 있던 침전물층에서 나왔다.

케임브리지대학교에 있는 리키의 본거지로 돌아오고 오래지 않아 카남의 하악골Kanam mandible은 학계에 돌풍을 일으켰다. 리키는 이렇게 주장했다. "이것은 아프리카에서 나온, 지금까지 알려진 인간의 뼛조각 중 가장 오래된 것일 뿐만 아니라 전 세계적으로 발견된 것 중에서도 가장 오래된 진정한 사람속의 뼛조각이다." 그 당시에는 인류가 자바원인Java man이나 베이징원인Peking man[2] 같은 원시 선조가 발견된 아시아를 제치고 아프리카에서 기원했다고 주장하는 것만으로도 굉장히 급진적이었다. 자바원인과 베이징원인은 카남원인Kanam man과 연대는 비슷했지만, 리키는 카남원인이 좀 더 유인원과 비슷한 외모를 하고 있음을 밝혀냈다. 리키가 보기에 카남 하악골은 인류와 비슷한 턱의 잔해 등을 비롯해 현대 인류의 특성이 더 많이 드러나고 있었다. 이는 입을 벌리고 다니던 호모 사피엔스Homo sapiens의 친척들뿐 아니라 호모 사피엔스 자체도 기존에 생각했던 것보다 훨씬 오래되었다는 증거였다. 카남원인은 치아의 형태에서 차이가 있었기 때문에 리키는 카남원인이 살짝 다른 종인 호모 카남멘시스Homo Kanamensis라고 생각했다. 그는 이것이 우리 모두의 직계 선조라고 주장했다.

리키가 열정적으로 주장한 내용 중 상당수가 그랬듯이 이것 역시 큰 논란을 불러일으켰다. 리키를 비판하는 사람들 중 한 명[3]은 그 표본이 현대 인류와 너무 비슷해 보이기 때문에 비교적 최근의 하악골이 어쩌다가 훨씬 오래된 환경으로 쓸려 들어간 것에 불과하다고 생각했다. 몇 년 후에 인류학자들은 리키가 호모 카남멘시스라고 불렀던 존재가 실제로는 오스트랄로피테쿠스Australopithecus, 네안데르탈인Neanderthal man, 호모 하빌리스Homo habilis 같은 좀 더 먼 친척[4]일지 모른다고 추측했다. 그리고 좀 더 최근에는 이 표본이 홍적세 중기에서 후기의 것일지도 모른다고 믿는 사람들이 생겨났다[5]. 이것이 사실이라면 이것은 70만 년밖에 안 된[6] 표본이다. 이 하악골의 정확한 혈통과 연대가 어떻게 되었든지 간에 이제 카남원인은 턱 왼쪽에 자리 잡은 비정상적인 성장 부위를 제외하고는 더 이상 놀라운 존재로 주목받지 못하게 되었다.

발견 당시, 이 비정상적인 성장 부위는 리키가 이룩한 발견의 가치를 떨어뜨리는 성가신 존재로 여겨졌다. 그는 케임브리지 세인트존스 칼리지St. John's College에 있는 자신의 방에서 표본을 조심스럽게 청소하고 있다가 표본에서 덩어리가 만져지는 것을 발견했다. 처음에는 그것이 돌이라고 생각했다. 하지만 계속해서 표본을 다듬는 과정에서 그 덩어리가 화석화된 하악골의 일부임을 알 수 있었다. 그는 런던 왕립 외과의 협회Royal College of Surgeons in London의 하악골 이상 전문가에게 이 표본을 보냈고, 그 전문가는 뼈의 육종이라 진단하였다.

이 하악골에는 가느다란 골절도 있었다[7]. 죽기 오래전에 생긴 골절인데 치유가 되지 않은 것이었다. 의사는 이것 때문에 암이 시작되었을지도 모른다고 추측하였다. 어떻게 그럴 수 있는지는 알 수 없으나 뼈세포들은 외상을 감지할 수 있다. 이 표본에서도 뼈세포들은 외상을 감지하고 신속하게 분열을 시작해 죽은 조직들을 대체했다. 그리고 가능성이 무척 낮은 일이었지만, 조심스럽게 통제되던 과정이 어느 순간 어긋나게 되었다. 상처를 치유하는 새로운 세포들이 충분한 수준을 넘어 과할 정도로 생산되었는데 이 생산을 언제 멈추어야 할지 잊어버리고 말았다. 어떤 생물학적 계산이 잘못되는 바람에 세포들이 분열을 멈추지 않아 골절 부위에 넘쳐나게 된 것이다. 그럴 듯하게 들리기는 하지만 이것은 그저 추측에 불과했다. 골절은 골육종osteosarcoma의 촉발 요인으로 밝혀진 바가 없다. 사실상 골육종에는 명확한 원인이 없다. 하지만 이 암은 일단 시작되고 나면 폐로 전이되는 경우가 많다. 일부는 의문을 제기하기도 하지만, 만약 골육종이라는 진단이 옳다면 이 카남원인은 그 때문에 죽었을지도 모른다.

나는 인터넷 어딘가에서 본 암의 역사에 관한 자료에서 카남 하악골에 대해 언급하는 내용을 처음으로 접하게 되었다. 그 뒤 나는 리키의 오래된 책과 논문들을 파고들었고, 몇 번에 걸쳐 이메일을 주고받은 후에 그 화석이 런던 사우스켄싱턴의 자연사박물관Natural History Museum in South Kensington에 수십 년째 보관되어 있다는 것을 알게 되었다. 내가 알기로 그 하악골은 한 번도 전시된 적이 없었다. 인류학자 애쉴리 몬태규Ashley Montagu는 1956년에 이 표본을 조사했는데, 종양이 너무 커서 외양을 망가뜨리고 있기 때문에 카남원인의 턱이 실제로 어떤 모양이었는지 알기가 불가능하다고 보고하였다. 하지만 그 밖의 해부학적 세부사항들을 고려했을 때 그는 이 화석이 분명 인간과 비슷하다고 생각했다. 반면 또 다른 인류학자는 여기에 동의하지 않고 리키가 턱이라고 생각했던 부분이 종양의 일부라고 결론 내렸다.

이리하여 논쟁이 시작되었다. 런던의 종양학자 조지 스타토풀로스George Stathopoulos는 그 종양이 골육종이 아니라 완전히 다른 종류의 암인 버킷림프종Burkitt's lymphoma일지 모른다는 대담한 주장을 펼쳤다. 버킷림프종은 림프계에서 발생하는 악성종양으로 오늘날에는 중앙아프리카 지역의 아동들에게 풍토병으로 발생하며, 많은 경우 뼈에 손상을 입힌다. 반면 다른 사람들은 선뜻 그렇게까지 확신하지 못했다. 만성 감염인 골수염osteomyelitis도 뼈의 성장을 유발할 수 있기 때문이다. 하지만 고대병리학ancient pathology의 표준으로 자리 잡은 참고문헌인 《고대의 질병*Diseases in Antiquity*》에서 돈 브로스웰Don Brothwell은 카남원인의 하악골에 생긴 이상은 너무 두텁고 광범위해서 감염으로 인한 것일 리 없다고 단정 지었다. 리키의 동료와 마찬가지로 그 역시 뼈암 쪽으로 마음이 기울었다.

최근인 2007년에는 과학자들이 전자현미경으로 이 하악골을 스캔해보았다. 이들은 이 질병의 본성에 대해서는 중립적인 입장을 유지했지만, 골절로 생긴 틈 때문에 실제로 뼈가 미쳐 날뛰는 결과[8]가 나타났다고 결론을 내렸다.

나는 이 표본을 내 눈으로 직접 보고 싶었기 때문에 미리 약속을 잡아놓고 어느 봄날에 박물관 거리Exhibition Road에 있는 자연사박물관의 직원 및 연구자용 출입구 앞에 도착했다. 경비 책상에 있던 사내가 척추동물 고생물학 담당 전시책임자인 로버트 크루스진스키Robert Kruszynski에게 미리 전화로 연락을 해두었다. "큰 늘보giant sloth[9]가 있는 곳에서 뵙자고 하십니다." 큰 늘보를 찾기는 아주 쉬웠다. 석고로 고정시킨 큰 늘보의 골격이 가짜 나무 꼭대기에 매달린 이파리를 씹어 먹으려고 뒷다리로 구부정하게 서 있는 모습을 한 채 박물관 관람객들의 머리 위로 우뚝 솟아 있었다. 이 골격은 161년 전에 두 마리나 그 이상의 남미 표본의 뼈로 조립하여 전시한 이후 줄곧 저 모습으로 서 있었다. 내 뒤로는 유리 케이스에 설치된 이크티오사우루스Ichthyosaurus의 화석이 벽을 이루고 있었다. 그 화석들을 관찰하며 척추동물의 세계에서는 똑같은 뼈 구조가 일관되게 적용되고 있다는 사실에 감탄하고 있는데 한쪽 구석에서 문이 열렸다. 크루스진스키 씨가 문에서 나타나 나를 반겨준 다음 박물관의 내실로 안내해주었다.

유리창 옆 탁자 위에는 그가 박물관 보관소에서 꺼내온 갈색 골판지 상자가 놓여 있었다. 손으로 쓴 라벨이 그 안에 든 내용물을 확인시켜주었다.

m16509

카남 하악골

'm'은 포유류mammal를 의미했다. 라벨의 오른쪽 위 구석에는 태양을 연상케 하는 빨간 기호 하나와 그 아래로는 파란 별 기호 하나, 이렇게 두 가지 색의 스티커가 붙어 있었다. 이는 상자 속의 표본이 여러 번에 걸쳐 방사능 분석법radioassay과 X선으로 분석되었음을 나타내는 것이다. 크루스진스키 씨가 조심스럽게 뚜껑을 열었다. 그 안에는 발사나무와 골판지로 만들어진 더 작은 상자가 들어 있었다. 상자 위에는 유리 뚜껑이 덮여 있었고, 그 안쪽에 들어 있는 카남 하악골이 보였다.

그가 패드를 덧댄 깔개 위에 뼈를 올려놓았다. 딱딱한 책상 표면으로부터 표본을 보호하기 위해 패드가 두 겹으로 덧대어져 있었다. "마음껏 살펴보십시오." 그는 이렇게 말하고는 내가 보고 싶어 한 또 다른 화석을 찾으러 갔다. 내가 요청한 또 다른 화석은 잉글랜드 스탠드레이크Standlake의 중세 초기 색슨족 무덤에서 발굴된 대퇴골인데, 역시 악성 골종양으로 진단이 내려져 있었다.

나는 카남 하악골은 흘깃 구경만 해도 좋겠다고 생각하던 차였고, 이렇게 그 표본과 함께 남겨져 내 손으로 직접 만져볼 기회가 주어지리라고는 기대조차 하지 않았었다. 표본은 어두운 갈색이었고, 상상한 것보다 무겁고 치밀했다. 하긴 놀랄 일은 아니다. 이것은 석화된 뼈이기 때문에 사실상 돌덩어리나 다름없으니 말이다. 한때는 이것이 선사시대 인류, 혹은 원인의 신체 일부를 구성하고 있었다. 두 개의 노란색 치아가 아직 제자리에 붙어 있었고, 또 다른 치아의 뿌리가 박혀 있던 곳에는 깊은 구멍이 패어 있었다.

그 바로 아래, 하악골 왼쪽의 만곡 부위 내측에 문제의 종양이 있었다. 내가 생각했던 것보다 컸다. 그것을 보니 심술궂게도 어린 시절에 먹던 눈깔사탕이 떠올랐다. 그 눈깔사탕은 '턱 파괴자 jawbreaker'라고 불렸었다. 하악골 외측에도 살짝 부풀어 오른 부분이 있었다. 그것을 보니 이 부분이 종양의 일부인지 아니면 턱인지를 두고 끝없는 논쟁이 일어났던 이유를 알 것 같았다. 리키가 추가적인 분석을 위해 일부분을 떼어내려고 덩어리를 잘라낸[10] 부위가 보였다(그의 동료 중 몇몇은 이것을 신성모독이라 여겼다). 그 순간 이 설명할 수 없는 고통으로부터 구원해달라고 멍한 눈빛으로 애원하는 나머지 머리 부분이 머릿속에 그려지는 것 같았다.

30분쯤 지났을 때 크루스진스키 씨가 돌아왔다. 그는 내가 화석을 관찰하고 있는 모습을 보고는 "표본을 가장자리에 너무 가까이 두지 마십시오"라고 경고했다. 그 말을 듣고서야 책상 위에 올려놓은 보호용 패드가 내 무릎으로 흘러내리고 있음을 깨달았다. 내가 갑작스럽게 움직이기만 해도 카남 하악골은 리놀륨 바닥으로 떨어질 수 있었다.

크루스진스키 씨는 내가 부탁했던 악성 골종양 대퇴골을 결국 찾지 못했다. "다음 기회를 이용하셔야겠습니다." 그가 설명하기를, 박물관 보관소를 보수하는 중인데 아무래도 그 뼈는 두개골을 제외한 나머지 뼈들과 함께 어딘가에 잘못 놓여 있는 것 같다고 했다. 그가 상자에서 두개골을 꺼내 내게 건네주었다. 그래서 1분 정도 만져볼 수 있었다. 석화된 뼈에 비하면 무척 가벼웠다. 그러고 나서 그는 다시 나를 박물관 공공장소로 안내해주었다.

온갖 연령대의 수백 명의 방문객들이 복도를 지나고 있었다. 이들 중 일부는 분명 암에 걸리거나 암에 걸린 누군가를 사랑하게 될 것이다. 나는 카남원인의 경우에도 그를 사랑해준 누군가가 있었을까 궁금해졌다.

고종양학paleooncology이라는 생소한 학문 분야에 대해서는 발표된 글이 그다지 많지 않다. 수십 년에 걸쳐 산발적으로 연구가 이루어지기는 했지만, 고종양학이라는 단어도 1983년에 그리스와 이집트의 종양학자(종양학자를 뜻하는 oncologist는 '덩어리', '짐' 등을 의미하는 그리스어 'onkos'에서 유래했다)로 이루어진 소집단에서 고대의 인간 종양에 대한 학술토론회를 계획하기 시작하면서 문헌에 처음 등장했다. 이 모임은 그다음 해에 로도스 섬island of Rhodes과 히포크라테스Hippocrates가 태어난 곳인 코스 섬island of Kos 사이를 오가는 항해 중에 이루어졌다. 이 학술발표회가 남긴 것은 아마 출간 당시에는 꽤 고급스러웠을 것으로 짐작되나 정작 인쇄는 제대로 안된 《고종양학*Palaeo-Oncology*》이란 작은 책이다. 나는 인터넷으로 100달러에 이 책을 한 권 구할 수 있었으니 무척 운이 좋다고 생각한다.

58쪽짜리 이 책은 금색으로 인쇄된 파란색 표지에 철이 되어 있고, 제목 아래에 게crab 그림이 그려져 있다. 게는 그리스어로 'karkinos'다. 기원전 5세기에 히포크라테스는 이 고약한 병을 지칭할 때 이 단어를 사용했다(이 단어는 'carcinogen(발암물질)', 'carcinoma (암종)' 등의 어원이 되었다). 이 병의 라틴어 이름이 바로 'cancer[cancer는 '암'이라는 의미와 함께 별자리 중 하나인 '게자리'의 의미도 갖고 있다—옮긴이]'다.

히포크라테스가 정확히 어떤 이유로 이런 이름을 택했는지는 분명치 않다. 그로부터 600년 정도 흐른 뒤에 페르가몬의 갈레노스Galen of Pergamon가 이 어원에 대해 다음과 같이 추측했다. "게가 몸 양쪽에 집게발을 갖추고 있는 것처럼, 이 질병에서도 종양으로부터 뻗어 나와 있는 정맥이 게의 집게발과 상당히 비슷한 모양이다." 암의 역사를 다루는 책에서는 거의 대부분 이 이야기를 반복적으로 언급하고 있다. 하지만 게 모양으로 생긴 종양은 극히 드물다. 7세기의 비잔틴 그리스인인 에기나의 파울Paul of Aegina은 이 비유를 좀 더 추상적으로 받아들여야 한다고 주장했다. "어떤 사람들은 암을 '게'라고 부르는 이유가 암이 게처럼 자기 자리에 너무나 완고하게 부착되어 있어 떼어내기가 아주 힘들기 때문이라고 말한다." 'karkinoi'라는 단어도 캘리퍼처럼 무언가를 붙잡는 도구의 이름에 쓰였다.

영국의 기생충학 전문가인 루이스 웨스튼라 샘본Louis Westenra Sambon은 이와는 아주 다른 어원을 제시했는데 지금은 거의 잊히다시피 하였다. 그는 사망하기 전인 1931년에 암 연구에 관심을 돌렸다. 사쿠리나 카르시니Sacculina carcini라는 기생충이 게를 포식하는 방식을 보면 악성종양과 섬뜩할 정도로 유사하다. 이 포식 과정은 1936년에 병리학자 알렉산더 해도Alexander Haddow 경이 영국 왕립 의학학회Royal Society of Medicine에 제출한 보고서에 기술되어 있다.

> 이 기생충은 어린 게의 몸통에 달라붙어 지극히 중요한 세포 꾸러미를 제외하고는 자신의 모든 조직을 벗어버린다. 그러고는 숙주의 몸으로 뚫고 들어가 위 바로 아래 있는 창자 아랫면에서 멈춘다. 이들은 여기서 새로운 껍질로 몸을 둘러싸고는 '사쿠리나 인터나sac-

culina interna'가 된다. 그다음에는 콩 묘목이 싹을 뻗듯이 정교하게 가지를 치면서 흡입관을 뻗는다. 이 흡입관은 뿌리처럼 게의 몸 전체로 구석구석 뻗어나가 영양분을 흡수한다.

몸집이 커지면서 이 기생충은 숙주의 복부 아래 벽을 압박하여, 그 부분을 위축시킨다. 따라서 게가 탈피를 하면 기생충의 몸집 크기만 한 구멍이 남는다. 종양 비슷한 기생충은 마침내 이 구멍을 통해 돌출되어 나와 성숙한 '사쿠리나 익스터나sacculina externa'가 되고, 결국 활발한 어린 개체들을 물속으로 자유롭게 방출할 수 있게 된다.

갈레노스 훨씬 이전에도 히포크라테스의 제자들 중에는 게를 먹다가 이 기생충이 숙주를 덮치는 모습을 관찰하며 암이 전이하는 방식과 비슷하다고 느낀 사람이 있었을지도 모른다.

어쩌다가 이런 이름이 붙었건 간에 고대 그리스 문헌을 보면 자궁암과 유방암에 대한 것으로 보이는 설명이 있다. 공감 주술sympathetic magic[어떤 사물, 사건이 공감작용에 의하여 떨어진 곳의 사물, 사건에 영향을 미칠 수 있다는 신앙을 바탕으로 한 주술—옮긴이]에 대한 믿음이 컸던 일부 의사들은 살아 있는 게를 종양 위에 올려놓고 치료를 시도하기도 했다. 이들은 또한 가루나 연고를 권하기도 하고(이 가루와 연고는 게를 갈아서 만들기도 하였다), 소작燒灼(화상을 입히면 궤양이 닫혔다)을 권하기도 했다. 반면 몸 내부에 종양이 생긴 환자의 경우 히포크라테스는 그냥 내버려두는 것이 최선의 치료라고 경고했다. "섣불리 치료를 하려 들면 이 환자들은 금방 죽고 말지만, 치료를 하지 않으면 그보다는 더 오래 산다." 이 원칙은 히포크라테스 선서의 일부다. "환자에게 해를 끼치지 말라."

갈레노스의 등장과 함께 암에 대한 언급이 훨씬 더 날카로워진다. 그는 종양에 대해 책 한 권을 통째로 썼으며 악성종양을 자연을 벗어났다는 의미에서 '초자연preternatural'을 뜻하는 'praeter naturam'이라는 성장 분류에 포함시켰다. 그는 다음과 같이 적었다. "암종은 무감각해진 악성종양으로, 궤양을 이루는 것과 이루지 않는 것이 있다." 그는 유방암이 가장 흔하며 특히 폐경기 이후에 잘 생긴다고 하였다(현대의 종양학자들이 믿는 바와는 달리 그는 정기적으로 생리를 하는 여성은 암에 걸리지 않는다고 적었다). 그는 자궁, 창자, 항문의 암 그리고 구개암cancer of the palate에 대해서도 언급하였다. 가끔씩 그는 다른 그리스 저자들처럼 악성종양을 의미하는 용어로 'therioma'를 사용하기도 했다. 이것은 '야수'라는 뜻이다. "초기 암은 우리가 치료했지만, 상당한 크기로 자란 암의 경우에는 그 누구도 수술 없이는 치료하지 못했다."

이 부분에서는 중세의 외과의사 아부 알카심 알자라위Abu al-Qasim al-Zahrawi도 마찬가지였다. "암이 오랫동안 지속되어 커진 경우에는 근처에도 가지 말아야 한다. 나는 이런 종류의 암이 발병한 환자는 단 한 명도 구해내지 못했거니와 다른 그 누구도 성공하는 것을 보지 못했다." 상황은 지금도 크게 다르지 않다.

암은 언제나 인류와 함께해왔고, 암에 걸리는 것은 우리의 잘못이 아니며, 온갖 주의사항을 제아무리 철저히 지킨다 해도 유전자 속에 들어 있는 무언가가 틀어질 수 있다는 사실을 알고 나자 어쩐

지 위안이 되었다.

미세한 손상이 축적되는 데는 보통 수십 년의 세월이 필요하다. 암의 77퍼센트는 만 55세 이상의 사람에게서 진단된다. 과거에는 수명이 불과 30년에서 40년 사이였기 때문에[11] 화석 기록에서 암을 찾아내기란 진귀한 새를 보는 것만큼이나 드문 일이었다. 사람들은 암으로 죽기 전에 다른 이유로 먼저 죽었다. 하지만 이런 희박한 가능성에도 불구하고 암의 사례들이 계속해서 발견되고 있으며, 어떤 사례들은 너무도 생생한 기록이 남아 있어서 망가질 대로 망가져버린 그들의 삶이 어땠을지 상상할 수 있을 정도다.

런던을 방문하고 온 뒤 나는 자연사박물관으로부터 내가 살펴보고 싶어 했던 악성 골종양에 걸린 색슨족의 대퇴골 사진을 받아볼 수 있었다. 나는 이 성장물이 무척 커서 수직으로 25센티미터, 수평으로 28센티미터 정도 된다는 사실을 이미 자료에서 읽었기 때문에 알고 있었다. 하지만 젊은 남자의 다리에 농구공을 이식해놓은 것 같은 모습을 보고는 깜짝 놀라지 않을 수 없었다. 이 종양은 햇살이 퍼지는 패턴을 나타내고 있었는데, 병리학자들은 이것을 골육종의 징후로 여긴다. 이 종양은 호르몬의 분비로 인한 팔다리의 급성장기를 보내는 청소년들에게서 가장 흔하게 관찰된다. 이 사실은 암과 관련해서 확실하게 규명된 몇 안 되는 법칙 중 한 가지를 뒷받침해주는 증거다. 즉 세포가 자주 분열할수록 돌연변이가 일어날 가능성도 커진다는 법칙이다. 이런 돌연변이가 적절하게 조합되면 악성종양으로 이어진다. 골육종은 아주 희귀하기 때문에 수만 명의 뼈를 샅샅이 뒤져봐야[12] 사례 하나를 겨우 발견할 수 있을까 말까 하는 정도다. 하지만 그럼에도 불구하고 고대의 사례들이 계속해서 포착되고 있다.

스위스에서 발견된 한 철기시대 남성과 5세기 스페인의 서고트족Visigoth에서도 암의 징후가 발견되었다. 남부 독일의 블랙포레스트Black Forest 산악지대에 있는 중세시대 묘지에서 나온 골육종은 어린아이의 다리 위쪽을 파괴하고 고관절까지 파고들었다. 안구 지붕 안쪽에서 뼈가 자라는 것은 빈혈이 있었음을 의미하는데, 이 빈혈은 암의 영향 때문에 생겼는지도 모른다. 이 논문의 저자들은 이 암이 생긴 이유가 근처에 있던 납 광산과 은 광산 때문이었을 것이라 추측했다. 아무리 9세기 전 것이라고 해도 어린아이에게 발생한 암은 받아들이기가 쉽지 않다. 이 논문은 아주 가슴 아픈 주석으로 마무리하고 있다. "이 종양은 틀림없이 아이를 고통스러운 죽음으로 이끌었을 것이다." 저자들에 따르면 그 당시에는 아동 사망률이 대단히 높았지만, 첫 몇 년을 살아남은 아이는 40대까지 살아남는 경우가 많았다. 하지만 이 경우는 달랐다. "이 아동 환자의 경우, 생명의 불꽃은 사망률이 과도하게 높은 유아기의 첫 몇 년을 넘기자마자 곧 꺼지고 말았다."

어쩌면 무언가 이유가 있었을 것이라고 믿는 것이 속이 편할지도 모르겠다. 광산에서 나온 중금속에 중독되었다고 말이다. 하지만 이 골육종을 일으킨 원인이 무엇이었는지는 그 누구도 알 수 없다. 지금처럼 그 당시에도 염색체 이상으로 인해 유전된 것일 가능성도 있다. 요즘에 와서도 한동안은 불소 처리된 물이 암을 유발한다는 추측이 돌기도 하고, 좀 더 신빙성 있는 얘기로 다른 질병의 치료에 사용되는 방사선 치료나 스트론튬-90strontium-90 같은 방사성 동위원소에 의해 방사능에 노출되면 그로 인해 또 다른 암이 생겨날 수 있다는 이야기가 돌기도 했다. 스트론튬의 경우 방사능 낙진에 의해 퍼진다. 스트론튬은 원소 주기율표에서 칼슘 바로 아래 자리 잡고 있기 때문에 칼슘의 행동을 흉내 내서 뼈에 단단하게 융합될 수 있다. 하지만 대부분의 경우 골육종은 뚜렷한 이유 없이 덮친다. 따라서 그 환자들은 유성의 충돌만큼이나 설명이 불가능한 것을 이해하기 위해 발버둥 치게 된다.

또 다른 악성종양인 비인두암nasopharyngeal carcinoma은 코의 점막에 발생하는데, 인접한 뼈에 흉터를 남길 수 있으며 고대 이집트의 골격에서 그 흔적이 발견된 바 있다. 한 여성의 얼굴이 거의 지워지다시피 했다. 나는 비틀비틀 힘겹게 살았을 그 여성의 삶을 상상해보려 했다. 이 사례를 보고한 체코의 인류학자 오이겐 스트로우홀Eugen Strouhal는 이렇게 말했다. "이렇게 광범위한 파괴를 일으킬 정도로 종양이 컸다는 것은 이것이 상대적으로 오래 지속된 과정이었음을 의미한다. 이 환자는 꽤 오랜 시간 동안 살아남았던 것으로 보이며, 통증이나 그 밖의 여러 증상에 시달렸음은 의심의 여지가 없다. 만약 곁에서 이 환자를 돕고 보살펴주는 사람이 없었다면 이 상태로 일상생활을 영위하기는 불가능했을 것이다." 이것은 무미건조한 과학 이야기를 관통하는 끔찍한 암의 사례 중 하나다.

골수 형질세포의 암인 다발성 골수종multiple myeloma 또한 골격에 흔적을 남길 수 있다. 중세 시대에 살았던 여성의 두개골에서 그 흔적이 발견되었다. 형질세포plasma cell는 면역계의 일부이고, 정상적으로 행동할 때는 면역글로불린immunoglobulin이라는 항체를 생산한다. 하지만 다발성 골수종이 발생하면 다른 유형이 모두 희생되고 한가지 유형의 면역글로불린만 만들어진다. 화학적 검사를 통해 항체가 발견되었는데 연구자들은 이것이 다발성 골수종을 확진해주는 증거라 여겼다.

골육종, 비인두암, 다발성 골수종… 이런 것들은 모두 원발성 암, 즉 암이 기원한 장소에서 발견되는 암이다. 이런 암도 몸을 크게 약화시킨다. 반면 골격에 발생하는 암은 대부분 다른 곳에서 기원한 암이 전이되어 생긴 것이다. 골격의 암은 화석 기록에서도 자주 발견되는데 그 결과는 대단히 파괴적이다. 전이성 뼈암이 이집트의 무덤, 포르투갈의 공동묘지, 테네시 강 계곡의 선사시대 무덤, 영국 중세 시대 공동묘지에서 발굴된 나환자 골격 등에서 발견되었다. 런던타워Tower of London 근처에 매장된 31세 여성의 골격에서는 전이성 병소의 흔적을 관찰할 수 있었다. 우리는 관 뚜껑에 붙은 납판 명찰 덕분에 그 여성의 이름까지도 알고 있다. 이 여성의 이름은 앤 섬터Ann Sumpter였고, 1794년 5월 25일에 사망했다.

2001년에는 고고학자들이 러시아연방 투바공화국에 있는 2700년 된 봉분을 발굴했다[13]. 투바공화국은 한때 스키타이Scythian라는 기마유목민족이 유라시아 스텝 지대를 호령하던 곳이다. 이들의 지도자는 황금으로 치장한 옷을 입었다. 과학자들은 목재로 된 천장 두 개를 뚫고 내려가 지하실을 찾아냈다. 검은 펠트 담요로 덮여 있는 바닥에는 두 개의 골격이 놓여 있었다. 연인들처럼 웅크리고 있는 이 남성과 여성은 왕실 의상을 입고 있었다. 남성의 목둘레에는 표범, 아이벡스, 낙타, 기타 맹수들의 띠로 장식된 무거운 금목걸이가 걸려 있었다. 남성의 머리 근처에는 황금 말 네 마리와 황금 사슴 한 마리의 머리 장식물 조각들이 놓여 있었다. 2500개 이상의 황금 표범들이 그의 망토를 장식하고 있었다. 하지만 막대한 재물도 그의 목숨을 구하지는 못했다. 이 남성은 40대에 사망한 것으로 보이는데, 사망 당시 골격에 암이 가득했을 것이다. 전자현미경으로 정밀하게 관찰하고 병리학적으로 분석해본 결과, 병소의 특성과 퍼지는 패턴 등이 전이성 전립선암metastatic prostate cancer의 특징을 나타낸다는 결론이 나왔다. 생화학적으로 검사해보니 전립선특이항원prostate-specific antige, PSA의 수치가 높았었음이 밝혀졌다. 이 검사에서는 때때로 거짓 양성이 나오기도 하지만 이번에는 분명 정확한 결과였다.

전이성 전립선암은 부분적으로 화장된 1세기 로마인의 골반에서도 발견되었고, 캔터베리의 14세기 묘지에서 나온 골격에서도 발견되었다. 전립선암은 골격에 원치 않는 뼈 덩어리를 덧붙이는 골형성 작용osteoblastic을 보이는 경향이 있는 반면, 유방암은 뼈를 좀먹듯이 갉아먹는 골용해 작용osteolytic이 특징적이다. 모든 암 중에 전립선암과 유방암이 골격 조직을 가장 좋아한다. 뼈 전이가 발견된 경우에는 희생자의 성별에 따라 이 두 가지 암을 가장 먼저 의심한다.

칠레 안데스 산맥 북쪽에서 발굴된 한 중년 여성의 유해에서는 골용해성 병변이 발견되었다. 이 여성은 서기 750년경에 사망한 것으로 추정되었다. 건조된 여성의 시신은 모직 셔츠, 깃털 몇 개, 옥수수 속대, 목재 숟가락, 박으로 만든 그릇, 금속 도가니 등의 소유물과 함께 미라 꾸러미에 매장되어 있었다. 이 여성은 스키타이 여왕과는 달리 소박했다. 허리까지 내려오는 머리카락은 초록색 끈으로 길게 땋아져 있었다. 이 여성은 척추, 흉골, 골반에 병소가 있었다. 암은 두개골 꼭대기에 35밀리미터 직경의 누더기 구멍을 뚫어놓았다. 그리고 암이 오른쪽 대퇴골을 먹어치우는 바람에 다리가 짧아져 있었다.

남성에게서도 골용해성 병소가 발견된다. 아르헨티나 대초원 지대에서 발굴된 후기 충적세Late Holocene 수렵채집인의 골격에는 골용해성 병소가 여기저기 퍼져 있었다. 또한 남성도 유방암에 걸린다. 사례가 드물 뿐이다. 폐암도 골용해성 흔적을 남길 수 있지만, 흡연이 시작되기 전에는 극히 드물었던 것으로 여겨지고 있다. 이 수렵채집인에 대한 진단은 보류된 상태다. 이것은 종양학자들이 '원발불명종양primary unknown'이라고 부르는 또 하나의 사례다.

낸시에게서 발견된 전이암의 기원을 찾지 못한 채 보낸 몇 주간의 나날을 회상할 때면 아직도 이 용어가 내 머릿속을 맴돈다. 인간에게 발생하는 암의 90퍼센트가 그렇듯이 낸시의 암도 암종carcinoma이었다. 암종이 가장 흔하다는 것은 말이 된다. 암종은 몸의 기관이나 체강을 덮고, 피부로 우리를 감싸고 있는 상피조직으로부터 생겨난다. 이런 상피조직들은 음식물과 변이 통과하는 과정에서, 혹은 비바람 등에 노출되는 과정에서 계속 닳기 때문에 가장 바깥층의 세포들이 끊임없이 죽는다. 이를 대체하기 위해서는 그 아래층 세포들이 계속해서 분열해야 한다. 그리고 분열이 일어날 때마다 유전자 복제 과정에 오류가 발생한다. 이런 돌연변이는 자발적으로 일어나기도 하고 음식, 물, 공기 중에 들어 있는 발암물질로 인해 야기될 수도 있다. 어린아이들의 경우 이제 막 이러한 손상을 견디기 시작한 단계이기 때문에 암종의 비율이 낮다.

고대의 암을 추적하는 경우에는 원발성 암종이 거의 항상 소실되어 있다. 조직이 부패해서 사라져버렸기 때문이다. 그리고 전이된 암은 가장 먼저 폐나 간으로 전이된 경우가 많아서[14] 뼈에 그 흔적이 기록되기도 전에 희생자가 사망해버린다. 이집트에서 발견된 의학 파피루스를 보면 '부어오름swellings', '좀먹음eatings[15]' 등에 대해 애매하게 언급한 내용이 있는데 일부 증거가 미라 속에 남아 있다. 1600년 된 미라의 조직을 세포분석해본 결과, 직장암rectal carcinoma으로 확진되었다. 또 다른 미라는 방광암bladder cancer 진단이 나왔다. 세계 다른 곳으로 눈을 돌려보면, 서기 300년에서 600년 사이에 살았던 칠레 아동의 얼굴에서 횡문근육종rhabdomyosarcoma이라는 보기 드문 근육종양이 발견되었다. 페루에서는 두 명의 병리학자가 콜럼버스Columbus의 미대륙 발견 이전에 살았던 인디언 미라 아홉 구의 피부와 뼈 조직에서 전이성 흑색종metastatic melanoma을 발견했다고 보고하였다. 이 병리학자들은 이색적인 여담을 남겼다. 이들은 여성의 미인점beauty mark을 칭송한 18세기의 시를 인용한 다음 비꼬듯 이렇게 언급했다. "이 시인은 그 당시의 다른 사람들처럼 여성의 사마귀를 보며 그 아름다움에 마음이 불타올랐을지 모르겠으나, 240년 정도의 세월이 지난 오늘날의 우리는 어떤 사마귀에도 마음이 끌리지 않는다. 사마귀는 우리에게 골칫거리만을 안겨주었다."

이집트에서 시신을 방부처리하는 의식은 외과적으로 이루어졌기 때문에 그 과정에서 고대 암의 다른 증거들이 파괴되었을 가능성이 있다. 파라오가 사후세계로 들어갈 수 있도록 준비하는 첫 번째 단계는 장기를 대부분 제거하는 것이었다. 뇌는 콧구멍을 통해 끄집어냈고, 몸통은 절개하고 열어서 복부와 흉부의 장기들을 들어냈다(심장은 예외였다. 천상으로 여행을 가는 데 꼭 필요하다고 믿었기 때문이다). 각각의 장기들은 수지樹脂를 적신 마직물로 싸서 다시 몸속에 집어넣거나 유골 단지에 담아 보관하였다. 변형된 다른 방식도 있었다. 부패 속도를 늦추기 위해 때로는 테레빈유 비슷한 용액을 관장제로 주사해서 소화관을 녹이기도 했다.

하지만 방부 처리된 암은 형태를 유지할 수 있다[16]. 1494년에 60대 초반의 나이로 사망한 아라곤의 페란테 1세Ferrante I of Aragon[17]의 미라는 매우 섬세하게 다루어진 덕분에 그의 작은 골반의 근육으로 전이된 선암adenocarcinoma이 보존될 수 있었다. 그가 사망하고 500년 정도가 흐른 뒤에 분자 연구를 통해 세포분열을 조절하는 DNA 코드에서 오류가 발견되었다. 염기 중에 G(guanine, 구아닌)가 A(adenosine, 아데노신)로 바뀌어 있었던 것이다. 이것은 대장암과 관련된 유전자 돌연변이다. 연구자가 추측한 것처럼 이 돌연변이는 왕실에서 풍부하게 즐겨 먹던 붉은 살코기 때문에 야기되었을지 모른다. 아니면 엉뚱하게 날아든 우주 광선 때문인지도 모를 일이다.

내가 고고학 기록에서 목격한 암 의심 사례들을 모두 세어보니 200건 정도가 되었다[18]. 공룡의 경우와 마찬가지로 나는 이 빙산의 일각 아래로 얼마나 거대한 빙산의 본체가 물속에 잠겨 있을까 궁금해졌다. 미라는 희귀한 것이고, 대부분의 골격 증거는 우연히 발견된다[19]. 인류학자들은 최근에야 CT, X선, 생화학분석을 이용하고 직접 눈으로 관찰하면서 암을 실제로 찾아 나서기 시작했다.

하지만 인류학자들이 화석 생성 변화taphonomic changes라고 부르는 것을 통해 소실된 단서는 아무리 뼈라 해도 그 안에 남아 있지 않다. 그리고 골격 잔해를 발굴하고 이송하는 과정에서 부주의로 인해 이런 흔적들이 지워질 수 있다. 뼈를 좀먹는 골용해성 병소의 경우, 표본이 바스러져 유실될 수도 있다. 침식과 부패가 일어나거나, 설치류가 파먹거나, 화석 생성 변화가 일어나는 경우에는 마치 전이가 일어났던 것 같은 착각을 불러일으킬 수도 있다. 고대의 암을 진단할 때는 이런 가능성은 물론이고 골다공증이나 감염성 질환 같은 다른 대안의 진단명도 반드시 고려 대상에 포함시켜야 한다. 하지만 모든 것을 감안하더라도 아무래도 제대로 보고되지 않은[20] 고대 암의 증거들이 상당히 많은 것 같다. 전체 골격이 완벽하게 발견되는 경우는 거의 찾아보기 힘들다. 전이는 척추, 골반, 대퇴골, 두개골 등의 특정 뼈에서 나타날 가능성이 높고, 다른 뼈에 발생하는 경우는 좀처럼 없다. 발견된 골격 가운데 소실된 뼈가 하필이면 암이 들어 있는 뼈였는지는 아무도 모를 일이다.

이런 불확실성을 뚫고 나가고자 유니버시티 칼리지 런던University College London의 고병리학자 토니 왈드론Tony Waldron은 고고학자들이 찾아내리라 예상되는 암이 얼마나 될지 감을 잡아보고자 했다. 먼저 그는 옛날의 원발성 종양 발생빈도를 어림짐작으로라도 추정해보아야 했다. 참고할 만한 자료가 많지 않았다. 조금이라도 신뢰할 만한 가장 오래된 기록은 영국의 중앙 호적등기소장이 1901년부터 1905년 사이의 사망원인을 정리해놓은 기록이었다. 이 자료를 기준선으로 삼은 그는 다양한 암이 뼈에 자리를 잡을 확률을 고려해보았다. 뼈에 자리 잡은 암은 나중에 확인이

가능할 수도 있다. 이에 대한 근사치는 오늘날 작성된 부검 보고서에서 얻을 수 있었다. 대장암의 경우는 확률이 낮아서 6에서 11퍼센트였고, 위암도 마찬가지로 낮아서 2에서 18퍼센트로 나왔다. 확률이 높은 암으로는 유방암(53퍼센트~73퍼센트), 전립선암(57퍼센트~84퍼센트)이 있었다.

이 수치와 다른 고려사항을 참고하여 왈드론은 수집된 오래된 뼈에서 암이 발견될 확률은 사망 당시의 연령에 따라 남성의 경우 0퍼센트에서 2퍼센트, 여성은 4퍼센트에서 7퍼센트 사이[21]라고 계산했다. 아무리 열심히 찾아본다고 해도 고대 암의 사례는 드물게 나타날 수밖에 없다. 산업시대의 영국처럼 암 비율이 높았던 때라고 해도 말이다. 이렇게 얻은 수치가 타당한 값인지 검증하기 위해 그는 1729년부터 1857년 사이에 이스트엔드오브런던East End of London에 있는 스피탈필즈 크라이스트처치Spitalfields Christ Church의 지하묘지에 안장된 623명의 유해에서 나온 수치와 그 값을 비교해보았다. 그가 시각적 검사만을 이용해 조사했더니 여성에서는 암종의 사례가 하나 나왔고, 남성에서는 아무런 사례도 나오지 않았다. 이것은 그가 제시한 수치 범위 안에 들어갔기 때문에, 그는 자기가 전혀 엉뚱하게 계산한 것은 아니라는 안도감을 느꼈다.

그다음 단계는 이 예측치를 더 오래되고 규모가 큰 인구집단에 적용해보는 것이었다. 그는 기원전 3200년에서 500년 사이에 이집트에 매장된 잘 보존된 905구의 골격 그리고 서기 1400년에서 1800년 사이에 독일 남부의 납골당에 안치된 2547구의 골격을 대상으로 삼았다(교회 묘지는 규모가 작고 협소했기 때문에 일단 시신이 완전히 부패하고 나면 주기적으로 파내어 유해를 따로 저장했다). 뮌헨의 병리학자들은 확진을 내리기 위해 X선과 CT를 동원했고, 그 결과 이집트 골격에서는 다섯 건의 암을, 독일의 골격에서는 열세 건의 암을 찾아냈다. 이는 왈드론이 계산한 추정치와 대략 맞아떨어진다. 고대 이집트, 종교개혁 시기의 독일, 20세기 초반의 영국은 생활 방식이 크게 차이가 남에도 불구하고 암의 발생빈도는 비슷하게 나타났다.

그때 이후로 세상은 한층 복잡해졌다. 수명이 크게 늘어났고 담배 생산량도 급증했다. 식생활도 극적으로 변했고, 세상은 합성물질로 넘쳐난다. 그리고 의학은 암을 더 잘 찾아낼 수 있게 되었다. 역학연구자들은 아직도 뒤엉킨 모든 가닥들을 풀기 위해 노력하고 있다. 하지만 표면 아래로는 암의 근원비율core rate이 엄연히 존재한다. 이것은 불완전한 세계에서 다세포 생물로 살아가는 데 뒤따르는 유산이다. 이 기준선이 지금에 와서 고대와 크게 달라졌다는 증거는 없다.

여전히 고종양학의 신비에 몰입된 채로 나는 한 친구와 저녁식사를 함께했다. 이 친구는 최근 유방암으로 치료를 받은 30대의 여성 과학자였다. 그녀 역시 다른 많은 사람들과 마찬가지로 요즘 들어 과거 어느 때보다도 암이 훨씬 많이 발생하고 있다고 추측하고 있었다. 몇 주 후 그녀는 내게 『네이처 리뷰 캔서*Nature Reviews Cancer*』에 막 올라온 논문에 대해 알려주었다. 이 논문에서 두 이집트학자Egyptologist는 고대에는 악성종양이 놀라울 정도로 드물었다고 결론 내리고 있었다. 그녀의 대학교에서 나온 보도자료에서 그 논문의 저자 중 한 명인 로잘리 데이비드Rosalie David는 다음과 같이 주장했다.

> 산업사회에서 암은 심혈관질환의 뒤를 잇는 두 번째 사망원인이다. 하지만 고대에는 암이 극히 드물었다. 자연환경에는 암을 야기할 수 있는 것이 존재하지 않는다. 따라서 암은 오염을 비롯해서 식생활과 생활방식의 변화 등으로 야기된, 인간이 만들어낸 질병임이 틀림없다.
>
> … 우리가 각 사회의 암 발생비율에 대해 명확하게 진술할 수 있는 이유는 전체적으로 모든 검토를 마쳤기 때문이다. 우리는 100년이 아니라 1000년에 걸친 자료들을 살펴보았고, 막대한 양의 자료를 확보하고 있다.

인터넷에서는 이 뉴스가 다음과 같은 정보로 비약되고 있었다. "암은 인간이 만들어낸 질병이다", "암의 완치법—고대에 살아라" 이제는 나도 이런 문헌들을 접할 만큼 접해봤다고 생각하고 있었다. 그런데 지금껏 애매했던 부분을 새롭게 해결해준 중요하고 획기적인 증거라도 등장한 것일까? 자연환경에는 암을 유발할 수 있는 것이 없다는 말은 틀려도 한참 틀린 얘기다. 햇빛, 라듐, 아플라톡신, 간염 바이러스, 인유두종 바이러스human papillomavirus는 다 뭐란 말인가? 나는 지금쯤이면 틀린 부분을 바로잡았으려니 생각하면서 대학교 웹사이트를 계속 점검해보았는데, 이후 아무런 수정도 이루어지지 않았다.

그 논문 자체는 검정을 거친 진지한 논문이었기 때문에 나는 다시 한 줄 한 줄 꼼꼼히 살펴보았다. 아무리 눈을 씻고 보아도 그 안에는 새로운 것이 전혀 없었다. 이 저자들은 내가 겨우내 읽어보았던 것과 똑같은 연구 자료들을 검토하고는 그것을 자의적으로 해석해놓았다. 운 좋게 문서로 기록된 200건의 암 사례를 놓고 대부분의 고병리학자들은 상당한 양이라고 느끼는 반면, 어떤 사람들은 그 값을 액면 수치 그대로 받아들여서[22] 암 걱정이 없는 아름다운 과거의 풍경을 그려냈다. 아이들이 골육종에 걸릴 가능성도 훨씬 낮고, 아주 나이든 사람들조차 오늘날 우리가 걱정해 마지않는 유방암, 전립선암, 그 밖의 다른 암에 걸리지 않는 이상적인 낙원, 현대인을 위협하고 공격하는 것들로부터 자유로운 세상을 말이다.

암은 생물학적 과정에서 필연적으로 발생할 수밖에 없는 부분이라며 운명론에서 위안을 찾을 수도 있다. 또는 인간이 자기 발등을 찍는 격으로 암 발생 가능성을 스스로 높여왔다고 믿는 것도 위안이 될 것이다. 자유의지를 가진 생명체가 만들어낸 것이라면 얼마든지 다시 되돌릴 수 있다고 생각하면 되니까 설사 되돌리는 데 실패하더라도 적어도 탓할 대상은 확보하는 셈이다.

서로 상반되는 두 관점 사이를 왔다 갔다 하다 보니 어떻게 보면 아름다운 젊은 여성으로 보이고, 또 어떻게 보면 코가 비뚤어진 노파로 보이기도 하는 착시 그림이 떠올랐다. 참고할 만한 좋은 자료가 부족할 때 사람들은 자기가 보고 싶은 것만 본다.

두 관점 사이에서 균형을 찾으려는 과정에서 나는 사람의 뼈 가운데 실제로 발굴된 것이 얼마나 될까 궁금해졌다. 나는 고대 및 선사시대의 사람 골격 중에 발견되어 전 세계 과학자들이 연구할 수 있게 된 것이 총 몇 건[23]이나 될지 추정해달라고 세 명의 인류학자에게 부탁했다. 그러자 아마 25만 건 정도일 것이라는 대답이 돌아왔다. 작은 도시의 인구 정도다. 여기에는 부분적인 골격도 포함된다. 두개골만 있는 경우도 많다. 초기 인류학자들은 오로지 두개골만이 보관할 가치가 있다고 생각한 경우가 많았기 때문이다. 그리고 그중에서 암 발생 여부를 꼼꼼히 조사해본 표본은 극소수에 불과하다.

이 숫자를 가지고 지금까지 살다가 죽어간 모든 사람의 숫자와 비교해보자. 미국 인구통계국의 한 인구통계학자가 대략적인 계산을 해보았다. 서기 1년 즈음에는 지구의 누적인구가 이미 500억 명에 근접해 있었다. 그리고 1850년에는 그 수가 1000억 명으로 거의 두 배 불어 있었다. 나는 그 규모에 놀라고 말았다. 지금까지 살다가 죽은 사람의 숫자가 오늘날 살아 있는 사람들의 숫자와 비슷하리라는 통념과 비교해 엄청나게 큰 숫자였기 때문이다.

25만 개의 골격을 1000억 명으로 나누면 1퍼센트의 몇 만분의 1 정도라는 수치가 나온다. 고대 암에 대한 우리의 지식은 전부 이 규모의 표본을 바탕으로 나온 것이다. 이것은 띄엄띄엄 점이 박힌 로르샤흐 검사Rorschach test[좌우대칭의 불규칙한 잉크 무늬가 어떤 모양으로 보이는지 설명하게 하여 심리를 테스트하는 방법—옮긴이]와 다를 게 없다. 그러니 이리 보려면 이리 보이고, 저리 보려면 저리 보일 수밖에.

04
신체강탈자들의 침략

1868년 10월 9일에 러시아 소설과 의학사례 보고서에서 흔히 등장하는 스타일의 리처드 J라는 환자가 '류머티즘과 쇠약'이라는 진단을 받고 멜버른종합병원Melbourne Hospital에 입원했다. 다시 말하자면 그는 몸이 약하고, 관절과 근육에 통증이 있었다. 여기저기 거의 모든 것이 잘못되어 있는 것 같았다. 그의 가슴과 복부에는 피부 아래로 콩알 크기부터 작은 오렌지 크기에 이르기까지 다양한 크기의 덩어리가 30개 정도 자리 잡고 있었다. 게다가 종양이 두 개 더 있었는데, 하나는 견갑골 사이에 또 하나는 왼쪽 넓적다리 안쪽으로 무릎에서 10센티미터 정도 위쪽으로 있었다. 입원 후 다섯 달 사이에 그의 몸은 더욱 쇠약해졌고, 결국 그가 사망한 뒤 의료진은 종양에서 조직을 채취해서 현미경으로 검사해보았다.

당시 재직의사였던 토머스 램즈던 애시워스Thomas Ramsden Ashworth는 자신이 본 것을 다음과 같이 기술하였다. "아름다울 정도로 투명한 커다란 세포들." 이 세포들은 그의 마음속에 깊은 인상을 남길 만큼 독특한 특성들을 가지고 있었다. 암이 몸 여기저기에 워낙 넓게 퍼져 있는 데다 대단히 공격적이었기 때문에 그는 이 환자의 혈액을 관찰하고 싶은 호기심이 생겼다. 혈액표본을 채취해 살펴본 그는 깜짝 놀라고 말았다. 적혈구와 백혈구 사이에서 종양 안쪽에 있는 것과 똑같이 생긴 세포들이 떠다니고 있었던 것이다. 어떻게 이 세포들이 여기까지 왔을까? 이 혈액표본은 눈에 보이는 암이 붙어 있는 다리가 아니라 멀쩡한 반대쪽 다리의 정맥에서 채취한 것이었다.

악성종양의 정체를 파악하기란 불가능했다. 이 암을 검사해 본 전문가도 일찍이 이런 암은 본 적이 없었다. 의학의 역사에서 더욱 중요한 부분은 애시워스의 보고서에 담긴 마지막 논평이었다. "암 자체에 들어 있는 세포와 똑같은 세포가 혈액에서도 보인다는 사실은 동일 인물 안에 다수의 암이 발생하는 기원을 설명할 수 있는 실마리를 던져주고 있다."

그는 종양이 사망 전이나 사망 후에 혈액 속에서 자발적으로 형성되었을 가능성도 열어두었다. 당시 의사들 중에는 암이 '병적인 체액morbid juice'을 분비하면서[1] 퍼져 나간다고 믿는 사람들이 많았다. 하지만 애시워스는 좀 더 독창적인 가설을 주장하였다. 암세포 자체가 혈류로 들어간 다음 멀리 떨어진 장소에 가서 스스로 이식된다는 것이다. "한 가지는 분명하다. 만약 이 세포들이 기존에 존재하는 암 구조물에서 기원한 것이라면 순환계 대부분의 영역으로 퍼져 나갔으리라는 점이다." 그래서 아픈 다리에서 멀쩡한 다리로도 퍼져 나갔을 테고, 이 암세포들은 그곳에 새로운 터를 잡고 자라날 준비를 하고 있었던 것이다.

19세기에 이르러서야 의사들은 암을 비정상적인 세포가 관여해서 생기는 질환으로 이해하게 되었다. 히포크라테스는 몸을 통해 이동하는 '전이성 질환metastatic affections'에 대해 언급했다. 하지만 그는 암과 그 밖의 장애들이 신체의 네 가지 체액, 즉 피, 점액, 황담즙yellow bile, 흑담즙black bile 사이의 불균형으로 인해 생긴다고 생각했다. 피, 점액, 황담즙, 흑담즙은 우주적으로는 공기, 물, 불, 흙과 조화되어 있고, 원초적인 특성으로는 뜨거움, 건조함, 축축함, 차가움과 각각 연결된다. 이 네 가지는 그가 세상을 나누는 마디였다. 흑담즙(우울질melan cholo이라고도 한다)이 과도하게 생성되면 응고되어 종양이 만들어진다. 이런 개념은 갈레노스에 의해 중세시대까지도 그대로 전해졌다.

17세기에 들어 르네 데카르트René Descartes가 당시 근래에 발견된 림프계와 암 사이에 관련성이 있음을 이해하면서 발전을 가로막고 있던 이 개념적 족쇄가 느슨해졌다. 이것은 아주 중요한 발전이었다. 림프는 흑담즙과 달리 실제로 존재하고 관찰도 가능했기 때문이다. 하지만 그 뒤로도 여전히 기나긴 고투가 기다리고 있었다. 의사들은 갑자기 엉뚱한 길로 방향을 틀어 암이 부식된 림프로 이루어져 있다는 가설을 세우기 시작했다. 이는 응고된 우울질melan cholo이라는 개념보다 크게 발전된 개념이라 보기 어려웠다.

파리의 외과의사 앙리 프랑소와 르 드랑Henry François le Dran은 1757년에 암이 전신적인 질환이 아니라 특정 위치에서 시작하여 림프계와 피를 타고 특정 형태로 이동하고, 때로는 폐로도 옮겨

간다고 주장함으로써 현대적 관점에 더 가까이 다가섰다. 이 개념은 발달이 더디었다. 나중에는 전이가 림프관 벽을 타고 이동하는 '자극irritation'에 의해 이루어진다는 가설도 등장했다. 심지어는 신경계가 관여하고 있다는 주장까지 나왔다. 신경계가 멀리 떨어진 곳으로 신호를 보내 똑같은 종류의 암을 만들어낸다는 것이다. 일부 학자들은 암을 나병이나 상피병elephantiasis〔림프관이나 정맥의 국소성 만성정체로 주위의 결합조직이 증식되어 단단하고 두꺼운 코끼리 피부처럼 변하는 병—옮긴이〕과 비교하며 암이 몸에서 몸으로 퍼질 수 있다고, 즉 전염병이라고 확신했다.

19세기 초의 의사들은 종양에서 추출된 '암 분비액'이 작은 공 같은 형체들로 이루어졌다는 것을 알고 있었다. 하지만 당시에는 현미경의 해상도가 떨어졌기 때문에 의사들은 자기가 생물학적 세포를 관찰하고 있다는 사실을 인지하지 못했다. 그러다 광학렌즈의 발달에 힘입어 독일의 생리학자 요하네스 뮐러Johannes Müller가 결정적인 도약을 이루었다. 1838년에 출판된 책[2] 《암 그리고 암과 혼동될 수 있는 병적 증식물의 본성과 구조적 특성에 관하여 *On the Nature and Structural Characteristics of Cancer, and of those Morbid Growths which May Be Confounded with It*》에서 그는 암의 세포이론cellular theory of cancer에 가까운 이론을 제시하였다. 그는 현미경을 통해 암이 세포로 구성되어 있는 것을 관찰하였지만, 이 세포들이 몸속의 다른 세포에서 기원한 것이 아니라 몸을 관통해 흐르고 있는 아체blastema라는 원시 액체[3]로부터 기원했다고 믿었다. 동료들과 마찬가지로 그 또한 암이 일종의 응고라는 유혹적인 이미지를 떨쳐버리지 못했던 것이다.

그다음 단계는 암세포를 비롯한 '모든 세포는 다른 세포로부터 나온다Omnis cellula e cellula'는 격언을 받아들인 뮐러의 학생 루돌프 피르호Rudolf Virchow가 밟아 나갔다. 하지만 암이 어떻게 혈관이나 림프관을 타고 퍼져 나가는지 설명하는 부분에서는 예외 없이 대답이 막히고 말았다. 그는 암 자체로부터 세포들이 떨어져 나와 살포될 가능성에 대해 신중하게 고려해보았다. 하지만 그 역시도 '체액을 통한 이동'으로 전이된다는 개념이 더욱 그럴듯하다고 여겼다. 또한 피르호는 모든 암이 결합조직으로부터 생긴다고 믿었다. 하지만 이는 육종에만 해당하는 내용이고 육종은 전체 종양에서 작은 비율만을 차지한다는 것을 오늘날의 우리는 알고 있다.

독일의 외과의사 칼 티어치Karl Thiersch는 1860년대에 암종이 상피세포에서 유래한다는 것을 입증하여 기존 개념의 신빙성을 떨어뜨렸다. 더 나아가 그는 암이 자신의 세포를 분리하면, 그 세포가 다른 장소로 이동한다는 실험 증거를 내놓았다. 티어치가 암에 대해 언급한 내용을 보면 내가 지금까지 접해본 그 어떤 내용보다도 우울하다.

> 암은 치료가 불가능하다. 원래부터 치료 자체가 불가능하기 때문이다. 우리가 암을 치료할 수 없는 것은 그것이 불치병이기 때문이다. 만약 누군가 어쩌다 암을 치료하는 데 성공했다면, 그것은 틀림없이 처음부터 암이 아니었을 것이다.

현대 이론에 이르기까지 암에 관한 개념의 흐름을 추적하려 애쓰는 동안, 나는 이제는 찾아가 물어볼 수도 없는 어느 누군가가 열과 성을 다해 믿고 확신을 가졌던 내용을 세부적인 사항까지 알아내기란 정말 어려운 일이라는 생각이 들었다. 의사들이 암을 국소적 질병으로 한정 짓지 않고 전신의 해로운 기질로 생각했다는 것이 이상해 보인다. 하지만 암은 먼 곳까지 넓게 퍼진 다음에야 뒤늦게 발견되는 경우가 많았다. '병적인 체액'이라고 하니 뭘 모르던 시절의 구닥다리 개념으로 들리겠지만, 암세포가 혈류를 타고 이동하면서 폐의 작은 모세혈관을 어떻게 통과하는지는 정말이지 대답하기 어려운 문제였다. 오늘날까지도 학자들은 여기에 명확한 해답을 제시하지 못하고 있다.

과학에서는 언제나 그래왔듯 사람들은 한 번에 한 가지 이상의 개념을 만지작거리고 있다. 수백 명의 과학자들이 슬로우 모션으로 토론을 벌이는 동안 온갖 가설들이 봇물 쏟아지듯 이어져 나온다. 이것들을 요약하고 도식화하며 가설들을 하나씩 배제해 나가는 것도 방법이지만, 그 대안으로 독일의 의사 야코프 볼프Jacob Wolff처럼 처음부터 끝까지 깊숙하게 파고들어가는 것도 방법이다. 세세한 사항까지 공들여 빽빽이 채워넣은 그의 논문 「초기부터 현재에 이르기까지의 암 질환의 과학*The Science of Cancerous Disease from Earliest Times to the Present*」은 1907년에 네 권으로 출판되었다. 이 논문은 무려 3914쪽에 이르는 방대한 양이다. 영어로 나와 있는 부분은 1권밖에 없는데 이 책의 서문에서는 독자들이 이 작업을 《플리니우스의 자연사*Pliny's Natural History*》의 규모와 비교하고 싶을지도, 또는 비교하고 싶지 않을지도[4] 모른다고 제안하고 있다. 이 책에 그 어떤 잊힌 보석이 묻혀 있는지 누가 알겠는가?

토머스 애시워스가 몸속 여기저기를 돌아다니는 것으로 보이는 암세포에 주목했을 즈음에는 암 전이의 현대적 이론이 자리를 잡아가고 있었다. 그다음에 발견된 것은 이 이주 세포들이 무턱대고 아무 데나 뿌리를 내리지는 않는다는 사실이었다. 영국의 외과의사 스티븐 파젯Stephen Paget은 치명적인 유방암 사례 수백 건을 연구한 끝에 1889년, 악성종양은 비장에 쉽게 도달할 수 있을 텐데도 보통은 간으로 이동한다고 보고했다. 전이는 분명 좁은 모세혈관이나 다른 장애물에 우연히 붙잡힌 암세포가 그곳에서 성장을 시작하는 무작위적인 사건이 아닌 듯 보였다. 암이 자리 잡기 위해서는 그에 알맞은 환경이 필요했다. 그는 식물이 바람을 등진 곳에서만 번식한다는 사실을 떠올렸다. 그는 이렇게 말했다. "식물이 열매를 맺으면[5] 그 씨앗은 모든 방향으로 퍼져 나간다. 하지만 이 씨앗은 자기에게 적합한 토양에 떨어진 경우에만 살아남아 성장할 수 있다." 이것은 전이의 씨앗과 토양 이론the seed and soil theory of metastasis이라 알려져 있다. 즉 암 씨앗의 종류가 다르면 선호하는 체내 조직도 다르다는 것이다.

파젯의 통찰에도 불구하고 암이 퍼지는 장소를 결정하는 것은 혈관 배관의 신비 그 이상은 아니라는 믿음이 계속되었다. 물리적 배관은 분명 중요한 요소였다. 결장에서 간으로 직접 이어지는 정맥 경로가 존재하며, 간은 결장암의 전이가 가장 흔히 일어나는 장소다. 간 조직이 암세포에게 특별히 비옥한 환경을 제공해주지 않는다고 해도 이곳에는 곧 수많은 악성세포들이 쇄도할 것이기 때문에 그중 몇몇은 그곳에서 번성할 기회를 붙잡게 될 것이다. 하지만 다른 전이는 설명하기가 더 까다로웠다. 예컨대 방광암 세포들은 종종 곧장 뇌로 향한다[6].

파젯이 주장했듯이 여기에는 그저 근접성과 행운 그 이상의 과정이 작용하고 있어야만 했다. 1980년에 이안 하트Ian Hart와 이사야 피들러Isaiah Fidler는[7] 실험용 쥐를 이용한 고전적인 실험을 통해 이것을 입증해보였다. 그들은 먼저 신장, 난소, 폐로부터 채취한 조직을 쥐의 피부 아래나 근섬유 안에 이식하고, 그 뒤 모세혈관이 자라나 이 외부조직을 혈류에 이어줄 때까지 기다렸다. 일단 이식 조직이 자리를 잡으면, 이들은 쥐에 흑색종 세포를 주사했다. 이 흑색종 세포들은 체내 이동 경로를 추적할 수 있도록 방사성 동위원소로 표지가 되어 있었다. 이 악성세포들은 세 장소에 도달할 확률이 동일함에도 불구하고 암은 유독 폐와 난소의 조직에서만 발달했다.

그즈음 우연히 접하게 된 한 동영상 덕분에 추상적으로만 느껴지던 이 불가사의한 여정이 조금은 현실적으로 보이게 되었다. 현미경 렌즈 아래 놓고 보니 종양의 가장자리는 작은 곤충들의 군집처럼 보였다. 암세포들이 쉴 새 없이 움직이고 있었던 것이다. 내가 관찰하고 있는 모습이 확률적이고 어떤 의도도 개입되지 않은 채 진행되는 과정임을 알고 있었지만, 그 모습을 들여다보고 있으면 이 작은 악마들이 어떤 의도나 감정을 갖고 있다고 생각하지 않을 수 없었다.

이 세포들 중 일부는 소심한 모습으로 집에서 가까운 거리를 탐색하며 모험에 나선다. 대부분은 이질적인 환경에 깜짝 놀라 안전한 무리로 재빨리 되돌아오지만, 가끔씩 유별나게 용감한 몇몇 세포는 혈관까지 기어가기도 했다. 암세포가 이런 식으로 아주 멀리까지 이동할 확률은 암울할 정도로 낮다. 정상적인 세포들은 자신의 본래 기질로부터 떨어져 나오면 공황상태에 빠져 미리 프로그램되어 있는 자살 루틴을 개시한다. 이 과정을 아노이키스anoikis라고 한다. 아노이키스는 '집 없는 떠돌이'를 의미하는 그리스어에서 유래한 말이다. 일부 암세포는 이런 치명적인 외로움을 극복할 능력을 진화시킨 것으로 보이지만, 이들이 마침내 혈관에 도달한다 해도 대부분은 피의 강물 속에서 혈관 벽에 부딪혀 박살나거나, 통과할 수 없는 좁은 통로에 끼어서 죽거나 또는 면역세포들에게 공격당하는 등 즉각적으로 파멸의 길을 걷게 된다[8]. 이들 앞에는 수많은 위험이 도사리고 있다. 나는 「마이크로 결사대Fantastic Voyage」라는 영화를 떠올렸다. 이 영화에서는 크기가 줄어든 잠수함에 탄 의사들이 인체의 혈류 속을 탐험하면서 갖가지 위험에 직면한다. 나는 실험생물학자들이 페트리 접시 안에 들어 있는 세포들을 살려두기 위해 얼마나 공을 들여야 하는지 생각했다. 어떤 연구자는 헤엄쳐 다니는 세포는 여행을 하는 동안 혈소판platelet(피를 응고시키는 세포)으로 주변을 밀집대형으로 둘러싸서 스스로를 보호할 수 있다고 주장한다. 혹은 일부 암세포들이 모세혈관 안쪽에 갇히면 자신의 세포질을 버려[9] 몸집을 줄인 다음 혈관 벽을 통과해 지나갈 수 있다고 주장하는 이들도 있다.

암세포들이 이러한 여정에서 살아남았다고 해도 하류 쪽에서 정박지를 찾아야 한다는 숙제가 아직 남아 있다. 이 단계에서 다시 대부분은 소멸되고 만다. 암세포에 방사능 표지를 해서 진행한 또 다른 실험 결과, 24시간 후에는[10] 0.1퍼센트의 암세포만이 살아남았고, 결국 거기서 끈질기게 살아남아 종양을 형성한 암세포는 0.01퍼센트 미만이었다. 이 정도로 희박한 확률이라면 크게 안심할 만도 하지만, 한 종양이 뿌려놓은 수많은 씨앗 중에서 단 하나만 살아남아도 또 다른 암이 자라나게 마련이다.

세포들은 어디에 살지를 대단히 까다롭게 결정하기 때문에 과학은 아직도 전이를 이해하기 위해 분투하고 있다. 악성세포들은 어디로 갈지 어떻게 결정하며, 이들에게 쾌적한 토양이 되려면 어떤 조건을 갖추어야 하는 것일까? 원래의 종양에서 발견되는 것과 비슷한 조직이 분명 가장 바람직하겠지만, 한쪽 유방에 생긴 암이 반대편 유방으로 이동하는 경우는 드물다. 한쪽 신장에 발생한 암이 반대편 신장으로 퍼지는 경우도 그리 많지 않다. 어떤 이론에 따르면 복도를 따라가듯 순환계를 따라 방황하는 암세포들은 특정한 주소, 즉 자기가 번성할 가능성이 높은 기관을 확인해주는 분자 '우편번호'를 찾고 있다고 한다.

암은 보통 몇몇 종류의 조직 안에서 가지각색의 성과를 내며 스스로를 이주시킬 능력이 있다. 한 종양 안에서 일어나는 적자생존의 경쟁 속에서 특별한 유전 프로그램을 진화시킨 서로 다른 혈통들이 존재할 수 있다. 이 유전 프로그램 덕분에 어떤 혈통은 뇌 속에서 살아남거나, 폐 속에서 새로운 삶을 살아갈 준비를 갖추게 된다. 원발성 암이 '전前전이 미세환경premetastatic niche[원발성 암이 방출하는 분자신호가 특정 기관으로 하여금 전이세포의 도착에 대비하게 만든다는 개념—옮긴이]'의 형성을 돕는 화합물을 혈액으로 분비해서 전이가 쉽게 일어날 수 있는 길을 닦고 있는지도 모른다. 그렇게 되면 전전이 미세환경은 원발성 암의 후손들이 자라기에 더욱 쾌적한 장소가 된다. 심지어는 암세포가 이동하면서 자신의 토양을 함께 가지고 갈 수 있다고, 즉 고향을 떠날 때 자신의 군락을 형성할 수 있도록 도와줄 건강한 세포를 가져갈 수 있다고 추측하는 학자도 있다.

일단 암세포들이 유망한 장소에 도착하고 나면 완전히 새로운 사건들이 꼬리를 물고 이어진다. 암세포들은 자신들이 침략해 들어갈 조직의 원주민 세포들과 신호를 주고받으며 그들의 도움을 빌어 상륙한다. 만약 원주민 세포들의 협조를 얻기가 용이하지 않으면 이 침입자들은 다시 깨어날 때까지 몇 년에서 몇 십 년까지 휴면 상태에 들어가 있기도 한다.

일단 이들이 마침내 첫 번째 군락을 확립하고 나면, 일부는 다른 장소로 이동한다. 개중에는 엄마 종양에게로 돌아가 고향에서 일어나는 전투에 다시 합류하는 경우도 있다. 외과의사가 암을 완벽하게 잘라냈다고 확신했는데도 다시 재발하는 경우를 이런 '자기 파종self-seeding'으로 설명할 수 있을지 모른다. 암이 세포를 닥치는 대로 혈류로 흘려보내서 일어나는 무계획적인 사건이라고만 여겼던 전이가 알고 보니 끔찍할 정도로 절묘하고 정교하게 이루어지는 사건이었던 것이다.

꼭 혈류가 아니어도 씨앗이 퍼질 수 있는 또 다른 경로가 존재한다. 종양으로부터 림프관을 통해 퍼지는 것이다. 낸시의 경우가 그랬던 것처럼 이들은 림프절 안에 모이기 시작하면서 자신의 존재를 알린다. 나는 학교에서 림프계에 대해 배웠던 기억이 없다. 림프계는 곤충의 순환계와 비슷한 원시적인 하수 시스템이다. 림프계는 심장이 없으며 세포들 사이 틈에서 나온 맑은 물 같은 폐기물 그리고 도중에 림프절에서 여과되어 나온 폐기물을 느릿느릿 배수한다. 수축하는 근육과 삼투압에 의해 밀리고 당겨지고 하다 보면 림프액은 결국 목과 어깨의 정맥으로 이어져 혈류에 도달하게 된다.

늘 그렇듯이 진화는 우연한 기회에 림프관을 다른 용도로 사용할 방법을 찾아냈다. 림프구lymphocyte라는 면역세포를 수송하는 통로로 사용하게 된 것이다. 림프구들은 림프절에 모이며 세균, 바이러스, 암세포 등 파괴해야 할 적들과 마주치면 우후죽순처럼 급속히 숫자가 불어난다.

종양이 신생혈관형성angiogenesis을 개시할 능력을 갖춰 자기만의 모세혈관을 키우게 되면 악성세포들이 혈류로 들어갈 통로를 확보할 수 있다. 암은 림프관신생lymphangiogenesis을 유도하는 법을 배워 림프계와 연결될 수도 있다. 심지어 이들은 근처에 있는 림프절에 신호를 보내서 다가올 침략을 수용할 수 있도록 더 많은 관을 뻗으라고 지시할 수도 있다. 우리 몸의 면역계 방어에서 핵심 요소인 림프계를 암이 제멋대로 부릴 수 있게 되는 것이다. 그 첫 번째 징조가 림프절 안에서 자라는 종양 덩어리다. 원래 림프절은 이런 공격을 막아낼 목적으로 만들어놓은 장애물이었다. 낸시에게도 바로 이런 일이 일어난 것으로 보였다. 이것이 더할 나위 없이 화창한 어느 가을날, 우리가 알부케르케의 대학 암센터 진료실에 앉아 있는 이유였다.

최첨단 스캔검사와 임상검사를 다 해보았지만, 결국 낸시의 몸에서 일어난 전이의 정확한 특성을 확인할 수 있었던 것은 조잡하기로는 거의 중세시대의 것이나 다름없는 시술, 바로 자궁내막 소파술endometrial curettage 덕분이었다. 이 시술은 자궁의 내막으로부터 세포를 긁어내서 병리학적으로 조사해보는 방법이다. 이때는 마취를 하지 않았기 때문에 통증을 견디는 데 도움이 되도록 낸시에게 설압자를 주어 어금니로 물고 있게 했다. 오랫동안 기다려야 했는데도 시술은 서둘러서 마무리해야만 했다.

우리는 부인과 암 전문 외과의사에게 의뢰되었는데 이 사람은 전문가 중에서도 전문가였고, 이 분야에서 떠오르는 스타였다. 그는 다음 날부터 2주일간 자리를 비울 예정이었다. 최대한 수술 일정을 빨리 잡으려면 그가 돌아오기 전까지 임상검사 결과가 나와 있어야 했다. 검사 결과는 지금까지 모두들 추측했던 대로였다. 자궁에서 나온 세포들이 오른쪽 서혜부 림프절에서 발견된 세포와 아주 닮아 있었다.

의학적인 공포라는 면에서 따지면 자궁암이라는 진단은 비교적 좋은 소식이라 할 수 있다. 자궁암의 대부분은 샘조직glandular tissue 상피세포의 암인 자궁내막양 선암Endometrioid adenocarcinoma 이다. 난소암과 달리 이 암은 보통 조기에 발견되며 악성종양이 자궁 내벽 너머로 퍼지지만 않았다면 5년 생존율이 무려 90퍼센트에 달한다. 하지만 그 너머까지 퍼진 경우에는 생존율이 낮아진다. 가장 가까운 림프절(감시림프절sentinel node이라고도 한다. 잘못된 세포들로부터 몸을 방어하는 첫 번째 방어선이기 때문이다)로 전이가 일어난 경우 생존율이 45퍼센트로 떨어질 수 있다. 낸시의 경우처럼 암이 서혜부 림프절까지 진행된 경우에는 생존률이 15퍼센트에 불과하다. 하지만 이 값들은 그저 평균치일 뿐이다. 낸시가 젊다는 사실이 일반적인 경우보다 더 나은 결과가 나올 수도 있다는 희망을 주었다. 낸시는 강인했기 때문에 여러 번에 걸친 넌더리나는 화학요법과 그에 뒤따르는 방사선 치료 등 암 그 자체만큼이나 공격적인 치료 요법을 견뎌낼 수 있었다.

하지만 가장 처음 해야 하는 치료는 수술이었다. 자궁절제술은 물론이고, 의심스러운 림프절들도 제거해야 했다. 이 수술은 암이 침범해 들어갔을지도 모를 다른 조직들도 확인해서 절개하려는 탐사의 목적도 함께 가지고 있었다.

수술 일정이 11월 초로 잡혔기 때문에 아직 몇 주 남아 있었다. 그 사이에도 증식을 계속하면서 새로운 돌연변이 조합을 시험해보는 세포들을 상상해보았다. 우리는 사망선택유언[살아날 가망이 없는 경우 차라리 죽기를 원한다는 뜻을 밝혀놓은 유언—옮긴이]과 법적 대리인의 의학적 결정 권한에 대해 작성하기 위해 변호사를 찾아갔다. 낸시의 막내동생이 우리와 함께 시간을 보내려고 미국 동부에서 날아왔다.

수술을 받기 전날 밤에 우리들은 태국 식당(이렇게 세세한 부분까지 기억한다는 것이 신기하다)에 함께 앉아 즐거운 척 저녁 식사를 했다. 식사를 하는 동안 낸시가 그날 자기 왼쪽 다리 서혜부 림프절에서도 덩어리가 느껴졌다는 얘기를 꺼냈다. 지금 와서 그때를 떠올리다 보니 토머스 애시워스의 1868년 논문이 생각난다. 한 가지는 분명했다. 이 암세포들은 낸시의 림프계를 통해 움직이며 몸 반대편에 도달한 것이다. 이 암세포들이 마침내 쾌적한 토양을 찾아낸 것이다.

암 전이에 대해 알아가는 동안 나는 낸시가 암 진단을 받기 전에 우리 부부가 여러 해에 걸쳐 쓰레기가 널브러진 뒤뜰의 말라빠진 잡초밭을 내건조경(인공적인 관개를 하지 않거나 그 사용을 거의 줄여서 물을 절약하는 조경)으로 바꾸어놓으려고 열심히 일했던 것을 생각했다. 피닉스나 라스베이거스에서 보는 것처럼 자갈과 선인장으로 뒤늦게 꾸며놓은 제로스케이프zeroscape〔내건조경의 영어발음인 '제리스케이프xeriscape'와 비슷한 발음을 살린 유머—옮긴이〕가 아니었다. 건조한 고지대 목초지와 비슷한 풍경을 만드는 게 우리의 목표였다. 우리는 작은 구역부터 시작하기로 하고, 그 구역의 관목을 치운 다음 '뷰티 비욘드 빌리프Beauty Beyond Belief'[11] 씨앗을 뿌렸다. 이 야생화 씨앗은 뉴멕시코 북부지방에 적합한 야생화 씨앗들을 섞어놓은 것이었다. 여기에는 콜로라도 개미취, 골드필즈, 아로요 루핀, 데저트 루핀, 캘리포니아 양귀비, 알리숨, 네모필라, 아지랑이 꽃, 수레국화, 노랑데이지, 서양말냉이, 끈끈이대나물, 매발톱꽃, 드린국화, 옐로 콘플라워, 큰금계국, 코스모스, 아프리카 데이지, 샤스타데이지, 파랑 아마, 진홍 아마, 마운틴 갈란드, 천인국, 제비고깔, 다년생 루핀, 멕시칸모자꽃, 로키산맥 펜스테몬, 개양귀비, 스위트윌리엄 핑크, 꽃무 등이 포함되어 있었다. 우리는 갈퀴질을 하고 씨앗을 뿌린 다음 나머지는 자연이 알아서 하게 놔두었다.

얼마 뒤 비가 내렸다. 우리가 구경하게 될 꽃은 파랑 아마, 옐로 콘플라워, 멕시칸모자꽃밖에 없으리라는 것이 분명해졌다. 이 세 가지가 뒤뜰에 넘쳐흘렀고, 몇 년에 걸쳐 불규칙하게 생긴 땅덩어리 구석구석에서 틈새를 찾으며 번져 나갔다. 둘 다 라티비다 속genus Ratibida에 속하는 옐로 콘플라워와 멕시칸모자꽃 사이에서

교잡종이 생겨서 시즌마다 뒤뜰에 얼굴을 내밀고 있다. 토요일 아침이면 우리는 화원에서 새로운 야생화들을 가져다가 정원에 시도해보았다. 우리의 온갖 수고에도 불구하고 일부는 심은 지 얼마 지나지 않아 죽어버렸지만, 다행히 살아남은 것들은 가을이면 씨앗을 품었다. 바람이 불었다가 다시 비가 내리고 하다 보면 우리는 전혀 생각지 못한 새로운 장소에서 로키산맥 펜스테몬과 빨강 솔잎 펜스테몬을 찾아내기도 했다. 우리가 골라준 장소에서는 제대로 살아남지 못했던 야생화들이 그곳에서는 잘 자라며 번성하고 있었다.

우리 집이 있는 산기슭에 살던 일부 토종 야생화들도 오솔길을 따라 생명력을 과시하고 있었다. 하지만 이파리가 은색이고 노란색 꽃을 피우는 '하이메녹시스 아르젠티아Hymenoxys argentea'나 작은 별 모양의 보라색 꽃을 피우는 '플록스 나나Phlox nana' 등의 야생화들은 키우기가 거의 불가능했다. 동네 화원 한 곳에서 이런 야생화를 간신히 몇 포기 키워냈는데 해마다 봄이 되면 이 묘목을 사려고 대기자들이 줄을 서곤 했다.

마침내 플록스가 자랄 수 있는 장소를 찾아내기까지는 몇 년에 걸친 시행착오를 감수해야 했다. 소나무 그늘이 드리우는 장소였다. 플록스는 우리의 정성을 봐서 자라준다는 듯 이곳에서 뿌리를 내리기 시작했다. 생물학을 전공한 낸시는 야생화의 이파리가 끝부분부터 변화하기 시작해 차츰 모양과 색이 바뀌다가 어느 날 꽃을 피우기까지의 과정을 보여주었다. 이파리를 구성하는 것과 똑같은 초록색 세포들이 화려한 꽃잎으로 분화하고 있으리라고는 꿈에도 생각하지 못했다. 햇빛, 기온, 습도 등을 감지하고 식물에게 꽃을 피울 때가 되었다고 말해주는 존재들로부터 신호를 받아 유전자들이 켜지고 꺼지는 것이다. 분화differentiation와 발생development은 놀라운 속도로 일어날 수 있다.

잡초들은 훨씬 더 순조롭게 적응했다. 우리가 산타페에서 맞이한 첫 여름, 비가 내린 뒤 푸르스름한 녹색의 풀밭이 카펫처럼 깔렸다. 우리는 이 녹색 풀들이 정체를 알 수 없는 토종 지피식물이라 생각하고 반가워했는데, 나중에 알고 보니 기후가 혹독한 러시아 스텝 지대가 원산지인 명아주과의 댑싸리 묘목들이었다. 뉴멕시코도 건조한 지역이었지만 이 이주식물에게 뉴멕시코는 열대의 천국처럼 느껴졌을 것이다. 이 작은 식물들은 눈 깜짝할 사이에 성장하여 막대기처럼 생긴 볼품없는 잡초로 자라났다.

유라시아에서 찾아온 밉살스러운 또 다른 침입자가 있었다. 바로 쇠채아제비였다. 처음에 우리는 이것이 그저 아메리칸 단델리온American dandelion이 크기만 조금 더 커진 것에 불과하다고 생각했다. 하지만 그렇지 않다는 것을 깨닫는 데는 긴 시간이 걸리지 않았다. 어느 날 아침 우리 이웃인 비비안에게 우리의 초보 정원을 보여주고 있었는데, 비비안이 이 잡초를 발견했다. 이 잡초는 이제 30센티미터 크기로 자라나 있었고 깍지처럼 생긴 꽃봉오리를 바깥으로 내밀며 금방이라도 꽃을 피울 준비를 하고 있었다. 비비안이 과장된 몸짓으로 소리를 지르며 그 잡초를 뿌리째 뽑았다. 그러고는 우리에게 이 잡초는 눈에 띌 때마다 곧장 뿌리를 뽑으라고 충고해주었다. 곧 알게 되었지만, 이 예쁜 노랑색 꽃잎은 하룻밤 사이에 솜사탕 같은 하얀색 씨앗으로 변하는데, 생존능력이 어마어마해서 곧 다른 야생화들을 모두 물리치고 정원을 점령하고 말 것이다. 쇠채아재비는 워낙 맹렬하게 퍼졌기 때문에 우리는 어두운 한밤중에 이 잡초가 기침을 하듯 그 치명적인 포자들을 한번에 폭발적으로 뱉어내는 것이 아닌가 상상할 정도였다. 우리는 영화 「신체강탈자들의 침략Invasion of the Body Snatchers」[1956년 영화로 우리나라에서는 「우주의 침입자」라는 제목으로 개봉했다. 이후 「보디 에일리언Body Snatchers」, 「인베이전Invasion」 등으로 리메이크되었다—옮긴이]에 등장하는, 머나먼 항성으로부터 지구를 정복하기 위해 찾아온 침입자들을 생각했다. 우리는 이 잡초에 '우주 식물space plant'이라는 별명을 붙여주었다. 나는 1센티미터 정도밖에 자라지 않은 새싹을 찾아내 죽이는 법을 배웠다.

이것은 비비안이 난소암으로 사망하기 몇 해 전 이야기다. 잡초가 번지는 양상이 암의 전이와 비슷하다는 생각이 들었다. 하지만 어쩌면 이것은 잘못된 비유인지 모른다. 오래전에 파젯이 깨달았듯이 암은 자신을 번식시키는 방식을 더 까다롭게 고른다. 특정 조직 안에서 평생 동안 칼을 갈며 기다려온 전이 암세포들은 오히려 섬세한 야생화와 공통점이 더 많다. 하지만 이런 공통점도 뿌리를 내리기 전까지의 이야기다. 그 이후로는 잡초와 더 가깝다.

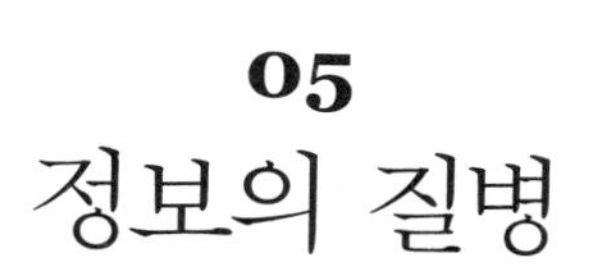

05
정보의 질병

암이 정보의 질병이라는 최초의 힌트는 텍사스대학교의 연구실에서 나왔다. 1920년대에 이곳에서는 허만 뮐러Hermann J. Muller가 초파리를 가지고 실험을 진행하고 있었다. 그는 멘델Mendel이 시작했던 오랜 전통적 학문을 연구하는 데 몰두하고 있었다.

멘델은 자신의 수도원 정원을 관찰하던 중 완두콩에서 꽃의 색깔 같은 어떤 특성들이 예측 가능한 패턴을 따라 세대에서 세대로 전해진다는 것을 발견했다[1]. 보라색 꽃은 우성인자이고 하얀색 꽃은 열성인자다. 만약 완두콩이 각각의 부모로부터 보라색 인자를 유전 받으면 보라색 꽃이 필 것이다. 양쪽 부모로부터 모두 하얀색 인자를 유전 받았을 때도 같은 규칙이 적용된다. 하지만 하나는 하얀색 꽃 인자를, 또 하나는 보라색 꽃 인자를 받은 경우, 두 가지 색이 섞여서 연보라 색깔이 나오는 것이 아니다. 보라색이 하얀색보다 우성이기 때문에 이 후손은 보라색 꽃을 피운다. 이것을 현대식으로 말하면 꽃의 색깔을 결정하는 유전자, 즉 유전 정보가 담겨 있는 아주 작은 알맹이가 존재하며 이것은 두 가지 형태로 존재한다. 초파리의 경우에는 번식이 워낙 빠르기 때문에 이런 세대교체가 테이프 빨리 감기를 하듯 아주 급속히 일어난다. 빨간 눈이냐 하얀 눈이냐, 혹은 곧은 털이냐 갈래 털이냐 등등의 유전적 특성은 서로 뒤섞이지 않고 이진법의 0과 1처럼 분리되어 있기 때문에 혈통이 어떻게 이어지는지 추적해서 도표로 만들 수 있다.

학생일 때 뮐러는 멘델 과정이 어떻게 가끔씩 와일드카드를 내미는지 연구했다. 여러 세대가 지나고 나면 순종의 빨간 눈 초파리 혈통에서 하얀 눈의 돌연변이가 나타날 때가 있다. 다른 종류의 돌연변이도 만들어질 수 있다. 이때만 해도 DNA가 유전 물질로 확인되기 한참 전이었다. DNA는 G, C, A, T의 네 가지 알파벳으로 표시되는 뉴클레오티드를 이용해 유전 정보를 전달하는 나선형 분자다. 이중에 글자가 하나 바뀌어도 의미가 변질될 수 있다. 이 신호는 잡음으로 작용하거나 아니면 완전히 침묵하게 된다. 이런 식으로 명확한 설명이 가능해진 것은[2] 수십 년이 지난 뒤의 일이었다. 1994년에 오스왈드 에이버리Oswald Avery〔DNA가 유전 물질임을 밝혀낸 미국의 세균학자—옮긴이〕 그리고 1952년의 앨프리드 허시Alfred Hershey와 마르타 체이스Martha Chase〔단백질이 아닌 DNA가 유전 물질임을 확실하게 밝혔다—옮긴이〕의 발견이 있고, 다시 그로부터 1년 뒤에 제임스 왓슨James Watson과 프랜시스 크릭Francis Crick이 골판지, 판금, 철사를 대충 끼워 맞춰서 DNA의 이중나선 모델을 만들어내고서야 가능해졌다. 어쨌든 지금 이 시점에서 뮐러가 기여했던 부분은 유전자가 무엇으로 만들어졌고, 어떤 식으로 작동하든 간에 돌연변이가 일어날 때까지 기다릴 필요가 없다는 것을 보여주었다는 데 있다. 초파리를 X선에 노출시키면 즉각 돌연변이를 만들어낼 수 있었던 것이다.

돌연변이가 일어나면 대부분의 초파리는 불임이 되거나 죽는다. 그는 X선이 급속히 분열하는 암세포를 파괴하는 데 크게 효과적인 이유를 이것으로 설명할 수 있으리라 추측했다. 이런 방사선 치료법은 1895년에 빌헬름 뢴트겐Wilhelm Röntgen의 실험실에서 X선이 처음 만들어지자마자[3] 거의 동시에 사용되었다. 세포가 분열을 하려면 그때마다 유전자를 복제해야 한다. 세포를 관통해 들어가는 X선의 에너지는 세포의 미세 구조에 손상을 입혀 치명적인 돌연변이를 야기하고, 결국 세포를 게임에서 제거할 수 있다. 하지만 그보다 훨씬 더 인상적인 것은 뮐러의 X선이 알비노 초파리나 갈래 털을 가진 초파리, 혹은 날개가 쪼그라든 초파리 등 살아 있는 돌연변이를 만들어낼 수도 있다는 점이었다. 그동안은 암세포를 죽이는 X선이 정상세포를 악성세포로 바꾸어 암을 유발할 수도 있다는 모순을 설명하지 못했는데, 그는 유전 물질 변화능력으로 이 모순을 설명할 수 있을 것이라고 주장했다. 들뜬 세포들이 일정한 형태 없이 마구잡이로 퍼져 나간 것으로 보이는 질병인 암은 어쩌면 정교한 유전적 돌연변이의 결과로 생긴 것일지도 몰랐다.

1900년대 초에 독일의 생물학자 테오도어 보베리Theodor Boveri가 암세포들의 염색체는 왜 이상하게 보이는지[4]를 궁금하게 여겼던 이후로 그 단서는 보일 듯 말 듯한 상태로 계속 머물러 있었다. 그는 추측하기를, 어쩌면 이 암세포들은 정상 상태에서는 세포의 성장을 억제하는 어떤 미지의 요인들이 손상을 받아 제거되는 바람에 아무런 제한 없이 증식할 수 있게 되었는지도 모른다고 생각했다.

좀 더 원시적인 상태로 되돌아간 암세포는 '전체 유기체가 필요로 할 때만' 복제해야 한다는 공동의 의무를 저버린다. 한때는 조직의 책임감 있는 일원이었던 세포가 보베리의 표현에 따르면 오로지 자신의 번식에만 골몰하는 이기적인 외골수 짚신벌레 같은 존재로 변해버린 것이다. DNA의 비밀이 풀리기 반세기 전이었음에도 불구하고 그는 암세포가 터줏대감 행세를 하게 되는 이유는 화학적, 물리적 간섭이 세포를 대놓고 죽이지는 않으면서 세포 내부의 작동방식에 어떤 손상을 입히기 때문이라고 주장했다. 그가 이런 글을 쓸 당시는 1914년이었다. 5년 후에 보베리에게서 영감을 받은 유전학자 토머스 헌트 모건Thomas Hunt Morgan과 캘빈 브리지스Calvin B. Bridges는 적어도 포유류의 암은 일부 유전자의 반복되는 체세포 돌연변이 때문일 것이라고 생각했다. 또 다른 과학자는 암을 "새로운 종류의 세포"라 얘기하며 그 안에서는 "정상적인 유형으로부터 점점 더 일탈하는 경향을 가진 돌연변이 과정이 끊임없이 되풀이해서 일어나고 있다"고 말했다. 이들의 주장이 조금만 더 진전되었더라면 하는 아쉬움이 없지 않지만, 본질에 아주 가깝게 다가갔다는 점에서 대단히 인상적이다.

방사능 역시 X선처럼 돌연변이를 유발할 수 있다는 증거도 차츰 축적되고 있었다. 고대 로마 시대부터 역청 우란광pitchblende이라는 바위에서 우라늄을 채굴하고 추출하여 유리와 도기를 만들 때 노란색 염료로 사용했다. 하지만 1896년에 앙리 베크렐Henri Becquerel이 불투명한 종이로 싸거나 알루미늄으로 차단한 우라늄염이 사진건판을 뿌옇게 만든다는 사실을 우연히 발견하기 전까지만 해도[5] 우라늄의 색다른 속성에 대해서는 전혀 알려져 있지 않았다. 그는 처음에는 우라늄 결정이 햇빛을 흡수한 다음 투과성 광선을 재방출한다고 생각했다. 우라늄이 에너지를 흡수하는 것이 아니라 눈에 보이지 않는 투과성 빛의 형태로 에너지를 자체 생산하고 있음을 깨달았을 때 그는 분명 등줄기가 오싹했으리라.

마리 퀴리Marie Curie가 역청 우란광이 우라늄을 제거한 뒤에도 그런 힘을 계속 유지한다는 것을 알아내자[6] 상황은 더 이상하게 흘러갔다. 사실 역청 우란광의 나머지 잔해는 정제한 우라늄 자체보다 방사능이 훨씬 더 강했다. 분명 이 바위 안에는 무언가 더 뜨거운 것이 들어 있음이 틀림없다. 퀴리 부인과 그녀의 남편 피에르 퀴리Pierre Curie는 새로운 방사성 원소를 분리하여 폴로늄 polonium(퀴리 부인의 고국인 폴란드의 이름을 따서)이라고 이름 붙였다. 하지만 폴로늄마저 제거한 바위도 여전히 대단히 강력한 방사능을 방출했다. 그 안에 숨어 있는 무언가가 이 믿기 어려운 광선을 내뿜고 있었다.

"피에르, 만약 이 세상에 우리가 상상조차 할 수 없었던 종류의 물질이[7] 있다면 어떡하죠? 비활성이 아니라 살아 있는 물질이 존재한다면요?" 이것은 1943년 영화 「퀴리 부인Madame Curie」에서 퀴리 부인 역을 맡았던 그리어 가슨Greer Garson이 신파적이면서도 꽤 학문적인 장면에서 던진 대사다. 파리대학교의 통풍이 잘 되는 헛간에서 그녀는 역청 우란광 더미를 채로 걸러서 그녀가 라듐radium이라고 이름 붙인 작디작은 입자를 추출해냈다. 이 영화에서 가장 압권은 퀴리 부인과 피에르가 밤에 우연히 그 헛간을 지나는데 그 헛간에서 섬뜩한 발광이 뿜어져 나오는 장면이다. 꾸미지 않은 실제 이야기도 영화만큼이나 감동적이다. 퀴리 부인이 직접 기술한 글을 살펴보자.

> 우리의 즐거움 중 하나는 밤에 작업실을 찾아가는 것이었다. 그러면 벽마다 우리가 생산한 물질을 담고 있는 병이나 용기에서 아주 희미한 야광의 실루엣을 볼 수 있었다. 이것은 정말이지 사랑스러운 장면이었고 늘 새롭게 느껴졌다. 희미하게 발광하는 용기들은 장식용 꼬마전등처럼 보였다.

퀴리 부인이 바라보고 있던 것은 공기 속을 가로지르는 하전 입자가 만들어낸 빛의 꼬리였다. 음속 폭음sonic boom의 광학적 유사체[8]라 할 수 있다.

라듐은 거기서 방출된 광선이 황화아연 같은 형광화합물과 충돌할 때도 빛을 낸다. 오래 지나지 않아 두 물질을 섞어서 어둠 속에서도 빛을 발하는 시계 숫자판을 만들 수 있게 되었다. 이때 숫자를 색칠하는 것은 아주 공을 들여야 하는 세밀한 작업이었다. 숫자 '2'의 위쪽 둥근 부분은 정확한 굵기로 가늘어지다가 좁은 획이 아래로 이어져야 하고, 밑면에 와서는 다시 두꺼워져야 한다. 숫자 '3', '6', '8'도 그리기에 까다롭기는 마찬가지였다. 붓 끝을 가지런히 정리하고 뾰족하게 유지하기 위해 일꾼들은 입술과 혀로 붓 끝을 적셔서 뾰족하게 다듬는 법을 배웠다. 이 일꾼(뉴스 기사를 통해 이런 일꾼들은 '라듐 소녀Radium Girls'로 알려지게 되었다)들은 이 페인트가 무해하다고 생각하고 이것을 치아, 손톱, 눈썹을 장식하는 데[9] 사용하기도 했다. 핼러윈데이에 사용했으면 분명 아주 멋졌을 것이다.

인체는 라듐을 칼슘으로 착각하고 뼈 속에 침착시킨다. 라듐은 뼈 속에 자리 잡은 채 고속의 전자 입자, 알파입자, 감마선을 방출하여 세포를 죽이거나 변형시켜 결국에는 일부 여성 암의 원인이 된다. 여기에서 다시 모순이 등장한다. 퀴리 부인 자신은 X선처럼 라듐을 암을 축소시키는 치료법으로 사용해야 한다고 홍보하고 있었기 때문이다. 하지만 뼈 속에 자리 잡은 라듐은 오히려 건강한 세포에서 암을 만들어내고 있었다. 라듐 소녀들의 뉴스가 표제기사를 장식하던 1927년에는 X선의 돌연변이 유발능력이 암을 야기하는지도 모른다고 추측한 뮐러의 논문이 등장한다. 만약 이 주장이 사실이라면 라듐의 꼬마전구 불빛도 마찬가지라 할 수 있을 것이다.

눈에 보이지 않는 광선이 의심을 받기 오래전부터 의사들은 암이 좀 더 구체적인 형태를 갖춘 물질에 의해 야기될 수도 있다는 단서를 알고 있었다. 1775년에 런던의 한 외과의사는 굴뚝청소부의 음낭에 나타나는 종기인 '검댕 사마귀soot warts'가 성병이 아니라 악성종양임을 깨달았다. 아무래도 피부가 석탄이 타고 남은 검은 타르 및 먼지와 접촉해서 야기되는 것 같았다. 나중에는 파라핀이나 다른 석탄 타르 증류액을 제조하는 노동자에게서도 똑같은 암이 발견되었다. 그리고 20세기 초반이 되자 과학자들은 토끼의 귀에 콜타르를 반복 적용해서 암종을 만들어내기에 이르렀다.

콜타르에는 벤젠, 아닐린, 나프탈렌, 페놀 등 유해한 탄소 기반 화합물들이 혼합되어 있음이 밝혀졌다. 그리고 그 이후로 수십 년에 걸쳐 과학자들은 이들 화합물 중 다수가 실험동물에게 암을 유발한다[10]는 것을 발견했다. 만약 이 발암물질이 인간에게도 암을 야기하는지 확인하고자 인간 실험대상을 그 물질들에 노출시키는 실험을 했다면 비도덕적이라는 거센 비난을 면치 못했을 것이다. 하지만 과학자들이 굳이 나서서 이런 실험을 할 필요가 없었다. 담배 산업이 성장함에 따라 사람들이 알아서 자기 몸에 실험을 했기 때문이다.

20세기가 절반 정도 지났을 무렵 우리는 방사선이 돌연변이와 암을 모두 유발한다는 사실을 확인하게 되었다. 그리고 서로 다른 수많은 화합물질도 역시 암을 일으킨다는 것을 알게 되었고, 이런 화합물질 중 상당수가 돌연변이원임이 밝혀졌다. 이 화합물들은 DNA 코드의 단편들을 바꿈으로써 세포의 유전적 소프트웨어를 변경한다. 1970년대 초에 브루스 에임스Bruce Ames[평범한 과일과 채소에 발암물질이 들어 있음을 밝혀내어 널리 알려진 과학자—옮긴이]는 충격적인 시연을 고안해냈다. 그가 초파리 대신 이용한 것은 살모넬라균이었다. 그가 택한 살모넬라 균종은 번식에 필수적인 아미노산인 히스티딘histidine을 만드는 비결을 잃어버린 균종이었다. 이 필수 성분이 소량 들어 있는 배양 접시에 세균을 집어넣으면 성장을 시작하지만 이 성분이 고갈되면 성장도 멈춰버린다. 하지만 에임스가 여기에 발암물질을 추가했더니 일부 살모넬라균이 계속 살아남아 접시를 장악해버렸다. 이 발암물질은 무작위로 돌연변이를 일으키는 것으로 추정되었다. 하지만 각각의 박테리아

유전체에 들어 있는 정보량은 아주 적고, 미생물의 숫자는 수십 억 마리에 이를 정도로 많았기 때문에 이런 무작위 돌연변이 중에는 우연히 히스티딘 합성능력을 회복시켜주는 돌연변이도 포함되었던 것이다.

이 과정은 에임스 검사Ames test로 불리게 되었다. 이것은 화합물질이 돌연변이원인지 확인하는 아주 신속하고 지저분한 방법이었다. 에임스 검사를 통과한 화합물질이 실험동물에게서도 암을 유발하는 경우가 계속 이어졌다. 경우가 거의 맞물려 있는 듯했다. 화학물질이든 에너지든 암을 유발하는 것들은 유전 정보를 변화시킴으로써 암을 유발했다. 단편적인 이론들이 아귀가 맞춰져가고 있었다. 다만 한 가지 고집스런 예외가 있었다. 적어도 몇몇 암은 화합물질도, 투과성 광선도 아닌 오로지 바이러스에 의해 야기되는 것으로 보였기 때문이다.

돌이켜보면 이것은 그리 놀랄 일도 아니었다. 화합물질과 생명체의 경계에 존재하는 바이러스는 간단한 DNA나 RNA 서열을 보호막 안에 포장해놓은 일종의 정보 꾸러미다. 바이러스는 단순하기 그지없는 떠돌이 유전체로서, 너무나 단순해서 심지어 어떤 바이러스는 고작 세 개의 유전자로 구성되어 있다. 여기에 영감을 받아 나중에 사람들이 만들어낸 인터넷 바이러스처럼 이 바이러스도 숙주(세포라 부르는 생물학적 컴퓨터)에 침투해 들어가 세포 내부의 장치들을 징발한다. 그 안에서 침입자의 유전자들은 반복적으로 충실히 복제, 재포장되고 이렇게 복사된 바이러스들은 다른 세포로 다시 퍼져 똑같은 과정을 로봇처럼 수행한다. 번식 능력을 제외한 다른 모든 능력을 빼앗겨버린 생명 그 자체가 바로 바이러스다.

몇몇 바이러스는 훨씬 복잡한 방식으로 작동한다. 이들은 자신의 유전자를 직접 세포의 염색체로 복사해서 이어 붙인다. 이런 침투 알고리즘은 숙주 세포 자체에게 증식속도를 가속하도록 지시한다. 숙주세포가 암세포가 되는 것이다. 첫 사례는 1910년에 페이턴 라우스Peyton Rous가 보고했다. 그는 미국 록펠러의학연구소Rockefeller Institute for Medical Research의 과학자로 닭의 암을 연구하고 있었다[11]. 그는 먼저 플리머스 록Plymouth Rock 품종의 닭 가슴에서 자라는 불규칙한 형태의 덩어리에서 체액을 추출해낸 다음 그것을 다른 닭에게 주사했다. 35일 뒤에 첫 번째 닭은 육종으로 죽고, 두 번째 닭은 똑같은 종류의 암이 발생했다. 암에서 추출한 물질이 또 다른 닭에게 암을 퍼뜨리는 데 사용된 것이다. 따라서 암은 가금류에서 가금류로 옮겨갈 수 있었다. 이 형질전환물질transforming agent은 레트로바이러스retrovirus임이 밝혀졌다. 이런 종류의 바이러스는 건강한 세포에 암 유발 유전자를 몰래 들여올 수 있다.

src라는 유전자가 있었다. 이 유전자는 닭에서 육종을 야기한 바이러스의 일부였다. ras라고 불리는 또 다른 유전자는 쥐에게서 육종을 야기하는 반면, fes는 고양잇과 동물에게서 똑같은 암을 야기했다. myc와 myb는 가금류에서 혈구암blood cell cancer, 골수세포증myelocytomatosis, 골수아구증myeloblastosis을 야기한다. 만약 여기에서 연구가 끝났다면 아주 깔끔한 그림이 나왔을 것이다. 암은 화합물질이나 방사선이 기존의 유전자에 돌연변이를 일으키거나, 바이러스가 이미 암을 유발하는 성질이 있는 완전히 새로운 유전자(암유전자oncogene라고 한다)를 은밀하게 삽입했을 때 야기된다고 설명할 수 있었을 테니까 말이다. 이것은 유전 정보를 변형하는 두 가지 근본적인 방식이었다. 하지만 진짜 이야기는 이보다 훨씬 더 흥미롭다는 것이 밝혀졌다.

라우스가 발견한 내용으로 세상에서 실제로 일어나고 있는 현상을 설명해보려고 하자 문제가 생겼다. 암은 소아마비처럼 인구집단을 휩쓸고 지나가는 전염병과는 달랐다. 암은 다양한 장소에서 산발적으로 생겼다. 심지어는 라우스의 닭 바이러스도 주사했을 때만 퍼졌고, 또 그가 아무리 노력해도 비둘기, 오리, 쥐, 기니피그, 토끼 등 다른 동물로는 옮길 수가 없었다. 플리머스 록 품종과 아주 가까운 친척관계인 닭을 제외하면 다른 품종의 닭에 암을 유발하는 데도 아주 큰 어려움이 뒤따랐다.

과학자들이 인간의 종양 내부에서는 레트로바이러스를 찾아내지 못하고 있다는 사실도 시사하는 바가 컸다. 과학자들은 레트로바이러스를 발견하는 대신, 동물계에 속한 모든 생명체의 유전체 안에는 몰래 집어넣은 유전자가 아니라 src, ras, fes, myb, myc[12]의 자연발생적 형태로 보이는 유전자들이 들어가 있다는 사실을 발견했다. 이 유전자들은 바이러스에서 유래한 유전자처럼 고장 난 돌연변이가 아니었다. 이 유전자들의 존재 목적은 생물학자들이 건강한 세포들의 분열, 즉 체세포분열이라고 부르는 과정을 제어하는 것이었다.

아무래도 이런 일이 일어나고 있는 듯 보였다. 즉 반복적으로 자기 할 일을 하고 있던 어떤 바이러스가 가끔씩 순진무구한 숙주의 유전자를 자신의 유전체 속에 우연히 복사하는데, 바이러스에서 바이러스로 세대를 거쳐 이어지는 동안 이 유전자에서 돌연변이가 일어나 암을 유발하는 형태로 변했다는 것이다. 하지만 이 모든 것은 어디까지나 요행에 불과했다. 이 이야기에서 바이러스는 우연히 끼어든 요소였다. 이런 종류의 유전자가 어쩌다가 바이러스에서 처음 발견된 것에 불과하다. 일부 암은 바이러스 침입으로 직접 야기될 수도 있다. 인유두종 바이러스에 의한 자궁경부암이나 간염 바이러스에 의한 간암이 그 예다. 하지만 이런 것은 예외적인 사례일 뿐이다. 암은 바이러스에 의해 생기기보다는 자신의 세포 안에 안전하게 자리 잡고 있던 원래의 유전자가 무작위적인 돌연변이를 일으킴으로써 생기는 경우가 훨씬 많다. 이런 돌연변이는 암 유발물질에 의해 외부에서 야기될 수도 있고, 까닭 없이 발생하는 복사 오류에 의해 내부적으로 야기될 수도 있다. 어떤 식으로 야기되었든, 유전자의 정상적인 기능이 왜곡되어 세포가 악성으로 변한다. 이런 유전자들은 암유전자로 변신하는 능력이 있기 때문에 원암유전자proto-oncogene라는 이름이 붙었다. 만약 정상을 벗어난 기능보다 앞서 진짜 본연의 기능이 밝혀졌더라면 이 유전자는 아마 다른 이름으로 불렸을 것이다.

연구자들은 유전자를 더욱 자세히 연구하면서 이들이 세포가 성장하고 증식하는 방식을 어떻게 조화롭게 조절하는지 발견했다. 이 유전자들 중 일부는 세포 표면에서 튀어나와 있는 수용체의 생산을 조절했다. 수용체란 다른 세포로부터 온 신호에 반응하도록 조정되어 있는 분자다. 이 분자 안테나는 메시지를 받으면 내부적으로 그 신호를 자기 세포의 세포핵으로 중계한다. 딸세포로 분열하는 데 필요한 장치를 활성화하라는 지시를 보내는 것이다. 만약 유전자에 돌연변이가 생기면 세포가 너무 많은 수용체, 혹은 지나치게 민감한 수용체를 만들어낼 수도 있다. 겁이라도 먹은 것처럼 침묵에도 예민하게 반응하게 된 이 수용체들은 세포에게 거짓 경보를 계속해서 알릴 것이다. 또 다른 고장 난 유전자는 이웃 세포들에게 메시지를 보내서 성장을 자극하는 화합물을 자신의 주변에 잔뜩 분비하도록 재촉할 수도 있다. 아니면 몹시 흥분해 있는 상태에서 암세포는 자신의 신호에 과도하게 반응할 수도 있다. 스스로에게 성장하라고 소리를 질러대는 꼴이다.

대장암과 다른 많은 암에서 src와 관련된 유전자들에 돌연변이가 나타난다. 췌장암, 대장암, 갑상선암, 흑색종, 폐암 등 사람의 다양한 악성종양에서 불구 ras유전자가 나타난다. 착한 ras유전자는 G가 T나 A, 혹은 C로 한 점 돌연변이single point mutation만 일어나도, 즉 수백 글자짜리 메시지에서 딱 한 글자만 무작위로 오타가 생겨도 나쁜 ras유전자로 돌변한다. 다른 돌연변이들은 정상적인 유전자가 세포분열 과정에서 지나치게 여러 차례 복사될 때 생겨난다. 폐암, 난소암, 방광암, 기타 암에서는 반복적인 ras유전자가 발견된다. 반복적인 myc유전자는 신경아세포종neuroblastoma이라는 아동 뇌종양의 발생을 거든다. 일부 돌연변이는 이보다 훨씬 더 복잡하다[13]. 염색체가 연결이 끊어진 다음 다른 염색체와 결합하면서 원래는 멀리 떨어져 있던 유전자를 나란히 붙여놓는 경우가 있다. 버킷림프종에서는 이런 돌연변이가 일어나 myc유전자를 고압적인 낯선 유전자 옆에 밀쳐넣는데, 이 유전자는 새로운 이웃 유전자가 스스로 과도하게 발현되게 만들기 때문에 세포들이 멈추지 않고 분열을 계속하게 만드는 신호가 대량으로 쏟아져 나온다.

한 번의 돌연변이만으로도 유전자를 과도한 활동으로 몰아가고, 이로 인해 치명적인 암이 생길 수 있다는 것은 끔찍한 가능성이다. 하지만 제아무리 암유전자라 해도 그토록 막강한 힘을 휘두르지는 못한다. 연구자들은 일반적으로 한 세포에 암유전자를 하나, 심지어는 두 개를 삽입해도 이미 그 세포가 다른 결함을 축적하고 있지 않는 한 암을 유발하기에 충분하지 못하다는 사실을 알아냈다. 살아 있는 시스템은 자이로스코프 같은 균형에 의해 지배된다. 이런 균형 속에서는 어느 한 방향으로 극단적인 힘이 가해질 경우 그것을 상쇄하는 다른 힘이 작용한다. 1970년대가 암유전자의 시대라면, 1980년대는 암억제유전자anti-oncogene가 발견되기 시작한 시대였다. 암억제유전자는 세포분열이 폭발적으로 급속히 일어날 경우 여기에 반응해서 그 과정을 제어하고 늦추는 유전자다.

원암유전자처럼 이들 성장제한 유전자들도 세포가 정상적으로 갖추고 있는 유전자의 일부였고, 이들 역시 무언가 잘못되었을 때 발견되었다. 망막아세포종은 아동에게서 발생하는 암인데 눈에서 빛을 감각하는 세포가 걷잡을 수 없이 성장하는 것이 특징이다. 카메라 플래시를 터트리며 사진을 찍었을 때 아이의 눈동자에서 이상한 하얀빛이 나타난다면, 이 암의 첫 징조라 할 수 있다. 이 질병은 조기에 발견하면 화학요법, 방사선 요법, 레이저 수술, 안구적출 등의 방법으로 치료할 수 있다. 하지만 조기 치료에 실패할 경우에는 끔찍한 결과를 초래할 수 있다. 종양이 커지면서 안와에서 안구가 밀려나오기 때문이다. 19세기 교과서에는 그 소름 끼치는 사례들이 사진으로 실려 있었다. 개발도상국의 빈민층에서는 이런 사례가 아직도 종종 발생하고 있다. 이 암은 Rb(망막아세포종

Retinoblastoma의 약자)라고 불리는 유전자가 돌연변이에 의해 고장이 나면서 과도한 성장을 억제하는 능력을 상실할 때 시작된다.

Rb유전자도 다른 수많은 유전자들처럼 발견 당시의 우연한 상황 때문에 그런 이름이 붙기는 했지만, 그렇다고 오로지 망막아세포종을 억제할 목적만으로 존재하는 유전자는 아니다. 일단 과학자들이 Rb유전자를 찾아 나서기 시작하자 몸 곳곳에서 발견되었다. 그리고 방광암, 유방암, 폐암 등에서는 이 유전자가 소실되거나 이상이 생겨 있었다. myc나 ras 등의 암유전자와 달리 Rb 같은 성장제한 유전자는 부재 상태일 때 비로소 그 존재감이 드러난다. 우리는 양쪽 부모로부터 염색체를 물려받기 때문에 각각의 유전자들이 쌍으로 존재한다. 단세포 생명체에서는 암유전자 하나가 못된 짓을 시작해도 단박에 문제가 생기기 시작한다. 반면 Rb 같은 유전자의 경우 양쪽 모두 소실되어야[14] 비로소 문제가 나타난다. 만약 하나만 소실되었을 경우에는 나머지 하나가 계속해서 조절 신호를 보내기 때문이다.

이후 PTEN, apc, vhl, p53 등 비슷한 목적을 가진 수십 개의 유전자들이 발견되었다. 이들은 '종양억제 유전자tumor suppressor gene'라고 한다. 이 또한 무언가가 일어났을 때의 상황에만 신경 쓰는 인간의 습관 때문에 지어진 또 하나의 어색한 이름이다. 장갑을 낀 손을 구식 라디오 안에 집어넣어 뜨겁게 빛을 발하고 있는 진공관을 소켓에서 뽑아내면 스피커에서 폭발하듯 날카로운 소리가 난다. 누군가 이런 현상을 처음으로 발견한 사람이 있었다면 진공관을 폭발음 억제장치라 이름 붙였을지도 모른다. 하지만 이 회로는 그보다 훨씬 더 복잡하다. 종양억제 유전자의 경우도 마찬가지다. 어떤 유전자는 억제 신호에 귀를 기울이는 수용체를 만든다. 이 억제 신호는 이웃 세포들이 자신의 경계선을 넘어오지 못하도록 보내는 명령이다. 어떤 유전자는 성장자극 유전자의 명령을 약화시키는 효소의 유전 암호를 담고 있다. 세포분열의 리듬은 세포주기 시계cell-cycle clock의 분자 장치가 통제한다. 그리고 종양억제 유전자 또한 시간 관리에 관여하고 있다[15].

그중 하나인 p53은 세포의 생활 주기를 조절하는 화학 경로 그물의 중심에 자리 잡고 있다. 암을 발생시키고 싶으면 p53을 없애면 된다. 세포가 손상을 입어 너무 빨리 분열하면 외부의 센서는 북적거리는 이웃 세포들로부터 오는 경고 신호를 포착한다. 내부 센서는 화학적 불균형이나 고장 난 DNA를 감지한다. 이렇게 해서 응급상황이 선포되면 p53이 나서서 시계를 늦추어 DNA가 복구되게끔 한다. 교정을 담당하는 효소가 유전체를 검토하는데, 만약 DNA 이중나선 구조 중 한 가닥에 이상이 생겼다면 반대쪽 가닥을 주형으로 이용해서 DNA를 복구할 수 있다. 손상이 일어난 구간은 잘려 나가고, 그 자리를 대체할 조각이 합성되어 올바른 위치에 들어간다.

만약 DNA 복구가 여의치 않고, 통제 불가능한 돌연변이를 일으키고 있는 세포를 구할 다른 방도도 없으면 p53은 세포예정사programmed cell death, 혹은 아포토시스apoptosis를 개시한다. 아포토시스는 떨어지는 낙엽을 의미하는 그리스어에서 유래했다. 배아가 작은 몸체로 발달할 때는 필요 이상으로 많은 세포가 만들어진다. 아포토시스는 이 잉여 세포를 없애는 방법이다. 이렇게 해서 손가락과 발가락 사이사이에 물갈퀴 모양으로 있던 조직도 크기가 줄고, 뉴런 덩어리에 불과했던 뇌가 생각하는 뇌로 형태를 잡아간다. 아포토시스는 세포가 크게 한 번 폭발하고 끝나는 것이 아니라 얽히고설킨 복잡한 과정을 통해 이루어진다. 죽음의 신호가 전략적으로 설치된 폭뢰에 해당하는 분자 장치를 터트리는 것이다. 세포핵은 붕괴하고 세포의 세포골격은 무너져 내린다. 나머지 미세 잔해들은 다른 세포들에 의해 삼켜지고 악성세포가 될 뻔했던 세포는 이렇게 사라진다.

하지만 몇몇 세포들은 무작위 돌연변이를 통해 죽음의 신호를 방해하거나 무시하는 법을 배워 계속 두 배씩 증식하게 된다. 정상적인 세포는 50번에서 60번 정도만 분열할 수 있다. 바로 헤이플릭 분열한계Hayflick limit라는 원리다. 이 분열횟수를 헤아리는 것이 텔로미어telomere다[16]. 텔로미어는 염색체 끝단에 붙은 덮개 같은 것으로, 분열이 일어날 때마다 조금씩 짧아진다. 일단 텔로미어가 특정 크기 아래로 작아지면 체세포분열이 중단되며 낡은 세포는 작동을 멈춘다. 면역계의 세포처럼 반복적으로 분열해야만 하는 세포들은 텔로머라제telomerase를 생산한다. 이것은 염색체 끝에 붙어 있는 덮개를 계속해서 원래대로 되돌려놓는 효소다. 암세포들도 이런 요령을 배운다. 자기만의 텔로머라제를 만드는 데 필요한 정보를 돌연변이 시행착오를 통해 습득하는 것이다. 그렇게 되면 암세포는 무한히 증식할 수 있다.

자연으로부터 불멸에 가장 가까운 능력을 부여받은 세포와 그 후손들은 기하급수적으로 증식하고, 분열이 일어날 때마다 새로운 혈통이 가지를 치며 등장하게 된다. 이 가지들은 쪽거리 도형(프랙털)처럼 더 많은 가지로 나뉘고, 각각의 혈통들은 나름의 돌연변이를 축적한다[17]. 서로 다른 루틴과 생존 기술로 무장한 암세포 부족들이 지배권을 둘러싸고 경쟁을 벌이는 것이다.

내부에서 이런 진화가 펼쳐지면서[18] 등장하는 종양은 발암 도구를 더욱 많이 획득하게 된다. 프로테아제protease라는 효소들이 건강한 조직을 먹고 들어간다. 세포접착 분자들이 커지는 암 덩어리를 제자리에 유지시켜준다. 침략이 완전히 새로운 차원으로 전개되면서 건강한 세포들에게 이 침략에 동참하라는 신호가 전송된다[19]. 섬유아세포fibroblast라는 세포들은 이에 복종하듯 종양을 구조적으로 뒷받침해주는 단백질을 합성해낸다. 순환계와 림프계의 내면을 덮고 있는 내피세포들은 암의 부름을 받아 암에 영양을 공급하고 전이의 통로를 제공해줄 혈관 만드는 일을 거들게 된다. 본래 침략에 대항해 무리를 이루어 싸워야 할 대식세포macrophage와 다른 염증세포들은 암에게 설득당하여 신생혈관형성, 신생림프관형성을 자극하고, 더 많은 악성조직이 만들어지도록 자극하는 물질을 분비하며 오히려 암의 확장을 돕게 된다. 여기에 암의 또 다른 역설이 있다. 정상적으로는 병에 걸린 낡은 조직을 파괴하고, 그것을 건강하고 새로운 조직으로 대체하면서 상처를 치유하는 일에 동원되어야 할 일군의 장치들이 완전히 뒤바뀐 역할을 수행하며 악성종양을 촉진하는 것이다.

이 모든 메커니즘들은 아주 복잡하게 뒤엉켜 있기 때문에 어디에서 한 메커니즘이 끝나고, 어디서 또 다른 메커니즘이 시작되는지 구분하기가 어려울 수 있다. 어디까지가 암세포가 하는 일이고, 어디까지가 그 부하들이 하는 일일까? 한때는 종양이 똑같은 악성종양세포로 이루어진 덩어리라고 여겨졌다. 하지만 이제는 종양을 신체기관에 비유한다. 서로 맞물려 있는 여러 부분들로 구성된 시스템인 것이다. 하지만 여기에는 결정적인 차이가 존재한다. 신체기관들은 여러 기관들로 구성된 네트워크에 연결되어 각자 자신이 담당한 역할을 수행한다. 반면 암은 독립적인 존재가 되려고 시도한다. 마치 콩팥이 속박에서 벗어나 자신만의 삶을 시작하겠다고 마음먹기라도 한 것처럼 말이다.

06
심장세포가 자신의 운명을 받아들이는 법

—

아주 오싹한 얘기일 수 있지만 배아embryo는 암과 대단히 유사해서[1] 임신 초기는 악성종양이 급습하는 양상과 무척 닮았다. 일단 수정이 된 난자는 나팔관을 따라 이동하는 과정에서 계속 세포분열을 한다. 며칠이 지나면 수정란은 수십 개의 똑같은 세포로 구성된 공 모양의 덩어리가 되고, 여기서 더 진행되면 이 세포들이 두 구획으로 모인다. 바깥 구획에 모인 세포들은 태반을 형성하고, 안쪽 구획에 모인 세포 덩어리에서는 마침내 태아가 만들어진다.

배반포라 불리는 이 팽창하는 덩어리는 자궁벽과 신호를 주고받으면서 성공적인 임신의 다음 단계인 착상을 준비한다. 자궁벽에 착상할 구멍을 만들기 위해 단백질 용해 효소가 자궁 내벽의 표면을 침식시킨다. 발생학자들은 이 과정을 '침략'이라고 부르는데, 이렇게 배반포가 자궁벽을 파고드는 동안 세포접착 분자들은 배반포가 벽에 단단히 달라붙을 수 있도록 돕는다. 보통 이런 침입자들은 외부 조직이므로 거부당하는 것이 일반적이지만, 이미 사전에 면역계에 메시지를 보내 협조를 요청했기 때문에 거부반응은 일어나지 않는다. 모든 것이 계획대로 진행되면 배반포는 배아가 되고, 배아는 신생혈관형성을 자극하기 시작한다. 엄마의 혈액 공급을 충분히 확보하기 위해 혈관을 자라게 하는 것이다. 임신에서 일어나는 분자적 상호작용의 매 단계가 암이 발생했을 때 일어나는 단계와 무척 비슷하다.

점령이 지속되는 동안 태아 안에 들어 있는 세포들은 잘 조직된 전이 과정을 통해 확산되기 시작한다. 먼저 이 세포들은 저마다 안쪽, 중간, 바깥 부위를 차지하는 내배엽, 중배엽, 외배엽의 세 층으로 나뉜다. 이 원시구역 각각에서 기원한 세포들은 저마다 독립하여 새로운 위치로 이동한다. 그리고 각자 이동하는 과정에서 분화를 시작한다. 뼈와 연골은 여기에, 피부는 저기에 자리 잡고, 신경과 혈관이 그 사이를 관통하며 이어진다. 똑같은 전능줄기세포totipotent stem cell〔우리 몸을 구성하는 모든 세포로 분화할 수 있는 잠재력을 가진 세포—옮긴이〕로 백지상태에서 시작했던 것들이 몸을 구성하는 각각의 특수세포로 변하는 것이다. 여기서는 중앙에서 감독하는 존재가 없다. 모든 세포 안에는 유전체 전체가 들어 있고, 집단 이동이 진행되는 동안 유전자들은 서로 다른 조합으로 켜지고 꺼지면서 세포에 정체성을 부여하는 독특한 단백질 집합을 생산해낸다. 내배엽 세포들은 소화관과 기도의 내벽을 만들고 간, 방광, 췌장 등을 형성한다. 중배엽 세포들은 근육, 연골, 뼈, 비장, 정맥, 동맥, 피, 심장을 형성한다. 외배엽 세포들은 피부, 머리카락, 손발톱, 그리고 신경능neural crest도 형성한다. 신경능은 다시 신경계와 뇌로 발달한다.

종양은 무작위적인 돌연변이를 통해 진화하는 반면, 태아는 계획에 따라 진화한다. 하지만 생물학자들이 더 깊이 들여다볼수록 둘 사이의 공통점이 더욱 많이 발견되고 있다. 태아가 발달하는 동안에는 촘촘하게 연결된 상피세포들(조직을 형성하는 종류의 상피세포)이 헐거워야 새로운 장소로 이동할 수 있다. 이들은 간엽세포mesenchymal cell라는 방랑자로 변한다. 이들은 목적지에 도착하면 다시 상피세포로 바뀌며 새로 집단을 이루어 새로운 조직이 될 수 있다.

상피간엽이행epithelial-mesenchymal transition, EMT[2]이라고 부르는 이 과정은 세포들을 멀리 떨어진 상처로 보내어 복구하는 치유 과정에서도 일어난다. 암이 전이의 수단으로 상피간엽이행 기술을 채택할 방법을 찾아 나설 것이 너무도 당연해 보이고, 실제로 그런 일이 일어난다는 설득력 있는 증거가 존재한다. 가장 흔한 암인 암종은 상피세포에서 유래한다. 이들은 임시로 자신의 정체성을 바꿈으로써 수월하게 몸 여기저기로 흩어질 수 있다. 이행 과정에서 이들은 심지어 태아 줄기세포 같은 특성을 획득할 수도 있다. 마음껏 복제하여 새로운 암을 만들어내는 능력을 갖게 되는 것이다. 암세포는 이런 카멜레온 같은 능력을 무작위적인 돌연변이를 통해 우연히 얻을 때까지 마냥 기다리고 있을 필요가 없다. 아주 옛날부터 남아 있던 이 프로그램은 마치 선반 위에 올려놓은 채 잊고 있던 책처럼 유전체 안에 이미 자리 잡고 기다리고 있다. 암세포는 그저 이 책을 다시 꺼내 읽기만 하면 그만이다.

복잡한 생명과정과 반생명과정에 대해 더 많이 배우고 싶어서 나는 어느 날 아침 발생생물학 학회Society for Developmental Biology 연례학회가 열리고 있는[3] 앨버커키Albuquerque로 차를 몰고 갔다. 발생생물학은 본질적으로 태아 발달 과정에서 역할을 하는 유전자들을 조작한 다음 어떤 종류의 기형이 발생하는지 관찰하는 학문이다. 생물학자들은 곤충, 벌레, 물고기, 기타 실험용 동물로 실험하면서 수정란에서 완전히 형성된 성체에 이르기까지의 과정을 천천히 짜 맞춰 나가고 있다. 호박돌 속에 개미가 보존되는 것처럼, 똑같은 세포 과정이 보존되어 여러 갈래로 나뉜 진화의 가지마다 그대로 전달되었다. 이것이 잘못된 시기에 활성화되면 인간에게 암을 만들어낼 수 있다.

지난해 개최된 연례학회 이후로 새로이 밝혀진 연구 결과들이 넘쳐나고 있었다. 이 여러 편의 발표를 모두 놓치지 않으려면 한꺼번에 여러 강연을 동시에 청취하는 수밖에 없었다. '기관 발생[4]', '발생의 시공간적 통제', '분지分枝와 이동', '비대칭성의 발생' 등 기이하고 유혹적인 개념들의 잔치였다. 나는 이 방에서 저 방으로 옮겨 다니며 제브라피시의 간이나 멍게의 뇌 발생을 지휘하는 유전자, 혹은 배아 단계의 쥐에서 기도가 소화관과 적절히 분리될 수 있게 해주는 유전자 등 최신의 연구 결과들을 수집했다. 예쁜꼬마선충Caenorhabditis elegans이라는 벌레에서 성별이 결정되는 원리, 혹은 아포토시스, 혹은 세포예정사가 어떻게 초파리의 성기 모양을 만들어내는지에 대한 연구 결과도 있었다. 그리고 양서류와 플라나리아가 잘려 나간 신체를 재생하는 원리를 설명하고 어째서 포유류는 이런 재생이 불가능한지에 대해 추측해보는 강연도 있었다.

발생과정을 지휘하는 유전자 중 상당수는 초파리에게서 처음으로 발견되었다. 이런 유전자에 돌연변이가 일어나거나 파괴되는 경우에는 기형이 야기된다. 그래서 이런 유전자에는 날개 없는 유전자wingless gene, 꼬불꼬불 유전자frizzled gene, 매끈 유전자smoothened gene, 얼룩 유전자patched gene, 헝클어진 유전자disheveled gene[5] 등등의 이름이 붙었다. 헤지호그hedgehog(고슴도치)라는 유전자에 돌연변이가 일어나면 초파리 유충의 아랫면에 예상치 않았던 털이 자라날 수 있다(사람의 헤지호그 유전자는 모낭에서 머리카락이 돋아나는 데 관여한다. 이것이 잠재적 탈모 치료법으로 사용될 수도 있다). 달팽이 유전자snail gene, 민달팽이 유전자slug gene, 꼬임 유전자twist gene라 불리는 유전자들은 상피간엽이행의 회전gyration에서 작동한다.

과학자들이 다양한 변이를 발견함에 따라 사막고슴도치 유전자Desert hedgehog, 인도고슴도치 유전자Indian hedgehog, 소닉 헤지호그 유전자sonic hedgehog〔소닉 더 헤지호그Sonic the Hedgehog는 우리나라에서는 「바람돌이 소닉」으로 소개된 게임의 주인공 이름—옮긴이〕 등 이름을 붙이는 방식도 한층 더 엉뚱해졌다. 프린지fringe라는 유전자에는 곧 매닉 프린지manic fringe(조증 프린지), 래디컬 프린지radical fring(급진적 프린지), 루나틱 프린지lunatic fringe(미치광이 프린지) 등이 합세했다. 배아의 형성 단계에서 돌연변이가 일어나면 그 결과 기형이나 신생아 암neonatal cancer 등이 생길 수 있다. 이런 우스꽝스러운 이름이 붙는 바람에 발달장애로 인해 찾아온 가슴 아픈 결과를 감내해야 하는 일부 사람들은 불편한 기분을 느꼈다. 한 의학 연구자는 이것을 다음과 같이 말했다. "별난 유머감각으로 이런 이름들을 갖다붙였지만, 심각한 질병이나 장애와 직면한 사람들이 본인이나 그 자식이 소닉 헤지호그 유전자, 민달팽이 유전자, 포켓몬 유전자 등에 돌연변이가 생겼다는 말을 들으면 그게 유머로 느껴질 리 없죠." 한 암유전자의 이름으로 제안되었던 포켓몬 유전자라는 이름은 포켓몬 게임의 제작사인 닌텐도에서 소송을 경고하자 철회되었다. 그 암유전자는 이제 어느 것도 연상되는 것 없이 밋밋한 'Zbtb7'이라는 이름으로 불린다.

생물학자들이 자기네 비디오게임 주인공인 '소닉 더 헤지호그'의 이름을 무단으로 도용했지만 게임제작회사 세가Sega에서는 소송을 제기하지 않았다. 설사 회사 측에서 소송을 걸고 싶다 해도 이미 너무 늦어버렸다. 1993년에 발견된 이후로 소닉 헤지호그 유전자는 동물의 발생에서 가장 강력한 요소 중 하나로 급부상했기 때문이다. 첫 번째 힌트는 1950년대에 아이다호 산악지대에서 풀을 뜯어먹던 양들이[6] 기형의 새끼를 낳을 때 찾아왔다. 가장 흉측한 사례에서는 이마 중앙에 눈이 하나뿐인 새끼가 태어났고, 뇌가 좌반구와 우반구로 완전히 나뉘지 않은 경우도 많았다. 세 번의 여름을 이 양들과 함께 지낸 미국 농무부 과학자들은 마침내 그 원인을 밝혀냈다. 가뭄으로 인해 양들은 더 높은 산악지대까지 먹이를 찾아 올라가야 했는데, 이곳에서 양들은 베라트룸속 칼리포르니쿰Veratrum californicum이라는 백합을 먹고 살았다. 그런데 임신한 양이 그 식물을 먹으면 외눈박이 돌연변이체를 낳는다는 것이 연구실 실험에서 확인되었다. 이 돌연변이 유발 화합물이 분리되어 사이클로파민cyclopamine이라는 이름이 붙었다.

생물학자들은 계속해서 이 화합물의 작동원리를 밝혀냈다. 사이클로파민은 소닉 헤지호그 유전자의 신호를 억제함으로써 작동했다(《오디세이*Odyssey*》에서 오디세우스가 사람들을 이끌고 외눈박이 거인의 섬을 찾아가는 일화에서 양도 한 역할을 담당했다. 이들은 동굴에 갇혀 한 사람씩 차례로 외눈박이 괴물 폴리페모스Polyphemus에게 잡아먹히다가 오디세우스가 창으로 괴물의 눈을 찔러 눈을 멀게 한다. 그와 그의 병사들은 폴리페모스가 거느리고 있던 양의 배에 자신들의 몸을 묶어 탈출한다).

앨버커키에서 이어지는 강의마다 소닉 헤지호그 유전자는 어김없이 등장했다. 이 유전자는 복잡한 일련의 분자 활동에 시동을 건다. 생물학자들은 이것을 shh 신호전달경로라고 부른다. 여기에는 얼룩 유전자, 매끈 유전자 그리고 그 밖의 유전자들도 함께 동원된다. 포유류에서 소닉 헤지호그 유전자는 몸과 뇌의 좌우 대칭성 확립을 돕고, 골격과 신경계의 패턴 형성과 뼈와 근육의 연결 그리고 이것들에 피부로 옷을 입히는 과정 등을 유도한다. 이런 과정을 망가뜨리는 방법이 사이클로파민에만 있는 것은 아니다. 발달 중인 사람의 배아에서 돌연변이가 일어나 소닉 헤지호그 유전자를 억제하면 전전뇌증holoprosencephaly이라는 기형이 나타날 수 있다. 양에서와 마찬가지로 이 기형을 지닌 아기는 뇌가 양쪽 반구로 적절히 나뉘지 않는다. 그리고 콧구멍이 하나밖에 없는 경우도 나오고, 앞니가 두 개가 아니라 하나만 나는 사례도 있다. 아주 심각한 경우에는 얼굴 중앙에 헤드랜턴처럼 거대한 외눈이 만들어지기도 한다. 아이가 제대로 발달하기 위해서는 정말이지 수많은 단계가 정교하고도 올바르게 진행되어야 한다. 적절한 화학적 신호가 만들어져 전송되고, 그 신호가 적절한 위치에서 적절한 농도로, 적절한 시간에 수신되어야 한다. 무언가 잘못될 가능성은 생각보다 많다. 무려 250건당 한 건 정도에서는 초기 배아에 전전뇌증이 나타나는 것으로 추산되고 있다. 다만 이런 경우는 보통 유산으로 끝날 때가 많기 때문에 정상 출산에서는 이런 기형이 1만 6000건당 한 번꼴로만 나타난다. 이렇게 태어난 아기들은 대부분 일찍 사망하지만, 증상이 미약한 경우에는 여러 해 동안 살 수 있다.

소닉 헤지호그의 신호가 아주 미약하면 선천성 이상을 야기할 수 있지만, 반대로 너무 과다할 경우 아동과 성인에서 악성종양의 형성을 촉진할 수 있다[7]. 그 예가 바로 수모세포종medulloblastoma이라는 뇌종양 그리고 사람에게 발생하는 가장 흔하고, 보통 무해한 형태인 기저세포암basal cell carcinoma이다. 피부에서 자라는 이 암은 천천히 발생하는 성질이 있고, 피부과에서 쉽게 잘라낼 수 있다. 하지만 골린 증후군Gorlin syndrome이 있는 사람에게서 헤지호그 유전자의 활동이 과도해지면 암종이 수백 개나 나타날 수 있다. 한 연구에서는 사이클로파민이 들어 있는 크림으로 이런 암을 물리칠 수 있다는 것을 발견했고, 또 다른 헤지호그 억제제를 이용하는 치료법이 미국 식품의약국FDA의 승인을 받기도 했다.

오전 강연을 듣고 나자 나는 기진맥진frazzled해졌다('기진맥진 유전자frazzled gene'라는 것도 있다. '지글지글 유전자sizzled gene'란 것도 있다). 나는 잠시 연구 포스터 전시장을 조용히 거닐기로 마음먹었다. 포스터 전시는 과학 학회에서 하나의 전통으로 자리 잡아왔다. 포스터 전시장에는 코르크판이 줄줄이 세워져 있어서 과학자들(보통 대학원생이나 신출내기 박사들)이 자신의 연구 성과를 도표와 글로 설명해 놓은 커다란 현수막 포스터를 그 위에 핀으로 박아 고정시킬 수 있다. 몇 년 전에 내가 신경과학 학회를 쫓아다닐 때의 경험에 따르면, 포스터를 관람하는 것이 그 분야의 전반적 상황을 파악하는 데 큰 도움을 주었다. 다시 한 번 나는 흥미롭고 때로는 당혹스러운 새로운 영역에 푹 빠져들고 있었다. 이날 오후에는 발생생물학에 대한 포스터가 148개 전시되어 있었고, 그 연구 내용들 중 상당수는 더 구체적인 부분으로 연구해 들어갈 준비가 된 것들이었다.

누군가 나를 붙잡고 이야기를 길게 늘어놓는 일이 없도록 경계하면서 한 통로를 따라 걷다가 「신경 발생에 관여하는 새로운 전사인자Novel Transcription Factor Involved in Neurogenesis」라는 제목이 붙은 포스터 앞에서 잠시 멈춰 섰다. 이 포스터의 담당자는 잠시 자리를 비운 것 같았다.

"제 포스터에 대한 설명을 좀 해드릴까요?" 난데없이 한 젊은 여성이 나타났다. 이름표를 보니 임페리얼칼리지런던Imperial College London에서 온 엠마 팔리Emma Farley라는 사람이었다. 나는 혼자서 포스터를 꼼꼼히 읽는 편을 좋아하지만 이 여성은 워낙 열성적이어서 뿌리치기 힘들었다. 이 여성은 왼쪽 위에서 시작해서 아연집게zinc finger라는 분자 손가락을 갖춘 Dmrt5라는 분자가 뇌의 성숙 과정에서 유전자 스위치의 조절을 거들고 있을지도 모른다[8]는 내용을 설명해 내려갔다. 이 실험은 쥐와 닭을 이용해 이루어졌다. 나는 최선을 다해 이 여성의 설명을 쫓아갔고, 그녀는 이따금씩 내 얼굴을 흘끗 쳐다보며 내가 제대로 이해하고 있는지 눈치를 살폈다. 이 여성은 어느 수준에 맞춰서 설명하고 있었을까?

"선생님께서는 어떤 동물로 연구하시나요?" 마침내 그 여성이 물었다. 초파리, 손톱개구리속 개구리Xenopus, 예쁜꼬마선충… 등

등 여러 가지 가능성이 있었다. 그 여성에게 나는 과학저술가라고 말해주었다. 그러자 그 여성은 내가 요점을 제대로 파악할 수 있을 때까지 몇 단계 수준을 낮춰주었다. 나는 그 여성의 인내심에 고마워하며 로비로 걸어 나와 노트북을 꺼내 앉았다. 그리고 '아연집게', 'Dmrt5', '엠마 팔리'에 대해 구글로 검색해보았다. 알고 보니 이 여성은 앞서 발표했던 포스터로 상을 수상하기도 했다. 한 조각, 한 조각 나는 지도를 맞춰 나갔다.

일단 한번 신기하고 새로운 세상을 접하고 나면 사람의 뇌는 그것을 향해 더듬이를 뻗는 것만 같다. 좀 더 많은 포스터 곁을 지나자 한 시간 전만 해도 낯설었던 용어들이 내게로 달려들었다. 생물의 발생을 이해하지 않고는 암을 이해할 수 없을 것이다. 그리고 지난 학회 이후 불과 1년 사이에 새로운 정보의 조각들이 이렇게 많이 축적되었다는 사실이 새삼 놀라웠다. 포스터 제목에는 신기한 용어들이 가득했다. 「팻-히포 신호가 초파리 시각 신경상피의 증식과 분화를 조절한다Fat-Hippo Signaling Regulates the Proliferation and Differentiation of Drosophila Optic Neuroepithelia(발생 과정에서 히포Hippo 유전자는 기관의 크기를 결정하는 데 도움을 주고 일부 암과도 연관되어 있음이 암시되었다).」, 「Fox1과 Fox4는 제브라피시의 근육 특이성 스플라이싱을 조절하며 심장근과 골격근의 기능에도 필요하다Fox1 and Fox4 Regulate Muscle-Specific Splicing in Zebrafish and are Required for Cardiac and Skeletal Muscle Functions(돌연변이가 일어나면 이 유전자들 역시 악성종양의 성장을 촉진할 수 있다).」. 자신의 발견 내용에 사람들의 이목을 끌기 위해 포스터에서 가끔씩 기발한 제목을 제시하기도 했다. 「1+1=3」이라는 제목의 포스터는 식물의 성장에 관여하는 두 호르몬 사이에서 나타나는 상승관계를 다루고 있었다. 「내 꼬리는 어디로 Where'd my tail go?」라는 제목의 포스터는 아래쪽 척추에 돌연변이를 발생시켜 키운 에라카나 닭Araucana chicken에 관한 연구였다.

내가 그날 보았던 모든 포스터 중에서도 내 마음속에 깊이 파고든 한 가지가 있었다. 또 다른 통로를 누비며 좌우로 들어선 포스터들 사이를 지나던 나는 한 포스터 제목[9] 앞에서 발걸음을 멈추었다. 「심장세포가 자신의 운명을 받아들이는 법How heart cells embrace their fate」. 지금은 나도 '세포의 운명cell fate'이라는 것이 철학적 용어가 아니라 완전히 분화한 세포를 지칭하는 전문용어라는 것을 알고 있다. 세포에서 적절한 패턴의 유전자가 활성화되어 피부세포, 근육세포, 뇌세포 등이 되는 것이 세포의 운명이다. 게다가 이 연구의 실험대상은 인간의 심장이 아니라 하등 동물인 멍게의 심장이었다. 하지만 이 제목은 내게 마치 시처럼 들렸다.

생물학 학회 장소에서 불과 1.5킬로미터 정도 거리의 시 외곽에 대학병원이 있었다. 이 병원은 얼마 전에 낸시의 수술을 위해 찾아갔던 병원이다.

암세포는 자신의 운명에 반기를 든 세포들이다. 암세포들은 훨씬 더 많은 영토를 원한다. 그 바람에 낸시의 암이 자궁에 자리잡고 있다는 것을 알아내기가 더 힘들었다. 쉬지 않고 가는 생물학적 시계가 똑딱거리는 반생명 시한폭탄이 되어버렸다.

그날은 불길하게 시작되었다. 접수 담당자는 자기와 대화를 나누고 있는 정중하고 차분한 이 여성이 자신을 죽음으로 이끌 수도 있는 암을 안고 있다는 사실을 몰랐던 것인지, 아니면 알고도 무신경했던 것인지 태도가 퉁명스럽기 그지없었다. 입원 담당자는 친절했지만 미안하다는 말만 되풀이했다. 남는 침상이 없었던 것이다. 항공기 예약처럼 이 병원도 일부러 정원수보다 많은 환자에게 예약을 잡아주고 있었다. 주의 주요 외상치료센터로도 기능하는 대형 의료시설이다 보니 어쩌면 불가피한 일인지도 모른다. 어쨌거나 낸시는 정보시스템에 '플로터floater〔지정된 자리 없이 옮겨 다녀야 하는 환자—옮긴이〕'라고 입력되었고, 침대를 배정받지 못하고 있다가 수술이 끝나고 시간이 좀 지난 뒤에야 한 병동에 자리가 났다. 플로터. 아마도 이 담당자는 '플로터'가 경찰들이 호수에서 얼굴을 아래로 향한 채 떠오른 시신을 가리킬 때 쓰는 은어라는 사실을 모르고 있었을 것이다.

그날 아침 내가 다시 낸시를 마주했을 때 그녀는 수술 준비를 마치고 수송용 침대에 누워 있었다. 낸시는 정말 용감하게 이 상황을 받아들이고 있었다. 지도간호사가 옆에서 지켜보는 가운데 한 간호 실습생이 낸시의 정맥에 주사를 찔러 채혈을 했다. 하지만 정맥에서 한참 떨어진 엉뚱한 곳을 찌르는 바람에 주사바늘이 신경을 찔러 손상을 입혔고, 이때 생긴 손상은 수술 흉터가 다 아물고 난 다음에도 한참이나 남아 있었다. 하지만 그날 아침에는 이 정도는 별것 아닌 듯 느껴졌다. 마취과 전문의가 도착했고, 그다음으로는 외과의사가 도착해서 안심시키는 말을 해주었다. 이윽고 수술실 문이 열리고 아내가 침상에 실려 안으로 들어갔다.

이날은 11월의 첫 번째 금요일, 시간은 오전 11시 30분이었다. 수술이 길어질 것이라는 얘기를 들었다. 나는 넓은 보호자 대기실의 조용한 구석에서 빈 의자를 찾아냈고, 앉아 있다가 지겨워지면 복도를 걷다가 또 다른 앉을 자리를 찾아보고는 했다. 수술을 시작한 지 두 시간 그리고 세 시간이 흘렀다. 혹시나 외과의사나 보조의사가 수술보고서를 들고 나타났는데 나를 못 볼까 걱정이 돼서 멀리 벗어나고 싶지는 않았다.

나는 기도했다. 머릿속으로 애원의 말들을 강박적으로 반복하는 것도 기도라 할 수 있다면 말이다. 나에게 있어서 신이라면 아인슈타인의 신밖에 없었다. 그리고 아인슈타인에게 있어서 신이란 휘어진 시공간 속에서 펼쳐지는 질량과 에너지를 지배하는 법칙이었다. 내 곁을 지나가는 시간이 느려졌다. 나는 그 느려진 시간 속에서 과학 자체의 창조이야기에 담긴 기이한 아름다움에 대해 생각했다. 아주 오래전 지구에서는 원자들이 다른 원자들과 결합해서 온갖 모양과 크기의 다양한 분자들을 형성했다. 그리고 이 작은 물질 조각들이 셀 수 없이 다양한 배열로 서로 들러붙다가 결국 그 중간 어디선가 스스로를 복제할 수 있는 분자가 등장했다. 그 분자의 구멍과 틈새로 길 잃은 원자들이 달라붙으면 분자를 주형 삼아 첫 번째 것과 똑같은 작은 구조를 가진 또 다른 분자가 떨어져 나왔다. 그리고 이 과정이 반복되면서 물질이 또 다시 물질을 낳았고, 그러다가 지구의 대양 어딘가에서 이 자기영속적self-perpetuating 장치가 막을 가진 작은 거품에 붙잡히게 된다. 세포의 조상이 탄생한 것이다.

이것은 분열을 거듭하며 스스로를 자식 세포에게 복제했고, 그 자식 세포들은 또 다시 스스로를 복제했다. 그러는 동안 세포 안에 들어 있던 분자들이 자발적으로, 혹은 방사능을 띤 지구의 환경에 영향을 받아 돌연변이를 일으키며 미묘하게 변화했다. 하지만 새로 등장한 세포들 중에는 더 뛰어난 능력을 갖추어 번성하는 세포들이 있었다. 이들은 먹이를 향해 더 빨리 움직이거나 위험을 피해 더 빨리 달아날 수 있었다. 이 원시 수프 안에서도 암세포와 비슷한 무언가가 분명 나타났을 것이다. 악마처럼 야만적이어서 다른 세포를 희생시키며 자기만 번성하는 세포 말이다. 하지만 거기에서 더 나아가 다세포 생명체를 이루고, 한 시대를 주름 잡는 동물상fauna과 식물상flora을 탄생시키고, 육상 생명체들을 만들어낸 존재는 한데 모여 협조하는 능력을 갖춘 세포들이었다. 그런데 이런 정교한 세포들의 집합체 중에서도 가끔씩 낸시의 몸속에 있는 문제의 세포처럼 다시 야만적인 세포로 되돌아가는 것이 있었다.

공상이 또 다른 공상으로 꼬리를 무는 동안 오후가 저녁으로 바뀌었다. 그런데도 아직 수술실에서는 아무런 얘기도 없었다. 문이 잠겨 있는 곳을 제외하면 그 사이에 내 발길이 닿지 않은 방과 복도는 하나도 없었을 것이다. 병원 신분증이 없이도 아무 곳이나 무작위로 그토록 쉽게 돌아다닐 수 있어서 놀랐다. 나는 바깥으로 걸어 나갔다. 청소부와 다른 직원들이 서서 담배를 피우고 있었다. 나는 응급실 앞을 걸었다. 칼에 찔린 사람, 교통사고를 당한 사람, 총에 맞은 사람들이 구급차에 실려 들어오고 있었다. 나는 다시 수술실이 있는 층으로 돌아와 자리에 앉았다. 그러고는 노트북을 꺼내 내가 당시에 쓰고 있던 책을 써보려고 했다. 헨리에타 리비트Henrietta Leavitt라는 여성에 대한 책이었다. 이 여성은 1900년대 초에 깜빡이는 항성을 발견했다. 천문학자들은 이 항성을 우주의 공허함을 측정하는 신호등으로 사용한다. 이 여성은 자식 없이 위암으로 사망했다.

곧 낸시의 남동생이 도착했다. 지구가 자전을 계속해서 바깥은 어두워져 있었다. 구내매점도 문을 닫았고 불도 꺼져 있었다. 우리는 복도로 쫓겨났고 그곳에서는 한 가족이 수술이 길어진 다른 누군가의 수술 결과를 기다리고 있었다. 우리 말고 아직도 이 층에 남아 있는 내원객은 이 가족밖에 없었다.

마침내 저녁 7시 30분. 낸시가 수술실로 들어간 지 여덟 시간이 지났다. 평소처럼 낸시의 담당 외과의사가 목에 마스크를 걸친 채 나타났다. 외과의사는 변형 광범위 자궁적출술modified radical hysterectomy이라는 수술을 통해 낸시의 난소, 나팔관, 자궁을 들어냈다. 이 모든 일의 출발점인 한 종양이 자궁내막을 3밀리미터 정도 파먹고 들어가 자궁경부 위쪽 끝으로 퍼지기 시작했다고 한다. 그 지점으로부터 암은 자궁이 제자리를 지킬 수 있게 도와주는 원인대round ligament[자궁을 지지하는 인대—옮긴이] 하나를 타고 교묘히 이동했고, 부어오른 림프절이 나타난 곳인 오른쪽 사타구니로 향하는 과정에서 주변 조직들을 점령했다. 이곳에서 암은 피부를 침략했으며 림프계를 타고 왼쪽 사타구니의 림프절로 뛰어넘어갔다. 골반부에서도 커진 림프절이 나타났고, 그중 두 개는 위험하게도 정맥 가까이에 자리 잡고 있었다. 하지만 이것들 역시 암인지는 아직 확인되지 않았다. 암 조직을 비롯해 의심되는 조직은 모두 제거되었고 채취한 조직은 조직검사를 위해 보내졌다.

이 와중에도 다행스러운 소식이 많았다. 암이 방광, 직장 등 자궁 주변의 다른 기관으로 퍼진 징조는 보이지 않았다. 암이 혈관계로 덩굴을 뻗는 법은 아직 배우지 못한 상태였다. 수술은 깔끔하게 이루어졌고 수혈을 받을 필요도 없었다. 낸시가 잃은 혈액은 300제곱센티미터에 불과했다. 이 정도면 한 컵보다 조금 많은 양이다. 며칠 뒤에 타이핑해서 제출될 보고서에 들어갈 메모에 담당 외과의사는 이렇게 적었다. "합병증: 없음".

의사가 낸시가 누워 있는 회복실로 우리를 안내했다. 낸시는 간신히 의식이 돌아와 있는 상태였다. 낸시는 우리를 보고 미소를 지었다가 다시 무의식 상태로 빠져들었다. 이 모든 일들을 떠올리고 있으니 아이를 갖지 않은 것에 대해 아내가 느꼈을 슬픔이 나를 엄습해왔다. 낸시는 여러 번에 걸쳐 이 슬픔이 어떤 것인지 내게 설명하려 했고, 그 슬픔을 나도 마음속으로 느껴보려고 애썼다. 이제 낸시는 나를 비롯한 그 누구와도 아이를 가질 수 없게 되었다. 낸시의 자궁 속에는 태아 대신 암이 자라고 있었던 것이다. 다른 모든 암과 마찬가지로 태아 발생 메커니즘의 일부를 빌려다 쓴 암이.

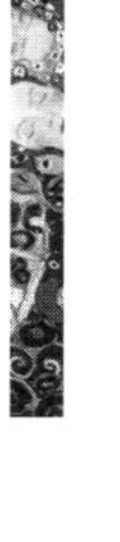

07
암은 어디서 오는가

—

1890년대에 윌리엄 러브William T. Love는 나이아가라 강 기슭을 따라 경제가 활성화될 것이라 내다보고 운하를 파기 시작했다[1]. 이 운하는 나이아가라 폭포를 돌아 나가며 배들이 이리 호와 온타리오 호 사이를 오갈 수 있게 할 예정이었다. 그보다 더 중요한 것은 여기에서 전용한 물이 수력발전에 이용된다는 것이었다. 고갈되지 않는 에너지 공급에 이끌려 새로운 산업단지들이 들어설 것이고, 노동자들은 그가 모델시티Model City라 부를 시범도시 개발단지에서 현대적인 공장들로 통근하게 될 것이다.

러브의 계획에서 가장 중요한 부분은 전력에 굶주린 고객들이 전기를 찾아 이곳까지 찾아와야 한다는 점이었다. 당시 전기는 토머스 에디슨Thomas Edison이 개발한 직류 형태로 생산되었다. 직류전류는 장거리로 송전하면 전류가 약해지는 문제가 있었다. 그래서 전선 끝쪽에 위치한 고객의 전구는 발전소에 더 가까운 고객의 전구보다 불의 밝기가 더 약하다. 하지만 나이아가라의 지리적 장점은 오래 가지 못했다. 러브의 운하가 착공될 무렵, 세르비아의 발명가 니콜라 테슬라Nikola Tesla와 그의 고용주 조지 웨스팅하우스George Westinghouse가 교류전류 발전기와 변류기를 도입한 것이다. 그리하여 머지않아 나이아가라와 다른 지역에서 생산된 전기를 고전압으로 승압해서 미국 전역으로 송전할 수 있게 되었다. 엎친 데 덮친 격으로 1893년에 큰 경제공황이 닥치면서 러브의 운하 프로젝트는 막을 내리고 그 뒤로 폭 30미터, 길이 900미터의 파다 만 수로만 덩그러니 남았다. 뉴욕 나이아가라 폭포의 인근 주민들은 이 수로를 수영과 아이스 스케이트를 즐기는 데 이용했다.

비록 러브의 프로젝트는 실패로 끝났지만 화학제조업을 비롯한 다른 산업들이 강을 따라 성장했고, 제2차 세계대전 즈음에는 후커전기화학회사Hooker Electrochemical Company에서 버려진 운하를 취득하여 폐기장으로 사용했다. 그 후로 10년 동안 이 회사는 2만 2000톤가량의 독성 폐기물을 운하에 버렸다. 그중에는 벤젠, 다이옥신 같은 발암물질도 포함되어 있었다. 이후 폐쇄되어 흙으로 덮여 있던 이 땅은 1953년, 그 속에 화학 폐기물이 들어 있다는 사실이 주지된 상태에서 1달러라는 명목상의 가격에 지역 학교 이사회에 팔렸다. 이후 그 위에는 초등학교가 세워졌고, 시에서는 오래된 폐기장 일부를 공원으로 변경할 구상을 한다.

그 후 20년 동안 운하와 인접한 땅들은 제각각 팔려 개발되었다. 그런데 1970년대 말 2년 동안 평년보다 훨씬 높은 강수량을 기록하면서부터 주민들은 역겨운 냄새가 난다며 불평을 하기 시작했다. 1977년, 미국 환경보건국Environmental Protection Agency의

한 공무원이 조사를 나왔다가 녹슨 폐기물 통들이 땅 위로 빠져 나와 있는 것을 발견했다. 도로에 움푹 팬 구멍에서 몇몇 집 뒷마당으로 폐기물이 스며 나오고 있었고, 이 폐기물이 어느 가정집의 지하로 흘러들고 있었다. 공식보고서에는 이렇게 적혀 있었다. "냄새가 옷과 신발에 밴다." 사흘이 지나도록 이 공무원의 스웨터에서는 계속 악취가 났다. 결국 그 동네에는 소개疏開 명령과 함께 국가비상사태가 선포되었고, 본격적인 조사가 시작되었다.

사람들은 너나없이 이것이 환경재앙이라는 데 동의하였고 후커전기화학회사, 학교 이사회, 부동산 개발자, 나이아가라 폭포의 시를 둘러싸고 책임 소재를 따지는 수많은 책들이 쏟아져 나왔다 (조이스 캐롤 오츠Joyce Carol Oates는 이 사건을 자신의 소설에 담았다).

이 폐기물 처리장이 대중의 건강에 얼마나 해를 끼쳤는지 추정하는 일은 쉽지 않았다. 위기가 닥친 초기에 미국 환경보건국에서는 러브 운하 주변에 거주하는 사람들이 그 지역의 오염된 공기를 들이마신 것만으로도 평생 암에 걸릴 확률이 열 명당 한 명꼴로 나온다고 추정했다. 하지만 며칠 지나지 않아 환경보건국에서는 수학적인 오류가 있었음을 인정했다. 높게 나왔던 발암 위험이 실제로는 100명당 한 명꼴이었고, 오염지역으로부터 몇 블록만 떨어져도 이 확률은 크게 떨어졌다. 또 다른 미국 환경보건국 보고서[2]에서는 검사에 자원한 36명의 주민 중 일부에서 염색체 손상의 징후가 나타났다고 했다. 정상 범위보다 높은 수준이었다. 하지만 메모리얼 슬로언케터링 암센터의 의장 토머스 루이스Thomas Lewis가 이끄는 의학전문가위원회에서는 이 보고서를 두고 '졸속으로 시행하여 과학의 신뢰성에 손상을 입힌 부적절한 발표'라고 일축해버렸다. 나중에 미국 질병관리본부Center for Disease Control, CDC에서 다시 조사한 결과, 염색체 변이의 과잉은 발견되지 않았다.

암이 발생하는 데는 수십 년씩 걸린다. 이 사례를 계속해서 추적한 사람들은 뉴욕시 보건부에서 30년 동안 진행한 후향적 연구의 결과를 기다렸다. 그러나 나란히 놓고 비교해보아야 할 변수가 워낙 많은 탓에 이런 연구들은 불확실성투성이다. 고려해야 할 요인은 나이, 성별, 운하와의 근접성 등이었다. 조사 대상에 포함된 6026명의 거주민 중 거의 절반[3]은 직업상 발암요인에 노출될 수도 있는 일자리에서 근무했고 약 2/3가 흡연자였다. 알코올음료를 마시는 사람의 비율도 그 정도였다.

연구가 마무리되자 역학연구자들은 운하 근처에 살았던 부모가 낳은 아이들의 선천성기형 발생비율[4]이 나이아가라 카운티의 비율보다 두 배나 많고, 주의 나머지 지역보다도 높게 나왔다[5]고 보고했다. 전체 인구와 비교해보면 남아보다 여아가 약간 더 많이 태어났다. 이는 러브 운하의 화학물질이 유전적인 영향을 미쳤을지도 모른다는 또 다른 암시였다. 이렇듯 기형 발생효과가 암시되기는 했지만, 순전히 운하 근처에서 사는 것 때문에 암에 걸렸다는 설득력 있는 증거는 여전히 발견되지 않았다. 몇몇 유형의 암은 유병률이 예측치보다 살짝 높게 나오기는 했으나 그 차이가 너무나 미미했기 때문에 정상적인 확률 범위를 벗어나지 않는 것으로 여겨졌다. 전체적인 암 비율은 오히려 전체 인구보다 살짝 더 낮게 나왔다[6].

선천성기형과 암은 모두 돌연변이에서 비롯될 수 있다. 그렇다면 어째서 어느 한쪽은 증가의 조짐이 나타나는데 다른 한쪽은 그렇지 않을까? 발생 과정에서 분열하고 있는 배아의 세포들이 몸이 완전히 형성된 성체의 세포보다 파괴적인 영향에 더욱 민감할 것이라는 설명이 타당해 보인다. 그리고 발생 도중에는 한 번의 돌연변이가 일어나도 발생의 경로를 탈선시키기에 충분하지만, 한 기관 안에 들어 있는 세포가 일탈해서 암세포가 되려면 이런 돌연변이가 몇 번씩 연속해서 일어나야 한다. 하지만 러브 운하로 인해 암 발생에 유리한 조건이 마련된 듯 보이고, 30년이라는 짧지 않은 세월이 흘렀는데도 그 정도로는 눈에 띄는 과잉의 악성종양이 만들어지기에 충분하지 않았던 모양이다.

환경운동이 활발하게 시작된 1970년대와 1980년대에 성장한 우리 세대 사람들 대다수는 이런 연구 결과를 곧이곧대로 믿기 어려웠다. 우리는 우아한 문장으로 살충제와 환경에 대해 경고한 레이첼 카슨Rachel Carson의 《침묵의 봄*Silent Spring*》 그리고 사무엘 엡스타인Samuel Epstein의 통렬한 비판이 담긴 《암의 정치*The Politics of Cancer*》 같은 책으로부터 영향을 받은 사람들이다. 우리는 사카린과 적색 인공착색염료 2번에 대해 걱정했고, 나중에는 사과에 묻어 있는 식물 생장조절 화학제 알라Alar에 대해 걱정했다. 우리는 '20세기의 흑사병'이라는 암이 현대판 유행병으로 번지고 있으며[7] 무책임한 기업들이 폐수를 무분별하게 버리는 바람에 대중들이 그 위험에 고스란히 노출되고 있다고 들었었다. 식품첨가제, 살충제, 제초제, 가정용 세제 이 모든 것들이 우리의 DNA를 변질시킨다는 경고에도 익숙하다. 미국 환경보건국의 행정관인 러셀 트레인Russel Train은 우리는 '화학적 룰렛의 암울한 게임[8]'에 붙잡힌

인질에 불과하다고 경고한 일이 있고, 이 이야기는 신문에 기사화되어 전국으로 퍼졌다. "우리가 만들어낸 이상하고 새로운 창조물들이 우리 주변을 온통 둘러싸고 있다. 이것들은 우리가 숨 쉬는 공기, 마시는 물, 먹는 음식 그리고 우리가 만지는 것 속에 들어 있다. 이것이 우리를 공격해도 우리는 아무것도 느끼지 못한다. 이것이 미치는 해로운 영향은 수십 년이 지난 뒤에 암의 형태로 나타나기도 하고, 심지어는 몇 세대 후에 돌연변이 유전자의 형태로 나타나기도 한다." 우리는 사학자 로버트 프록터Robert Proctor가 말한 '암과의 대전쟁the Great Cancer Wars'의 한복판에 놓여 있다.

우리는 '암의 90퍼센트는 환경문제로 생긴다[9]'는 이야기를 귀가 닳도록 들어왔다. 이런 경고들 중에는 물론 음모론적인 성격을 띠는 것도 있었다. 발암 화학물질을 생산하는 회사에서 항암치료제도 함께 만들고 있으며, 결국 암을 이용해 양쪽으로 돈을 벌고 있다는 것이다. 이런 이야기들은 지나치게 극단적이었지만, 전체적인 메시지 자체는 그럴듯해 보였다. 여러 회사에서 발암물질로 여겨지는 화학물질을 생산해냈다. 국립독물학프로그램National Toxicology Program에서 발표한 499쪽짜리 발암물질 보고서에는 알려진 발암물질 및 발암의심물질suspected carcinogen들이 나열되어 있다. 이런 물질을 이용하거나 생산하는 산업의 노동자들은 노출 정도에 따라 건강의 위험이 증가한다. 그리고 이런 화학물질들이 대기로 퍼져 나감에 따라 대중에게 미치는 심각한 영향이 분명해질 수밖에 없다. 이런 부정적인 영향은 지금부터 시작되어 고장 난 유전자가 축적됨에 따라 해가 갈수록 점점 더 커질 것이다.

우리가 느끼는 공포 중에는 오해에서 비롯된 것도 있다. 역학

연구자들은 '환경environment'을 아주 넓은 의미로 정의하기 때문에 흡연, 섭식, 운동, 출산, 성적 습관, 온갖 종류의 행동이나 문화적 관습 등을 비롯해 유전의 직접적인 결과가 아닌 모든 것이 여기에 포함된다. 바이러스, 햇빛 노출, 라돈, 우주 광선 같은 것들도 모두 환경적인 요인으로 정의된다. 암이 유전에 얼마나 강한 영향을 받고, 이런 외부적 요인에는 또 얼마나 강한 영향을 받는지 감을 잡기 위해[10] 1950년대에 과학자들은 노예상에게 붙잡혀 미국으로 오게 된 흑인 노예의 후손들과, 그대로 아프리카에 남아 있는 그들의 친족들을 비교해보았다. 그 결과 흑인 미국인들에게서는 폐암, 췌장암, 유방암, 전립선암, 그 밖의 암이 아프리카인들보다 훨씬 많이 나타났다. 다른 연구에서도 비슷한 패턴이 나왔다. 일본의 남성들은 미국에 사는 일본계 남성보다 위암의 발병률은 더 높지만, 결장암 발병률은 낮은 것으로 알려져 있다. 하지만 이들이 미국으로 이사하면 상황이 변한다. 이들은 새로 옮겨간 국가의 암에 더 많이 걸리고, 떠나온 국가의 암 발병 사례는 줄어든다. 이들의 유전자는 똑같기 때문에 여기에는 유전 외의 요인이 관여하고 있음이 틀림없다.

1970년대 말, 수십 년에 걸쳐 이루어진 이민 연구들은 똑같은 결론에 도달했다. 암 사례 중 90퍼센트는 어떤 외부적 영향력을 필요로 했다. 무언가 '환경적인environmental' 것이 필요했던 것이다. 손상된 유전자를 유전 받은 사람은 처음부터 암이 발생하기에 유리한 조건에 놓여 있을 가능성이 있다. 하지만 악성종양을 촉발하는 대부분의 돌연변이는 살아가는 동안에 생기는 것이었다. 이것은 공공의 보건과 질병예방이라는 입장에서는 고무적인 소식이었다. 하지만 이것은 거의 대부분의 암이 오염, 살충제, 산업 폐기물로 인해 생긴다는 의미로 잘못 이해되는 경우가 많았다. 사람들은 더 차근차근 깊이 있게 살펴보려는 열의가 부족하다. 좀 더 균형 잡힌 관점을 요구하는 차분한 의견도 있었지만, 대중은 가장 끔찍한 경고만을 머릿속에 담았다. 자기 자신이나 알고 지내는 누군가가 암에 걸리기라도 하면 우리는 재빨리 어느 기업을 비난해야 하는지부터 생각했다.

이 이야기에는 정치와 의미론 이상의 것이 담겨 있었다. 리처드 닉슨Richard Nixon이 암과의 전쟁을 선포한 지 얼마 지나지 않은 1973년에 정부의 '조사, 역학 및 최종 결과 프로그램Surveillance, Epidemiology and End Results Program, SEER'에서 각 주의 암 등록부를 통해 암의 발생율과 사망률, 즉 사람들이 얼마나 자주 암에 걸리고, 암으로 죽는 사람이 얼마나 많은지에 대해 자료를 수집하기 시작했다. 폐암을 제외하고는 전체적인 비율이 일정하게 유지되고 있다는 것이 여러 해에 걸쳐 이어져온 주된 시각이었다. 하지만 1976년에 새로운 SEER 자료를 미국 국립암연구소의 예전 조사 자료와 비교해보았더니 인구의 노령화를 감안하였는데도 새로운 암 발병 사례가 눈에 띄게 늘어나고 있는 것처럼 보였다[11]. 이것이야말로 수많은 사람들이 갈구했던 증명[12]인 듯했다.

서로 다른 출처로부터 서로 다른 규칙에 따라 작성된 통계 두 가지를 하나로 묶으려 하면 문제가 생길 수밖에 없다. 처음부터 역학연구자들은 이런 비교가 적절치 못하며, 이것은 암의 역학에 관한 증거가 될 수 없기 때문에 여기서 어떤 결론을 이끌어내려 해서는 안 된다고 경고했다.

대중이 어떤 상황에 직면하고 있는지를 좀 더 분명하게 규명하기 위해 미국 기술평가국U.S. Office of Technology Assessment에서는 리처드 돌Richard Doll과 리처드 페토Richard Peto에게 연구를 의뢰했다. 옥스퍼드대학교의 역학연구자인 이 두 학자는 흡연과 암 사이의 관계뿐 아니라 석면의 발암효과를 밝혀내어 이름을 날린 바 있었다. 이 분야에서 이 두 사람보다 실력이 뛰어난 과학자를 찾아내기는 어려웠다[13].

가장 먼저 이들은 어느 쪽 수치가 신뢰할 만한지 판단해야만 했다. 인구집단에서 새로 나타나는 암 발병 사례의 수치를 의미하는 암 발병률에 대한 통계는 차츰 개선되고는 있었지만 아직 신뢰할 수 있을 수준에 도달하지는 못한 상태였다. 새로운 암이 더 많이 발생한 것처럼 보여도 실제로는 진단기술이 좋아지고 의료기록이 더 정확해지고, 진료를 받기 위해 병원을 찾는 사람의 비율이 계속 늘어남에 따라 나타난 현상일 수도 있었다. 20세기 초반의 사망진단서 역시 의심스러웠다. 암이라는 오명을 공공의 장부에 기록하지 말라는 가족들의 요구를 의사들이 묵인하는 경우도 있었을 것이다. 또 기록보관과 진단 모두에서 실수가 종종 나왔다. 폐암으로 사망한 사람이 폐렴으로 사망했다고 기록되기도 했다. 진단이 되지 않은 뇌종양으로 인한 사망이 고령으로 인한 사망으로 기록되기도 했다. 그리고 사실은 다른 원인으로 죽었는데 암으로 사망했다고 기록되는 경우도 있었다. 1933년부터 주에서 중앙 등기소로 사망을 보고하기 시작하자 상황이 개선되었다. 그리고 20세기를 거치는 동안 표준화된 분류체계가 시행되었다(그전에는 자궁경부암과 자궁암이 하나로 묶여 있었고, 혈액세포의 악성종양인 호지킨 림프종

Hodgkin's lymphoma이 감염성 질환으로 오해받기도 했다).

이 연구자들은 1950년 자료부터 참고하기로 하고, 사망률을 암의 유병률과 최대한 가까운 근사치로 이용하여 100쪽 이상에 걸쳐 빽빽하게 채워진 문장, 표, 도표 그리고 꼼꼼하게 정리된 여섯 개의 별첨자료에 대해 복잡한 분석을 진행했다. 그리고 이들은 자신들이 직접 수행한 계산에 덧붙여 300편 이상의 다른 연구에서 나온 결과들도 함께 검토했다.

돌과 페토의 「암의 원인*The Causes of Cancer*」은 1981년에 발표된 이후로 암의 역학에서 가장 영향력 있는 문헌 중 하나로 자리 잡았다. 이 연구에서는 대부분의 암이 피할 수 있는 것이라고 결론 내리고 있다. 어떤 요인이 작용함으로써 발생하는 것들이 많기 때문에 인간이 통제할 수 있는 여지가 대단히 크다는 것이다. 예컨대 암으로 인한 사망 중 30퍼센트는 담배가 원인이었다. 식생활은 35퍼센트를 차지했으며 알코올은 3퍼센트였다. 7퍼센트 정도의 사망은 생식 행동과 성적 행동과 관계되어 있었다. 여기에는 출산을 미루거나 포기하는 것 그리고 문란한 성생활도 포함되어 있었다(여러 파트너와 성생활을 하는 것은 자궁경부암의 위험을 높이는 것으로 파악되었다. 다만 당시에는 그 병원체가 인유두종 바이러스임을 아직 알지 못했다). 그 밖에 10퍼센트의 암은 다양한 감염에 의한 것으로 잠정적인 결론이 났으며, 3퍼센트는 지구물리학적인 현상 때문인 것으로 파악되었다. 지구물리학적 현상이란 햇빛 속에 들어 있는 자외선 노출과 자연발생적으로 나타나는 토양의 자연방사선과 우주 광선 등을 말한다. 방사성 동위원소를 비롯해서 인공적으로 만들어진 발암물질로 인한 사망률은 아주 낮은 비율을 기록했다. 직업적 노출로 인한 것은 4퍼센트였고, 공기, 물, 음식의 오염으로 인한 것은 2퍼센트, 의학적 치료(X선과 방사선 치료 등)의 부작용으로 인한 것은 1퍼센트였다. 그리고 페인트, 플라스틱, 용매, 식품첨가물 등의 산업생산물로 인한 암은 1퍼센트 미만이었다. 그 외의 것들은 기원을 알 수 없었고 심리적 스트레스나 면역계의 이상 등이 관여되어 있을지 모른다는 의견이 나왔다. 돌과 페토는 다음과 같이 결론 내렸다. "폐암을 제외하고 오늘날 미국에서 흔히 발생하는 암의 유형 대부분은 오랫동안 존재해왔던 요인들에 의해 주로 발생하고 있는 것이 틀림없다."

이것은 사실로 받아들이기에는 너무나도 가혹한 결론이었다. 어떤 암이든 간에 환경적인 영향(넓은 의미로)과 아울러 유전적 소인 그리고 파악하기 어려운 운과 관련된 영향 등 여러 가지 원인 요소가 함께 작용한다[14]. 하지만 전체 대중을 대상으로 보았을 때 공장에서 뿜어내는 화학물질이나 식품에 들어 있는 이름 긴 식품첨가물은 이 방정식에서 아주 작은 부분만을 차지하고 있는 것 같았다. 이들은 하나의 요소였다[15]. 저자들은 이렇게 적었다. "여기서 안주하기에는 모르는 것이 너무 많다." 하지만 이보다는 우리의 생활방식과 속박에서 풀려나 자신의 다윈주의적 책무를 주장하려 드는 세포의 선천적 성향에 따르는 영향의 중요성이 훨씬 컸다.

돌과 페토의 발견 중에서 가장 인상적인 부분은 예상과 달리 암이 빠른 속도로 증가하지 않고 있다는 점이었다. 만약 우리가 정말 새로 발명된 물질들의 공격에 시달리고 있었다면 이런 결과는 나오지 않았을 것이다. 폐암 그리고 흡연과 밀접하게 연관된 다른 악성종양(구강암, 후두암, 식도암 등)을 제외하고 인구집단의 나이에 맞춰 보정을 해보면 만 65세 이하 사람들에서의 암으로 인한 사망률은 1953년 이후로 거의 모든 항목에서 꾸준히 감소하고 있었다(이 점은 미국의 노년층에게도 대체로 적용되는 것으로 보였다[16]. 하지만 이런 수치들은 과거의 의학 보고서와 인구조사에 바탕을 두고 있기 때문에 신뢰성이 떨어지는 것으로 여겨졌다). 사망률이 낮아지는 이유는 암을 치료하는 기술이 발전해서라기보다는 새로운 발병 사례가 늘어나지 않기 때문이라고 연구자들은 결론 내렸다. 두 연구자는 일단 SEER이 더욱 체계적으로 확립되어 자료의 질이 개선되고 난 뒤로는 암의 발생률에서 우려할 만한 증가가 없었음을 확인했다.

돌과 페토만 이런 결론을 내린 것은 아니었다. 하나는 미국에서, 또 하나는 영국 버밍엄의 산업도시에서 이루어진 소규모의 두 연구에서도 비슷한 결과가 나왔다. 대부분의 암은 흡연을 비롯한 다양한 생활양식 요소들의 조합으로 인해 발병했고, 직업적 노출로 인한 것은 기껏해야 몇 퍼센트에 불과했다. 하지만 가장 광범위하게 조사가 이루어진 연구는 '암의 원인'이었다. 물론 이 연구 결과는 산업계의 지도자들이 듣고 싶어 하던 내용이었고, 산업 오염의 문제와 싸움을 벌이고 있던 사람들은 이 연구 보고서에 의문을 제기하기 시작했다. 생활양식과 관련된 주장은 가해자에게 가야 할 책임을 엉뚱하게 피해자에게 돌리는 것이라는 이유로 묵살되었다. 흡연은 분명 주요한 요인이었지만 어쩌면 상당수의 흡연자들은 오염된 공기나 상승작용을 일으키는 발암물질의 추가적인 도움이 없었더라면 폐암에 걸리지 않았을지도 모른다. 복잡하게 얽히고설킨 어떤 상승작용이 없었더라면 말이다.

전체적인 비율에서는 무슨 일이 일어나고 있는지 몰라도 일부 암은 발생률이 올라가고 있는 것으로 나타났다. 특히 노년층이나 소수민족에게서 높아졌다. 돌과 페토는 진단기술이 발달해서 발생율이 올라갔을 뿐이라고 지적했지만, 사실 이것은 발암독소가 꾸준히 축적되고 있다는 힌트이며 머지않아 폭발적으로 증가할 암을 예고하고 있는지도 몰랐다. 20세기 초에 폐암의 비율이 올라가기 시작했을 때도 진단기술이 더 정확해져서 나타난 착시현상에 불과하다며 무시했던 적이 있었기 때문이다. 오직 시간이 흐른 다음에야 우리가 스스로에게 어떤 공포를 가하고 있는지가 분명히 드러나게 될 것이다.

역학연구자들이 지연되어 나타나는 유행병의 등장을 감시하고 있는 동안 에임스 검사의 발명자인 브루스 에임스도 '합성물질이 과연 중대한 위협인가'라는 의문을 품게 되었다. 1973년에 세균을 이용한 실험을 통해 발암물질 대부분이 유전자 돌연변이를 유도하여 암을 야기한다는 것을 밝혀낸 사람이 바로 에임스였다.

발암물질이 꼭 돌연변이원인 것은 아니다. 어떤 것들은 좀 더 간접적으로 작용할 수 있다. 알코올의 경우는 세포를 죽여서[17] 세포의 회전율rate of replacement을 높임으로써 무작위 복제 오류의 가능성을 높인다. 그의 검사 방법이 신뢰도를 얻으면서 에임스는 처음에는 현대인들이 세상으로 배출하고 있는 것들의 위험에 대해 우려를 나타냈다. 그의 초기 연구는 아동용 잠옷과 머리 염색약에 내연제로 사용되던 발암물질을 금지시키는 데 일조하기도 했다. 그는 농업용 훈증제〔해충이나 병원균을 죽이기 위해 쓰인 휘발성 약제—옮긴이]에 대한 규제를 강화하도록 캘리포니아주를 설득하는 데도 핵심적인 역할을 했다. 그는 환경문제에 맞서는 영웅 비슷한 존재로 이름을 알렸다. 그 뒤 에임스는 자연에서 발생하는 화합물에 대해서도 검사를 시작했는데, DNA에 손상을 가하는 것으로 보이는 것이 깜짝 놀랄 정도로 많았다.

이것은 진화적으로 말이 된다. 오랜 기간에 걸쳐 식물들은 세균, 곰팡이, 곤충, 설치류, 기타 동물 등 자신의 포식자를 물리치기 위한 화합물을 합성하는 능력을 진화시켜왔다. 에임스는 1983년에 『사이언스*science*』에 발표한 논문에서 이 천연 살충제에 대해 언급했다. 우리가 음식에 매운 맛을 가미하려고 사용하는 후추에는 사프롤safrole과 피페린piperine이 함유되어 있고, 이는 쥐에서 종양을 유발한다. 식용 버섯은 발암물질인 히드라진hydrazine을 가지고 있다. 셀러리, 파스닙, 무화과, 파슬리에는 발암물질인 프로쿠마린furocoumarin이 들어 있다. 초콜릿에는 테오브로민theobromine이 있고, 필로리지딘 알칼로이드pyrrolizidine alkaloid는 다양한 허브차에서 발견된다. 에임스는 여러 해에 걸쳐 천연 살충제의 수를 세어 나갔다. 1997년에 그는 식물에서 발견된 63종의 천연물질 중 35종이 검사 결과 발암물질로 밝혀졌다고 보고했다. 그가 예로 든 가장 충격적인 사례는 커피였다. 커피 한 잔에는 아세트알데히드acetaldehyde, 벤젠benzene, 포름알데히드formaldehyde, 스타이렌styrene, 톨루엔toluene, 자일렌xylene 등 열아홉 가지의 서로 다른 발암물질이 들어 있었다. 그가 추정하기로는 이런 것들을 모두 합하면 사람들은 사람이 만들어내는 살충제보다 1만 배나 많은 천연 살충제를 들이마시고 있는 셈이었다. 그는 암의 화학적 원인을 찾아내려고 애쓰는 사람들은 엉뚱한 곳을 뒤지고 있는 것이라 말했다.

그는 천연의 독성분이 실제로 암을 빈번하게 일으키는지에 대해 의문을 품었다. 『사이언스』에 발표된 그의 논문에는 식물에 들어 있는 수많은 항산화제 그리고 보호작용을 한다고 여겨지는 다른 많은 성분들이 함께 나열되어 있다는 사실을 기억 못하는 경우가 많다. 에임스는 섭취했을 때의 해로움보다는 이득이 더 크기 때문에 전체적으로 보면 과일과 채소의 섭취가 암의 발병률을 감소시켜줄지도 모른다고 제안했다. 하지만 누가 알겠는가?

에임스가 전하려는 궁극적인 메시지는 우리가 천연 화합물과 인공 화합물 모두에 대해 지나치게 걱정하고 있다는 것이다. 그는 검사를 해본 것들 중에서 절반이 발암물질로 등록되었지만 그렇다고 그것들이 꼭 위험한 물질이라는 의미는 아니라고 적었다.

실험에서 발암의심물질을 최대내약용량maximum tolerated dose, MTD만큼 설치류에게 투여해보았다. 최대내약용량이란, 동물에게 해로운 영향 없이 투여할 수 있는 최대 용량을 말한다. 이것은 사람들이 세상을 살아가면서 평생 노출되는 양보다 몇 배나 많은 양이다. 이런 접근방식을 사용하는 데는 논리가 있다. 1만 명의 사람을 어떤 화학물질에 노출시켰더니 암이 한 건 발생했다고 가정해보자. 그럼 전체 인구가 1000만 명인 경우에는 잠재적으로 예방 가능한 사례가 1000건이 나온다. 이런 위험을 입증해 보이려면 이 화학물질을 수만 마리의 쥐에게 투여해보아야 할 것이다. 이런 실험을 진행하려면 수천만 달러의 막대한 실험 예산이 들어간다. 그 대안이 바로 그보다 훨씬 적은 숫자의 동물에게 화학물질을 대량으로 투여한 뒤에 거기에 영향을 받는 동물의 숫자가 유의미한 비율을 차지하는지 살펴보는 방법이다. 에임스에 따르면 여기서의 문제는 어떤 외부 물질이라도 고농도로 투여하면 동물을 신체적 혼란 상태로 내몰 수 있다는 점이다. 조직에 가해지는 손상을 감지하면 육체는 마치 자신이 상처를 입기라도 한 것처럼 반응하여 치유 과정을 개시한다. 치유 과정은 유사분열을 가속화시켜 손상된 세포들을 대체할 새로운 세포들을 급속히 만들어내는 것이다. 이 과정에서 대단히 많은 DNA가 복제되기 때문에 무작위 돌연변이가 일어날 가능성도 그만큼 높아지고, 따라서 치명적인 돌연변이 조합이 일어날 가능성도 커진다. 전문용어로 말하면 체세포분열 유발mitogenesis은 돌연변이 유발mutagenesis을 증가시킨다.

독물학자들은 이런 검사를 꽤 괜찮은 타협이라 옹호한다. 그리고 돌과 페토처럼, 에임스 역시 비평가들로부터 오염 유발자들에게 핑계를 제공하고 진짜 문제로 가야 할 관심을 다른 곳으로 돌린다는[18] 혹독한 비난을 받았다. 어쩌면 환경의 독소들이 인간의 피 속에 축적되고 있는지도 모른다. 간신히 알아차릴 수 있을 정도에 불과하지만 여전히 암의 기저율background cancer rate을 점진적으로 증가시키고 있는 것이다. 최근 백악관 고문단에서 내놓은 한 보고서에서는 동물실험이 발암성carcinogenicity을 실제로는 축소해서 보여주고 있다고 주장했다. 이는 에임스가 오랫동안 주장해온 내용과는 정반대 의견이다. 이 실험은 일반적으로 청소년기의 설치류를 이용해 이루어지고, 실험이 끝나면 이 설치류들을 죽인다. 이렇게 해서는 태아기와 아동기의 노출로 인한 영향은 물론이고, 뒤늦게 발생하는 종양도 놓치게 될 것이다. 이런 문제를 해결할 대안은 임신한 동물에게 화학물질을 투여하고 난 다음, 그 새끼들이 태어나 성체로 성장하고 자연사할 때까지의 건강을 추적하는 것이다. 상호상승작용 또한 무시되고 있다. 현대에 들어 8만 가지 이상의 새로운 물질이 세상에 도입된 것으로 추정되고 있다. 이들이 구성할 수 있는 조합의 수는 무한하다. 이 새로운 화합물들 중에서 검사가 이루어진 것은 소수에 불과하다. 게다가 이런 검사는 암을 유발하는 물질로 의심을 받고 나서야 뒤늦게 이루어진다. 이런 요소들을 고려한 고문단에서는 산업 발암물질과 연관된 암 발병 사례의 수치가 심각하게 과소평가되어 있다는 근엄한 결론을 내렸다.

수많은 과학자들이 이 보고서를 두고 합성 화학물질의 위험을 필요 이상으로 과장하고, 독불장군식 관점을 부당하게 신뢰하고 있다며 비난했지만, 독물학 검사에 개선이 필요하다는 데 이의를 제기할 사람은 거의 없었다. 미국 국립과학원The National Academy of Sciences에서는[19] 세포생물학과 컴퓨터과학의 발전 덕분에 고속의 고수율 분석을 통해 좀 더 많은 화학물질과 그 조합을 신속하게 분석할 수 있는 길이 열리고 있다고 했다. 이 검사법에서는 동물 대신 배양접시에 들어 있는 살아 있는 세포를 이용한다. 사람들은 이렇게 하면 새로운 발암물질을 신속하게 확인하여 그로 인한 암 발생을 줄일 대책을 강구할 수 있으리라 희망하고 있다. 이 모든 일이 실제로 일어난다면 암 발병율이 훨씬 더 감소할 지도 모른다. 그렇게만 된다면 정말 좋은 일이지만, 극적인 효과를 기대하기는 아무래도 힘들다.

여러 해가 흘렀지만 암이 유행병으로 번지는 사태는 일어나지 않았다. SEER에서 수집한 통계에서 인구집단의 노령화 부분을 보정해서 살펴보면 암으로 인한 사망률이 1975년에서 1984년까지 해마다 0.5퍼센트 정도 꾸준히 상승하였음을 알 수 있다[20]. 그 요인은 의문의 여지없이 흡연 때문이었다. 그리고 1991년까지는 더 느린 속도로 상승했다. 하지만 그 이후로는 오히려 조금씩 감소하기 시작했고[21], 계속 그 추세가 이어져왔다.

그림이 조금 더 복잡하기는 하지만 암 발병률도 상황이 비슷하다[22]. 암으로 인한 사망률처럼 암 발병률도 1975년에서 1990년대 초반까지는 점진적으로 상승했고, 1989년에서 1992년 사이에는 새롭게 보고되는 사례가 폭발적으로 증가해서 발병률이 1년에 2.8퍼센트씩 높아졌다. 이렇게 갑작스럽게 발병률이 증가한 주된 이유는 가장 흔한 두 가지 암에 대한 스크리닝 검사가 꼼꼼하게 이루어졌기 때문인 것으로 보인다. 검사에서 감지된 전립선암 사례의 숫자가 1년에 16.4퍼센트나 폭증했다가 급격히 떨어졌고, 유방암은 4퍼센트 폭증했다가 역시 떨어졌다. 그런 다음에는 사망률과 마찬가지로 발생률도 천천히 내리막길을 걷기 시작했다.

미국 국립암연구소에서 매년 「암 실태 대국민 보고서*Report to the Nation on the Status of Cancer*」를 발표할 때마다 나오는 이야기는 한결같다. 암의 상당 비율이 생활방식 때문에 발병한다는 증거가 늘 압도적이다. 다만 어느 요소가 가장 중요한가에 대해서는 계속해서 의견이 다양하게 갈라지고 있다. 붉은 살코기와 가공육을 얼마나 먹으면 좋지 않고, 과일과 채소를 얼마나 먹어야 좋은가와 같이 특정 음식과 관련된 의견들이 주를 이루다가, 요즘은 운동 부족과 과체중이 훨씬 더 문제라는[23] 의견으로 대체되고 있는 추세다. '암의 원인'에 대한 25년짜리 후향적 연구에서는 여전히 발병되는 암의 30퍼센트가 흡연 때문이라고 나온다. 비만과 활동 부족은 20퍼센트를 차지하고, 식생활은 10에서 25퍼센트, 알코올은 4퍼센트, 바이러스는 3퍼센트를 차지하는 것으로 여겨지고 있다. 세계보건기구WHO의 국제암연구기구International Agency For Research on Cancer에서 내놓은 연구에서도 이와 비교할 만한 수치가 프랑스에서 나왔다. 직업적 노출과 오염원은 목록에서 한참 아래 있었다. 다른 연구들을 살펴보면 영국을 비롯한 다른 산업국가에서도 비슷한 비율이 나오는 것을 확인할수 있다.

이런 일이 일어나는 동안 암 다발 지역[24]에 대한 보고는 꾸준히 이어졌다. 내가 로스앨러모스와 롱아일랜드에 대해 읽었던 사건들이 여기에 해당한다. 이 사건들은 「에린 브로코비치Erin Brockovich」에서 영화화되기도 했었다. 하지만 대부분의 경우 통계로 인해 발생한 착각으로 밝혀졌다. 이것들 역시 텍사스 명사수 효과의 또 다른 사례일 뿐이다. 여기에 해당되지 않는 경우 중에서도 환경오염과 관련된 것은 극소수에 불과하다. 수십 년에 걸쳐 노동자들 사이에서 암이 특이하게 많이 발생하는 바람에 일부 발암물질이 확인된 적이 있었다. 예를 들자면 중피종mesothelioma과 석면 사이의 관계, 방광암과 방향족 아민화합물aromatic amine(담배에서도 발견된다) 사이의 관계 등이다. 하지만 암 다발 직업군은 흔하지 않다[25].

나머지 세계에서도 경제발전이 이루어지면서 서구에서 나타났던 것과 똑같은 패턴이 나타나고 있다. 빈곤국가에서는 처음에는 성행위나 인구과밀로 인해 퍼지는 암이 득세하는 경우가 많다. 이런 암은 주로 바이러스에 의해 생긴다. 인유두종 바이러스와 자궁경부암, B형·C형 간염 바이러스와 간암, 헬리코박터 파일로리 Helicobacter pylori균과 위암 등이 그 사례다. 위생이 개선되고 자궁경부암 검사가 널리 보급되면(그리고 최근에는 인유두종 바이러스 백신 접종도 늘고 있다) 자궁경부암은 줄어들 수도 있다. 하지만 이번에는 새로운 암들이 그 자리를 대신 꿰차고 들어온다. 여성들이 아이를 덜 낳고, 그 딸들은 영양상태가 좋아져 더 이른 나이에 생리를 시작하면서 에스트로겐으로 인한 자궁암과 유방암이 늘어날 수 있다. 교육, 백신, 공중위생 개선 역시도 간암과 위암을 감소시키지만, 논과 밭을 떠나 도시로 이동하여 신체활동이 감소하는 사람이 더 많아짐에 따라 대장암은 오히려 늘어난다. 이들은 영양부족 상태에서 영양과다 상태로 넘어가면서 현대적인 식생활과 함께 찾아오는 온갖 영양 불균형에 노출된다. 가난한 자의 암이 부자의 암에 자리를 내준다. 기대수명이 70세와 80세로 늘어나면 노년층 남성의 질병인 전립선암이 문제가 된다. 담배제조회사가 규제가 덜한 시장으로 진출하면 폐암이 증가한다. 산업화가 직업적 노출의 새로운 위험을 동반하는 것이다.

모든 것이 깔끔하게 하나의 그림으로 맞아떨어지지는 않는다. 스크린 검사가 효과적으로 이루어지고 있는지 여부에 따라 암 비율에 있어서 한 국가가 다른 국가보다 높은 것처럼 나타날 수 있다. 도시 지역의 암이 농촌 지역의 암보다 발견될 가능성이 더 크다. 통계적인 불확정성 말고도 식생활, 유전, 문화적 관습 등 여러 가지 구성요소의 조합으로 인해 깜짝 놀랄 만한 차이가 생길 수 있다. 인도에서 구강암 유병률이 높은 것은 빈랑나무 열매betel nut를 씹는 탓도 있지만 뭐니 뭐니 해도 담배를 거꾸로 물고 피우는 것이 가장 큰 이유다. 이쪽 사람들은 불이 붙은 쪽을 입안에 넣고 피운다. 남미 국가에서 식도암의 비율이 유난히 높은 것은 목구멍이 델 정도로 뜨거운 마테차를 마시기 때문이라고 설명할 수 있다. 부유한 국가인 일본은 위암 비율에 관한 한 아직도 세계 정상의 자리를 차지하고 있는데, 흔히 그 이유를 식생활 탓으로 보곤 한다. 일본인들은 문화적으로 짠 생선요리를 즐겨 먹기 때문이다. 일본의 유방암 비율은 선진국 치고는 낮은 편이지만 빠른 속도로 증가하고 있는 중이다.

어느 날 나는 이 모든 정보들을 흡수하려고 애쓰며 집무실에 숨어들어가 가장 최근의 SEER 통계자료의 봉투를 뜯기 시작했다[26]. 전체적인 암 비율에만 집중하다 보면 흥미로운 세부사항이 흐려질 수 있다. 나는 그 아래 어떤 내용이 도사리고 있을까 궁금했다.

암 수치가 내려갈 수 있었던 것은 압도적으로 가장 흔한 암이 감소하거나 안정된 덕분이었다. 남성에게서는 전립선암, 여성에게서는 유방암 그리고 남녀 모두에서 폐암과 대장암이 감소하거나 안정되었다. 한편 증가하고 있는 것으로 보이는 암들은 발생빈도가 가장 드문 축에 속하는 것들이다. 예를 들면 흑색종, 췌장암, 간암, 신장암, 갑상선암 등이 있다. 췌장암의 발병률은 10만 명당 12.1건이다. 이는 10만 명당 62.6건인 폐암과 기관지암과 비교된다. 해가 지나도 이 수치는 별다른 변동이 없다. 발생 숫자 자체가 얼마 없기 때문에 숫자가 증가하더라도 이것이 정말로 증가하고 있는지 착시현상인지 구분하기가 어려울 정도다. 암을 조기에 발견하거나 충실히 보고하는 바람에 생기는 작위적 결과일 가능성도 무시할 수 없다.

이것이 바로 역학을 괴롭히는 어려움 가운데 하나다. 발병률이 드문 암일수록 수치가 무작위적인 변동에 휘둘리기 쉽다. 이것은 통계학의 잡음에 해당한다. 아동의 암은 가장 희귀한 암에 속하며, 발병률이 호지킨 림프종의 경우는 10만 명당 0.6건, 뇌와 신경계의 암은 3.2건, 백혈병의 경우는 5.0건이다. 이런 악성종양으로 인한 사망률은 불과 몇 십 년 전과 비교해도 절반으로 떨어졌고, 이는 의학의 위대한 승리로 손꼽힌다. 하지만 애초에 얼마나 많은 아동이 암에 걸리는지를 따지는 발병률이 어떤 추세를 보이고 있는지 해석하기는 거의 불가능에 가깝다. 전체적으로는 증가하고 있다는 미약한 증거가 존재하지만 확실히 단언하기는 아주 어렵다. 1975년에는 10만 명당 총 11.5건이었다가 2009년에는 15.5건으로 높아졌다고 하면 무서운 생각이 든다. 하지만 그 사이의 변화를 보면 수치가 널뛰기를 했음을 알 수 있다[27]. 발병률은 거의 차이가 없어서 1991년에는 15.2건이었다. 그다음 해에는 13.4건으로 내려갔다가 11년 후인 2003년에는 13.0건을 기록했다. 그런데 그다음 해에는 15.0건, 또 그다음 해에는 16.4건이었다가, 또 그다음 해에는 14.2건이었다. 그럼 그다음 해는? 차라리 동전 던지기로 결정하는 것이 낫겠다.

모든 암은 각자 이야기가 서로 다르다[28]. 남성에서의 폐암은 여러 해에 걸쳐 감소되고 있다. 이는 금연에 의한 효과가 지연되어 나타나는 까닭이다. 여성들은 20세기 후반에 들어 흡연을 시작했기 때문에 비율이 계속 올라갔다. 그러다 최근에 들어서야 추세가 하락세로 꺾였다. 20세기 마지막 25년 동안 유방암 발생이 치솟았던 것은 진단기술이 좋아지고, 초경이 빨라진 것으로 설명할 수 있다. 여기에는 일부 의사들은 암으로 분류해서는 안 된다고 생각하는 작고 성장이 느린 내암in situ tumor도 포함되어 있다. 최근 들어 수치가 개선된 것은 부분적으로는 폐경기에 호르몬 대체요법의 사용이 줄어들었기 때문일 수도 있다. 오존 구멍이 발견되기 오래 전부터 흑색종 비율이 증가해온 것은 일광욕과 태닝샵tanning salon의 인기가 높아지고, 노출이 많은 복장 때문에 피부를 자외선으로부터 보호하지 못하기 때문이라고 보는 의견이 많다. 해외여행이 많아진 것도 또 다른 이유일 수 있다. 피부색이 밝은 북쪽 기후의 사람들이 햇살이 좋은 장소에서 시간을 보내는 경우가 많아졌기 때문이다. 미국 국립암연구소에서는 아동의 악성종양이 늘어나고 있는 것으로 보이는 이유에 대해 아마도 의학영상 기술이 좋아지고, 일부 양성종양이 악성종양으로 재분류되었기 때문인 것 같다고 한다. 아동 비만도 이와 관련되어 있을 수 있다.

이 수치들은 얼마든지 세밀하게 분석하고 살펴볼 수 있다. SEER의 방대한 수치들을 파고들어가보면 개별 암을 성별, 나이, 인종, 지리적 위치 등으로 세분화할 수 있다. 인구통계학적 변수를 조합해보면 서로 다른 암들이 위아래로 지그재그로 움직인다. 암은 백인남성보다 흑인남성에게서 더 많이 발생한다. 하지만 백인여성보다 흑인여성에게서 더 적게 발생한다. 그 수치를 더 쪼개고 들어가면 전립선암, 폐암, 대장암, 간암, 췌장암, 자궁경부암 모두 미국 흑인에게서 높게 나온다. 하지만 피부암, 자궁암, 악성 뇌종양에서의 비율은 낮다. 피부색이 어두우면 색소가 햇빛으로부터 피부를 보호해준다. 하지만 다른 암에서 나타나는 차이는 분석하기가 한층 복잡하다. 여러 소수민족의 경우 빈약한 영양상태, 높은 비율의 흡연과 알코올중독, 저급한 의료서비스 등으로 고통받는데다 오염이 더 심한 지역에 살며, 위험이 더 높은 일을 하기 때문에 암에 많이 걸릴 것이라 예상할 수 있다. 하지만 히스패닉, 아메리칸인디언, 알래스카 원주민, 태평양의 섬 주민들은 흑인이나 백인보다 암에 훨씬 적게 걸린다. 너무나 많은 변수들이 얽혀 있다.

여기서 더 파고들면 더 많은 불일치가 생겨난다. 모든 인종에 대해 조사한 최근의 뇌종양 발병률[79]을 살펴보면 하와이에서는 10만 명당 4.23건, 아이오와주에서는 7.54건으로 다양하게 나타난다. 여기에 대해 농사의 영향이 아닐까 하는 의심도 할 수 있다. 아이오와주 옆의 캔자스주나 네브래스카주는 어떨까 궁금해졌지만 이들 주는 SEER에 참여하지 않는다. 간암의 경우 하와이가 10.68건으로 가장 많고 유타주가 3.94건으로 가장 적다. 이것은 술을 입에도 대지 않는 모르몬교도들 덕분일까? 아니면 간염바이러스의 유병률 차이 때문일까?

몇 시간 동안이나 숫자의 늪에서 헤매다가 빠져나오면서, 나는 이 수치들의 의미를 이해할 수 있으리라는 희망을 완전히 내려놓았다. 암이 오로지 화학적 오염 때문에 생기는 것이었다면 이해하기가 얼마나 쉬웠을까? 하지만 암은 셀 수 없이 많은 작은 영향력들이 뒤엉켜 발생한다. 암이 시작되는 데 필요한 여러 돌연변이 중에 대체 어떤 것이 어느 것의 원인인지 알아낼 방법은 없다. 게

다가 자발적인 돌연변이, 즉 복제 오류인 경우에는 원인 자체가 존재하는지조차 확신할 수 없다.

나는 유전적으로 동일한 복제인간 집단이 똑같은 지리적 위치, 똑같은 조건 아래서 평생 살아가는 경우를 상상해보았다. 이들은 똑같은 음식을 먹고 똑같은 행동을 하다가, 50세나 60세 정도가 되면 일부는 암으로 사망할 것이고, 또 일부는 몇 십 년 후에 다른 이유로 쓰러지게 될 것이다. 돌과 페토의 말처럼 "선천적인 영향과 후천적인 영향은 각 개인의 암 발생 확률에 영향을 미친다." 하지만 우리 중에 실제로 누가 암에 걸릴지를 결정하는 것은 운이다.

08

아드리아마이신과
크리스마스이브 뱃솔레

—

미국 국립독성물질관리프로그램의 발암물질 목록에 등장하는 화합물 중에는 시스플라틴cisplatin이라는 단순해 보이는 분자가 있다. 이 물질은 백금 원자 하나가 두 개의 염소 원자 그리고 두 개의 암모니아기ammonia group와 결합해서 형성된다. 1844년에 백금염platinum salt으로 실험을 하고 있던 한 이탈리아 화학자에 의해 처음으로 합성된 시스플라틴은 한 세기가 넘도록 거의 주목을 받지 못하고 있었다. 그러다가 1960년대 초에 이것이 강력한 생물학적 효과를 가지고 있음이 발견되었다.

수많은 과학적 발견과 마찬가지로 이 경우도 뜻밖에 이루어진 행운의 발견이었다. 한 가설을 설정해서 접근을 시도했던 것이 예기치 않게 다른 방향으로 틀어지면서 누구 하나 머릿속에 떠올려본 적조차 없던 질문에 대한 해답을 얻게 된 것이다. 미시간주립대학교의 연구실에서 바넷 로젠버그Barnett Rosenberg는 전기가 흐르는 상황에서 세포들이 어떻게 행동하는지 탐구하고 있었다. 그 전에 그는 체세포분열이 일어나는 세포에서 보이는 실이 엉켜 늘어난 듯한 모습이 철가루를 뿌린 종이 아래 자석을 갖다 대었을 때 나타나는 자기선 모양과 닮은 것을 보고 강한 인상을 받았었다. 당시는 세포의 분열 방법이 제대로 밝혀져 있지 않았기 때문에 그는 여기에 어떤 전자기 효과가 관련되어 있는 것이 아닐까 궁금했다.

문제를 더 간단한 형태로 환원하기 위해 그는 단세포 유기체인 대장균이 들어 있는 접시에 금속 전극을 두 개 설치하고 전류를 흘렸다. 머지않아 세균들은 세포분열을 멈추었다. 그런데 이때 각각의 세포가 계속 길어지더니 스파게티 면발처럼 뻗어 나가는 새로운 원형질을 만들어냈다. 결국 세포는 길이가 폭보다 300배 정도 더 길어졌다. 그가 전류를 끄자 세포들은 다시 정상적으로 분열을 시작했다. 마치 손가락을 체세포분열을 켜고 끄는 스위치에 올려놓은 것 같았다.

수십 년이 지난 뒤에도 그는 여전히 그 순간을 기억하고 있었다. "맙소사, 그런 일은 자주 생기는 것이 아니죠." 그가 말했다. 그는 곧 암에 대해 생각하기 시작했다. "만약 우리가 세포의 성장을 전기장으로 통제할 수 있다면, 한 주파수로는 어떤 종류의 세포를 통제하고 또 다른 주파수로는 다른 종류의 세포를 통제할 수만 있다면, 고유의 주파수를 골라서 정상세포는 빼고 암세포에만 영향이 가게 만들 수 있을지도 모르죠." 하지만 그때 깜짝 놀랄 일이 생겼다. 체세포분열을 방해하는 것이 전기가 아니었던 것이다. 이 실험에서 사용된 전극은 백금으로 만든 것이었다. 특별히 백금이라는 원소를 선택한 이유는 화학적으로 불활성을 띠기 때문이었다. 하지만 전기분해 과정에서 백금 이온의 일부가 용액으로 녹아 들어가 다른 원자와 결합하여 시스플라틴을 형성한 것이다.

로젠버그는 계속해서 이 분자가 후생동물metazoans에 미치는 영향을 검사해보았다. 후생동물은 우리처럼 다세포로 구성된 생명체를 말한다. 순수한 시스플라틴은 아주 소량으로도 쥐를 죽일 수 있다. 하지만 많이 희석해놓으면 암종을 줄어들게 할 수 있다. 또한 시스플라틴은 또 다른 암을 저지하는 힘도 있었는데, 몇 년이 지나는 동안 과학자들은 시스플라틴의 이런 작용원리를 발견했다[1]. 세포가 증식을 하려면 꼬여 있는 이중나선 구조가 느슨하게 풀려야만 분자 정보를 복제해 다음 세대로 전달할 수 있다. 시스플라틴은 두 나선 가닥 사이에 다리가 형성되게 만든다. 그러면 이것은 화학적 구속복 역할을 해서 체세포분열을 막고 세포를 혼란에 빠뜨린다. 그럼 세포는 DNA 복구 효소DNA repairing enzymes를 보내서 회복을 시도한다. 이것이 실패하면 아포토시스가 개시되어 세포는 자기 자신을 파괴해버린다. 시스플라틴은 몸속 어떤 세포에나 영향을 미칠 수 있지만 더 빠른 속도로 분열하는 암세포에게 가장 큰 타격을 입힌다. 일단 암이 파괴되고 나면 나머지 몸은 비틀거리며 있는 힘을 다해 건강을 회복한다.

1970년대에 사람이 죽지 않는 범위 내에서 어느 용량까지 투여할 수 있는지 결정하기 위한 임상실험이 진행되고 난 뒤, 시스플라틴은 미국 식품의약국의 승인을 받았다. 이 약은 암의 페니실린으로 여겨지게 되었다. 이 약은 모낭세포나 위장관 내벽 세포, 골수 등 빠르게 분열하는 다른 세포들에도 두루 영향을 미쳤기 때문에 부작용이 무척 심각했다. 환자들은 끔찍한 구토로 고생했고, 머리카락이 빠졌다. 신장과 신경의 손상이 일어나기도 했고, 시스플라틴이 세포의 DNA를 가지고 장난쳤기 때문에 암전문의가 치료하고 있는 것 말고도 또 다른 이차적인 암이 야기될 위험도 컸다. 하지만 이런 고통과 위험은 감당할 가치가 있었다. 고환암의 경우 치유율이 100퍼센트 가까이 나왔다. 다른 암은 이보다는 반응성이 떨어졌지만 종종 방사선 치료를 결합하고 시스플라틴으로 화학요법을 하면 다른 장기에 발생한 암의 진행을 늦추어 생명을 연장할 수 있었다. 때로는 목숨을 구할 수도 있었다.

낸시가 수술을 받고 난 다음에야 우리는 시스플라틴에 대해 알게 되었다. 이 약은 낸시 안에 숨어 있을지 모를 잔존 전이암을 모조리 죽이기 위해 사용될 약물들 중 하나였다. 잔존 전이암은 억눌린 상태로 여러 해 동안 숨어 있을 수 있다. 낸시에게는 독소루비신doxorubicin도 투여될 예정이었다. 독소루비신 역시 시스플라틴처럼 DNA 복제를 저해하는 원리로 작용한다. 독소루비신도 자기만의 별난 이야기를 갖고 있다.

이 약의 이름에 들어 있는 루비ruby는 한 세균 균종이 만들어 내는 붉은 색소에서 기원했다. 이 미생물은 이탈리아의 토양 속에서 발견되었기 때문에 아드리아 해Adriatic Sea의 이름을 따서 아드리아마이신Adriamycin이라고도 부른다. 이름은 예쁘지만 이것 역시 발암의심물질 공식 목록에 올라가 있다. 이것은 구토를 일으키는 부작용 말고도 백혈구의 숫자를 떨어뜨려 감염에 취약하게 만들 수 있다. 그중에서도 최악의 부작용은 심장 손상으로, 아드리아마이신을 낸시가 투여 받게 될 또 다른 체세포분열 억제제인 파클리탁셀paclitaxel과 함께 투여하면 심장이 손상될 위험이 더 증가한다는 보고가 있다. 하지만 이런 부작용 중에서도 가장 끔찍한 것은 사망이다.

파클리탁셀(혹은 택솔Taxol)은 원래 미국 서해안에 자생하는 주목나무Taxus brevifolia의 껍질에서 분리해낸 성분이다. 이 발견은 우연히 이루어진 것이 아니라 인체에 세포독성이 있으나 간신히나마 견딜 수 있는 수준의 독성을 가진 물질을 찾기 위해 수천 종의 식물을 체계적으로 조사한 끝에 얻은 정부 프로그램의 결과였다. 이것이 바로 항암화학요법의 잔혹한 속성이다. 최초의 항암화학요법 약물[2]은 화학전에서 쓰이는 독가스인 머스터드 가스mustard gas에서 나왔다. 화학전의 희생자에서 이 약물의 체세포분열 억제 효과가 발견되었다. 호지킨 림프종과 다른 암의 치료에 사용되는 무스타젠mustargen은 질소머스터드nitrogen mustard라고도 불리며, 1993년 화학무기금지조약Chemical Weapons Convention의 대상에 포함되어 있다[3].

모든 종양은 유일무이하고 특별한 존재다. 종양은 끊임없이 진화하고 새로운 위협에 적응하며, 경쟁하는 세포들로 이루어진 하나의 생태계다. 암을 서로 다른 약물의 조합으로 공격하면 암을 죽일 확률이 그만큼 높아진다. 낸시에게 사용할 삼중의 맹공은 특히나 맹렬할 터였다.

처음에는 낸시의 전이가 자궁내막양 선암에서 기원한 것으로 믿었었다. 자궁내막양 선암은 자궁암 중 가장 흔한 것이고 생존률도 꽤 높다. 하지만 수술 후에 임상병리학실에서 돌아온 보고서를 보니 이야기가 좀 더 복잡해져 있었다. 수술로 제거한 모든 림프절 중에 악성으로 변한 것은 두 개밖에 없어 보였다. 그리고 낸시의 자궁내막에서 발견된 선암은 저등급으로 판명이 났다. 이는 세포가 돌연변이를 많이 거치지 않아서 아직 잘 분화된 상태로 남아 있다는 의미다. 이 암세포들은 대부분 아직 자궁내막 세포와 비슷한 모양을 갖고 있었다. 자궁벽으로의 침투도 표면에서만 이루어졌다. 이건 모두 말이 안 되는 소리였다. 이렇게 의지가 약한 암이 어떻게 그토록 빨리 전이할 수 있다는 말인가?

그 해답은 한 폴립polyp 속에 들어 있는 것 같았다. 이 폴립은 1센티미터 정도의 크기로, 이것 역시 자궁내막 조직에서 떼어내어 생검을 실시했다. 이 세포들은 분화가 훨씬 덜 되어 있었고, 병리학자들이 유두상 장액성 종양papillary serous tumor이라고 부르는 것과 닮아 있었다. 유두상 장액성 종양은 난소암에서 종종 발견되는 유형의 암으로, 가장 치명적인 암 중 하나였다. 하지만 외과의사나 병리학자 모두 자궁절제술 과정에서 함께 제거된 낸시의 난소에서 암의 흔적을 발견하지 못했다. 그렇게 단호하게 원인대round ligament와 서혜부까지 행진한 암은 대단히 희귀한 암인 자궁 유두상 장액성 암종uterine papillary serous carcinoma, UPSC인 것으로 보였다. 이것에 대해서는 발표된 연구가 거의 없어서 무척 실망스러웠다. 한 종양학자는 이렇게 적었다.

> UPSC는 발견 당시에도 조기에 복강 내와 림프계로 퍼져 있는 성향이 있다. 조직학적으로는 구분이 불가능한 장액성 난소 암종se-

> rous ovarian carcinoma과 달리 UPSC는 시작 단계부터 화학요법에 내성이 있는 질병이다. (…) UPSC가 작은 부분만을 차지하고 있는 경우라 해도 생존율은 우울할 정도로 낮다. (…) 종양이 자궁내막이나 자궁내막 폴립에 국한되어 있는 사례라 해도 광범위한 전이와 사망이 일어날 수 있다.

새로 나온 진단명인 '중등급의 유두상 유형 영역이 섞여 있는 혼합선암종mixed adenocarcinoma with areas of papillary type intermediate grade'도 명쾌한 진단명은 아니었다. 림프절 안에 들어 있는 세포들이 익숙한 특성 중 한 가지가 결여되어 있었기 때문이다. 병리학자들이 유두상 엽상체papillary frond라고 부르는 젖꼭지 모양의 작은 돌기들이 없었다. 하지만 암은 원래 모두 제멋대로다. UPSC가 그나마 이 암에 가장 가까운 분류였다.

몇 년 후에 진료기록을 다시 살펴보니 거의 처음부터 UPSC 혹은 그와 비슷한 무언가의 힌트가 있었던 것이 보인다. 제일 먼저 나온 병리학검사 보고서의 한 문장에서, 덩어리가 등장하고 나서 바로 검사했던 세포가 '미세유두상 구조micro papillary architecture'를 갖고 있다는 표현이 나온다. 의사들이 그 관찰내용으로부터 UPSC의 가능성을 의심했을지는 모르지만, 우리에게는 말하지 않았다. 이 악성종양이 낸시의 몸 안에서 자라고 있다는 것이 이상했다. UPSC는 보통 더 나이가 많고 야윈 여성에게서 폐경기가 한참 지난 후에 발생하는 암이다. 그리고 특히 아프리카계 미국인에서 흔하다. 이 암이 에스트로겐 노출 증가나 출산 경험이 없다는 사실과 관련이 있다고는 여겨지지 않고 있다. 두 저자가 직설적으로 말했듯이 "위험인자가 없다." 한 논문에 따르면 4단계 UPSC에 걸린 여성(낸시도 여기에 해당했다)의 5년 생존율은 겨우 5에서 10퍼센트에 불과했다.

이런 예후에 대해 읽은 뒤에 나는 에세이를 하나 찾아냈다. 진화생물학자인 스티븐 제이 굴드Stephen Jay Gould가 40세의 나이에 중피종으로 진단을 받고 나서 적은 「중앙값은 메시지가 아니다*The Median Isn't the Message*」라는 글이었다. 석면 노출과 관련이 있는 이 희귀한 암은 보통 폐를 둘러싼 조직에서 발생한다. 굴드의 경우 복강의 내면을 둘러싸고 있는 복막에 발생했다. 일단 수술에서 회복되어 화학요법을 시작하자, 그는 미친 사람처럼 조사를 시작했고, 곧 이 암이 불치병으로 여겨지고 있으며 진단 이후의 생존기간 중앙값이 8개월이라는 것을 알게 되었다. 이 말을 곧이곧대로 적용하면 1년 안으로 죽게 되리라는 소리였다. 하지만 굴드는 이 통계치를 집요하게 분석하기 시작했다.

그가 에세이에서 설명했듯 중앙값은 평균값과는 아주 다른 값이다. 중앙값은 다양한 숫자들 중에서 중간지점을 말한다. 만약 일곱 사람으로 이루어진 집단이 있는데 키의 중앙값이 170센티미터라고 하면 그중에 이보다 키가 큰 사람이 세 사람 있고, 이보다 키가 작은 사람도 세 사람이 있다는 것을 알 수 있다. 하지만 이 값만 가지고는 가장 작은 키가 얼마나 되고, 가장 큰 키가 얼마인지 알 수 없다. 키의 분포가 전형적인 형태여서 그 중앙값 주변으로 모여 있을 수도 있다. 하지만 이 일곱 명 중에는 키가 비정상적으로 작아서 140센티미터도 안 되는 난쟁이도 있을 수 있고 반대로 인간 전봇대 같은 거인도 함께 섞여 있을 수 있다. 하지만 이

집단에서 키 순위가 중간인 사람의 키가 170센티미터라면 나머지 사람들의 키가 어떤 식으로 뒤죽박죽 섞여 있든 간에 여전히 중앙값은 170센티미터다.

굴드는 생존기간과 관련해서는 난쟁이보다 거인이 많을 확률이 더 크다고 확신했다. 가장 짧게 나올 수 있는 생존기간은 아무리 짧아봐야 0이다. 환자가 진단과 동시에 사망하는 경우다. 하지만 위쪽으로는 사실상 한도가 없다. 8개월을 중심점으로 해서 그래프를 그려보면 분포가 비대칭적으로 나온다. 중심점 왼쪽에서는 점들이 0개월과 8개월 사이에서 우겨넣듯 들어차 있지만, 중심점 오른쪽에서는 생존기간 12개월, 24개월 그리고 그 이상을 비롯해서 점들이 넓게 퍼져 있다. 굴드가 이 암에 대한 글을 읽다 보니 실제로 몇 년 동안 살아남은 사람의 사례도 있었다. 그는 자신도 오른쪽으로 비스듬히 길게 늘어진 꼬리에 속해 있다고 믿을 이유가 충분하다고 확신했다. 그는 젊고, 암을 제외하면 다른 건강상의 문제가 없었으며, 하버드대학교 교수였으니 새로운 실험적 치료를 비롯해서 최고 수준의 진료를 받을 수 있는 여건이었다.

그는 이렇게 적었다. "진화생물학자라면 변동variation 그 자체는 자연에서 유일하게 더 이상의 환원이 불가능한irreducible 본질이라는 점을 다 알고 있다. 변동은 중심집중경향central tendency[변수들의 값이 평균값에 가까워지는 경향—옮긴이]을 불완전하게 측정한 값들의 집합이 아니라 엄연한 실제다. 평균과 중앙값은 추상적 개념일 뿐이다." 굴드는 결국 그래프의 꼬리 끝을 한참 벗어날 정도로 오래 살았다. 그는 거의 20년을 더 살다가 낸시가 암 진단을 받기 1년 전인 2002년에 전이성 폐암으로 사망했다. 담당의사는 이 암은 원래의 중피종과는 상관이 없는 것이라고 말했다. 낸시도 추상적 개념에 불과한 존재가 아니었다. 낸시는 젊고 건강했으며, 담당의사는 최고의 의사 중 한 명으로 보였다. 항암화학요법을 시작하면서 우리는 이런 생각을 필사적으로 붙잡고 의지했다.

1차 화학요법이 끝나기 바로 전이었던 12월, 장인어른이 뇌졸중으로 돌아가셨다. 불과 석 달 전에 낸시를 롱아일랜드의 고향집으로 불러들였던 바로 그 뇌졸중이었다. 낸시의 몸속 모든 세포 하나하나가 간절히 고향집으로 돌아가기를 바랐지만(낸시의 표현이 그랬다), 의사는 그러지 않는 것이 좋겠다고 충고했다. 그래서 대신 우리는 장례식을 녹화한 영상을 보았다. 화학요법 치료와 방사선 치료가 마무리되고 1년 뒤에 그 시절을 다시 떠올리면서 낸시는 「아드리아마이신과 크리스마스이브 뽀솔레*Adriamycin and Posole for Christmas Eve*」[뽀솔레는 전통 멕시코 스프 요리 중 하나—옮긴이]라는 짧은 수필을 썼다.

그녀의 이야기는 12월 22일에 시작된다. 정맥주사 치료가 3주마다 한 번씩, 한 번에 이틀씩 모두 일곱 번에 걸쳐 일정이 잡혀 있는데, 낸시는 마침 두 번째를 시작하고 있는 참이다. 화학요법 병동 로비 곳곳에는 크리스마스 장식이 걸려 있고, 간호사실에는 크리스마스 시즌이 시작되자마자 환자들을 위해 사탕과 쿠키를 채워놓은 생강쿠키 집이 놓여 있었다. 지금은 그것도 거의 비었다.

여러 번 맞아야 하는 주사를 최대한 아프지 않게 맞을 수 있도록 케모포트chemo port를 낸시의 오른쪽 쇄골 아래쪽에 설치했다. 케모포트는 피부 아래 설치하는 작은 인공 물집이다. 이것은 실리콘 고무막으로 덮여 있고, 이 막을 통해 바늘을 찔러넣을 수 있다. 그리고 이것은 내부에서는 정맥에 끼워넣은 플라스틱 카테터로 연결된다. 이 장치는 치료가 끝날 때까지 앞으로 몇 달 동안 이곳에 자리 잡고 있을 것이다.

냔시가 '1등석 좌석' 중 하나가 비어 있는 것을 보았다. 상그레 드 크리스토 산Sangre de Cristo Mountains의 풍경이 깨끗하게 보이는 위치에 놓인 이 좌석은 안락한 가죽으로 된 등받이 안락의자다. 이 산은 우리가 여러 번 함께 하이킹을 갔던 산이다. 하늘이 회색빛이다. 크리스마스에 눈이 내릴 조짐이 보인다. 낸시가 의자에 앉자 나도 의자 하나를 앞으로 당겨 앉는다. 그리고 삶의 새로운 일상이 다시 한 판 시작된다. 가장 처음 찾아오는 것은 케모포트 주변의 감각을 마취시켜줄 마취 스프레이다. 그리고 그다음에는 예비투약, 수액, 항구토제다. 이 모든 것은 아드리아마이신이라고도 알려진 독소루비신이 가득 들어 있는 주사를 맞기 위한 준비과정이다. 이 약을 보면 낸시는 빨간 쿨에이드Kool-Aid[미국의 과일향 음료수 이름—옮긴이]가 떠오른다고 했다. 이제 낸시의 소변 색깔도 저렇게 빨갛게 변할 것이다.

첫 세포독소가 자기 몸에 흡수되고 있는 동안 낸시는 이틀밖에 남지 않은 크리스마스이브를 생각한다. 그날이 되면 몇몇 친구들이 뽀솔레와 타말레[옥수수 가루, 다진 고기, 고추로 만드는 멕시코 요리의 일종—옮긴이]를 그릇에 담아 우리 집 앞에 들를 것이다. 이것은 산타페의 전통이다. 간호사가 시스플라틴을 가지고 도착한다. 이 화합물이 가슴에 난 구멍을 통해 흘러들어오면 참을 수 없는 구역질이 나지만 그래도 낸시는 이것을 선물이자 생명줄이라 생각하며 반기려 애쓴다. 낸시는 암세포들이 미친 듯이 분열하다가 갑자기 DNA에 자물쇠가 채워져 충격에 빠지는 모습을 상상해 보려 애쓴다. 폭발하듯 아포토시스를 하며 낙엽처럼 떨어져 나가는 암세포의 모습을 그려보는 것이다.

하루치 약물을 모두 투여하려면 이 병실에서 네 시간 정도를 버텨야 한다. 투약이 끝나면 차를 몰고 집에 가서 밤을 보내고 그 다음 날에 다시 병원으로 돌아와 파클리탁셀을 주사하며 네 시간을 더 앉아 있어야 한다. 그날 오후 늦게 간호사가 뉴라스타Neulasta 주사를 들고 오는 모습을 보니 이제 두 번째 정맥주사 치료가 끝났다는 것을 알 수 있었다. 뉴라스타는 화학요법 때문에 죽은 백혈구를 골수를 자극해 대체하게 만드는 약물이다. 이제 회복기간으로 3주를 보낸 다음 다시 돌아와야 한다.

이렇게 치료와 치료 사이의 막간을 지낼 때마다 첫 번째 밤이 가장 힘들다. 낸시는 어둠 속에서 이따금 잠을 깨곤 했다. 때로는 너무 조용하게 깨서 나는 아내가 침대에서 일어나 욕실로 가는 소리를 듣지 못할 때도 있었다. 어느 날 아침에는 낸시가 말하기를 너무 힘이 없어서 잠시 욕실 깔개에 누워 있다가 간신히 침대로 돌아왔다고 했다. 아내는 왜 나를 부르지 않았을까? 어떻게 나는 그런 상황에서 쿨쿨 잠들어 있었을까? 몇 년 뒤에 읽은 글인데 화학요법 약물은 독성이 있기 때문에 가족이라 해도 같은 침실을 쓰지 않고 따로 떨어져 자는 것이 좋다고 한다. 우리는 그런 줄 모르고 있었다. 설사 알았다 해도 나는 신경 쓰지 않았을 것 같다.

크리스마스이브 저녁 이른 시간이 되니 낸시도 조금은 기분이 나아졌다. 손님들이 찾아오기 전에 우리는 집을 나와 파롤리토farolito가 줄줄이 불을 밝히고 있는 어두운 비포장도로를 따라 걸었다. 파롤리토는 종이봉투, 모래, 양초로 만드는 전통적인 작은 손등이다. 전하는 이야기로는 이 불빛이 아기 예수가 올 길을 밝혀준다고 한다. 우리는 추운 손과 다리를 녹이려고 루미나리아luminaria〔멕시코의 크리스마스 장식용 등—옮긴이〕 등불 옆에 멈춰 섰다. 뉴라스타 때문에 낸시의 뼈가 쑤셔왔다. 우리는 벌써부터 사람들로 붐비고 있는 캐년 로드Canyon Road를 피해 옆길에 머물렀다. 도시의 오래된 용수로를 따라 흐르는 좁은 길인 아케키아 마드레Acequia Madre에 도착했을 때 우리는 한 번도 본 적이 없는 광경을 우연히 목격했다. 학교 운동장 안에서 한 남자가 하늘로 띄우는 파롤리토를 날리고 있었다. 이것은 양초를 피워 날리는 종이풍선으로, 하늘로 떠올랐다가 저절로 불에 타 없어진다. 나는 전통주의자다 보니 이런 현대적인 방식이 전통을 훼손하고 있다는 기분이 들었다. 하지만 낸시의 글을 보면 낸시는 그것을 좋게 보고 있음이 분명했다.

우리는 마술사가 있는 곳으로 다가가서 사람들이 모인 광경을 구경하고 있었다. 그런데 난데없이 불빛 하나가 미니 종이기구처럼 위로 둥실 떠올랐다. 놀랍다! 우리는 시선이 닿지 않는 높이까지 그 불빛을 눈으로 쫓는다. 그러자 또 다시 하나가 떠오른다. 이곳으로 다가오는 사람이라면 이 불빛이 지나가는 경로를 놓칠 리 없다.
한 시간이면 손님들이 도착할 것이다. 갑자기 우리만의 등불을 만들고, 음식을 먹고, 사람들의 집을 방문하고 싶어 견딜 수 없다. 우리는 집을 향해 언덕을 내달린다. 머리 위 하늘에서 밝은 불빛이 보인다. 저게 뭐지? 그 불빛이 나로부터 천천히 멀어지고 있다. 설마? 하늘로 띄운 파롤리토가 공중에 뜬 채 마치 절대로 꺼지지 않을 것처럼 빛나고 있다. 나는 그 모습을 지켜본다. 아버지도 저 불빛을 바라보고 계시리라.

3주가 지났다. 새해맞이로 특별히 무엇을 한 기억은 없다. 우리는 다시 화학요법을 받으러 돌아왔다. 전에는 상상하기도 힘들었던 일이 신속하게 일상으로 자리 잡는 것을 보면 참으로 놀랍다. 낸시는 자신의 인생에 뜬금없이 찾아온 이 타격을 모두 받아들이고 의사들에게도 감사의 마음을 갖고 있었지만, 끊임없이 온갖 질문을 던졌다. 그리고 그때마다 나는 관련 내용들을 조사하며 도왔다. "토포테칸topotecan을 투여해야 하는 것 아닐까요?" 낸시는 이 약이 유두상 장액성 암종을 치료할 때 쓰인다는 글과 독소루비신과 시스플라틴의 응답률response rate이 기대에 못 미친다는 글을 읽었다. "혹은 파클리탁셀을 추가하면 상태가 훨씬 호전되지 않을까요?" 외과의사가 빠르게 답장을 보내주었다(외과의사와 암전문의가 자기 이메일 주소를 우리에게 알려준 것이 있었다). "시스플라틴과 아드리아마이신의 조합이 훨씬 효과가 우월하다는 점은 의문의 여지가 없습니다." 외과의사는 비교해볼 수 있도록 『임상종양학 학술지*Journal of Clinical Oncology*』와 『부인종양학 학술지*Journal of Gynecologic Oncology*』에서 논문 세 편의 초록을 첨부파일로 함께 보내주었다. 나는 그가 작성한 수술 보고서가 명확하고 정확하며, 박학하다고 생각했다. 이 의사들은 계속해서 새로운 연구 내용들을 흡수하고 자신의 의견을 설득력 있게 표현할 줄 아는 사람들이었다.

하루는 낸시의 담당 암전문의가 우리에게 논문을 하나 보내왔다. 불과 몇 달 전에 발표된 것으로 「HER2/neu 과발현: 자궁 유두상 장액성 암종의 아킬레스건이 노출되었나*HER2/neu Overexpression: Has the Achilles' Heel of Uterine Serous Papillary Carcinoma Been Exposed?*」라는 제목의 논문이었다. HER2/neu는 인간표피성장인자human epidermal growth factor에 반응하는 수용체[4]를 암호화하는 유전자였다. 인간표피성장인자는 체세포분열을 촉진하는 신호분자다. 이 유전자는 흔히들 그냥 간단하게 HER2라고 부른다[5]. 일부 유방암 세포는 유전자 복제분을 너무 많이 가지고 있다. 이 세포들은 양쪽 부모로부터 하나씩 받아 두 개를 가지는 대신 50개 내지 100개 정도의 유전자를 가지고 있기 때문에 세포막에 수용체가 과잉 공급된다. 원래는 2만 개 정도의 수용체가 있어야 정상인데 HER2 양성인 유방암 세포는 200만 개 정도를 갖고 있을 때도 있다. 이 세포는 성장자극 신호에 걷잡을 수 없을 정도로 과잉반응하기 때문에 미친 듯이 증식한다. 헤르셉틴Herceptin이라는 약[6]은 유방암에서 이 수용체를 찾아내서 활동을 정지시키도록 설계되었다. 현재는 유방암뿐 아니라 다른 암에서도 가능성을 보고 있다.

이 새로운 표적치료법은 화학요법보다는 좀 더 정확하게 목표 대상을 공격할 수 있지만, 이름처럼 언제나 표적만 정확하게 골라서 공격하는 것은 아니다. 여전히 건강한 세포에게 원치 않는 손상을 입히며, 다른 약물을 주입할 때와 마찬가지로 암도 가만히 앉아 당하지 않고 저항력을 부여해주는 돌연변이를 통해 해독제를 생성하고 대응전략을 진화시킨다. 하지만 우리가 그때까지 들어본 내용에 비추어 보면 이 새로운 연구에서 설명하고 있는 가능성은 대단히 희망찬 소식 같아 보았다. 이 연구자들이 발견한 바에 따르면 많은 UPSC 세포도 HER_2를 과발현했다고 한다. 오히려 유방암의 경우보다 과발현 정도가 심했다. 그리고 헤르셉틴의 존재하에서는 이 암세포들이 시들어 약해졌다고 했다. 임상에서 성공적인 결과를 얻었다는 보고는 없었다. 이것은 생체외실험이었기 때문이다. 하지만 또 다른 가능성이 열린 것만은 분명했다.

하지만 새로운 가능성이 열리는 듯하다가 거의 그와 동시에 다시 닫혀버렸다. 낸시의 암세포를 대상으로 진단용 검사를 해보았는데 결과가 음성으로 나왔다. 이 암세포의 HER_2 양은 정상이었다. 그래서 헤르셉틴을 선택할 수 있는 여지가 사라졌다. 하지만 우리는 또 어떤 다른 가능성이 저 바깥에서 기다리고 있을지 궁금해졌다. 발견된 지가 얼마 안 돼서 아직 학술지에 실리지 않은 연구들이 분명 있을 터였다.

우리는 자료를 조사할 때 샌드라 블레이크슬리Sandra Blakeslee, 데니즈 그레이Denise Grady, 제인 브러디Jane Brody, 로렌스 알트먼Lawrence Altman 등 『뉴욕타임스*The New York Times*』에 과학과 건강 관련 기사를 투고하는 동료 몇 명에게 도움을 받았다. 로렌스 알트먼은 일찌감치 임상보다는 글을 통해 의학을 펼치기로 마음먹은 의사다. 알트먼이 대기 기자였을 때 『타임스*Times*』에서는 미국 대통령에게 생긴 질병이 무엇인지 설명해줄 인물이 필요해졌다(그의 이름은 미국 드라마 「웨스트 윙The West Wing」에서 드라마 속의 대통령 바틀렛이 자신의 다발성 경화증에 대해 설명하려고 기자회견을 열 때도 언급이 되었었다). 우리가 휴스턴에 있는 MD 앤더슨 암센터에서 외부의 의견을 들어보기로 마음먹었을 때 알트먼이 그곳 병원장인 존 멘델슨John Mendelsohn에게 이메일을 보내준 덕분에, 우리는 1월 마지막 주에 내원 약속을 잡을 수 있었다. 여러 모로 우리는 대부분의 사람들보다 운이 좋은 편이었다.

암에 걸린 사람이라면 앤더슨 암센터의 유혹을 뿌리치기 힘들다. 그곳의 슬로건은 '암의 역사를 만들어 나갑니다'였고, 곧 인상적인 정보들이 밀려왔다. 미소를 짓는 의사와 환자의 사진이 담긴 대형 안내책자는 앤더슨 암센터가 지역 종합병원에 대한 기대치를 얼마나 크게 뛰어넘고 있는지 보여주고 있었다. 환자 고객상담실과 환자 여행서비스 상담실을 통하면 마지막 순간에 마음을 바꾸어도 위약금을 물지 않는 할인된 항공편을 예약할 수 있다. 안내원도 한 명 있었다. 호텔방도 제시 존스 로터리하우스 인터내셔널Jesse H. Jones Rotary House International에 가면 현장에서 바로 구할 수 있었다. 봉투 속에는 지도와 주차권이 동봉되어 있었고, 넓디넓은 앤더슨 암센터 캠퍼스에서 길을 찾는 설명서도 포함되어 있었다. 환자들은 이런 조언을 들었다. "병원의 규모에 압도당하지 마세요. 저희가 복도를 따라 원하시는 곳까지 안내해 드리겠습니다."

의학 참고도서와 동영상이 마련되어 있는 학습센터도 갖추어져 있었다. 재미있는 소설을 즐겨 읽는 사람들을 위해 여가용 도서관도 마련되어 있었다. 그리고 공예실, 음악 감상 및 게임실 그리고 기대하지 못했던 온갖 다양한 시설들이 구비되어 있었다. 물론 이곳의 핵심은 이런 시설들이 아니었다. 사람들이 앤더슨 암센터를 찾아오는 이유는 이곳이 전 세계에서 가장 규모가 크고 존경받는 연구센터를 운영하고 있기 때문이다. 만약 UPSC나 실험적 치료법에 대해 새로 배울 만한 것들이 있다면 앤더슨 암센터는 분명 알고 있을 것이다.

도착한 날 저녁, 우리는 로터리하우스 레스토랑에서 싱거운, 하지만 아마도 건강에는 더 좋을 저녁식사를 한 다음에 방으로 돌아와 아침을 기다렸다. 텔레비전에는 앤더슨 암센터 전용 채널이 있었다. 틀어보니 명상과 시각화 운동 프로그램을 방송하고 있었다. '눈을 감고 건강의 황금빛 빛이 당신을 따라오고 있다고 생각해보십시오.' 과학적인 얘기 같지는 않았지만 스트레스를 완화해줄 수 있는 것이라면 무엇이라도 좋았다.

우리는 다음 날 아침 일찍 부인종양학 전문의와 약속이 잡혀 있었다. 이 분야에서는 원로에 해당하는 인물이고, 암센터 병원장의 특별보좌관으로도 활동하고 있다고 했다. 이때는 낸시의 굵은 갈색 머리카락들이 모두 빠져 있었지만 스카프를 두르니 그 어느 때보다도 예뻐 보였다. 새로 암에 걸린 또 다른 환자가 우리에게 와서 머리카락이 빠졌을 때 기분이 어떤지, 머리카락이 한번에 다 빠지는지, 천천히 빠지는지 물어보았다. 이제 저 여성도 머지않아 그런 문제들보다는 다른 문제로 걱정할 일이 많아질 것이다.

뉴멕시코에서 진료기록과 현미경 슬라이드는 미리 다 보내놓았고, 의사도 수술보고서와 임상병리학 보고서 그리고 화학요법 치료계획서 등을 모두 살펴본 상태였다. "UPSC라… 까다로운 암이죠." 그가 말했다. 낸시는 간단한 건강검진을 하기 위해 자리를 떴고, 낸시와 의사가 다시 돌아오자 우리는 모두 진료실 의자에 자리를 잡고 앉았다. 그는 산타페의 암전문의들이 진행하고 있는 모든 진료에 자신도 동의한다고 했다. 앤더슨 암센터로 찾아왔다면 자기도 그와 똑같이 진행하였을 것이라고 말이다. "최신의 진료를 받고 계시는 겁니다." 그가 말했다.

우리는 안도하면서도 동시에 약간의 실망을 느끼며 건물을 빠져나왔다. 지금의 치료 방식에 대해 그 의사에게 인정을 받은 부분은 안심이 되었다. 하지만 솔직히 우리는 무언가 새로운 연구 결과나 유망한 임상실험, 혹은 앤더슨 암센터만의 어떤 마법 같은 것을 만나기를 기대했었다.

돌아가기까지는 시간적 여유가 있었기 때문에 우리는 휴스턴 중심가 남쪽에 있는 존슨 우주센터Lyndon B. Johnson Space Center를 관광하고 인류가 최초로 달에 발을 딛었을 때 아폴로 11호의 운영에서 핵심적인 역할을 수행했던 낡은 우주왕복선 비행관제센터도 구경했다. 그때만 해도 무엇이든 다 가능해 보이던 시절이었다. 시내로 돌아온 우리는 로스코 예배당Rothko Chapel을 방문했다. 몇 해 전 우리가 뉴욕에 살았을 때 마크 로스코Mark Rothko와 잭슨 폴락Jackson Pollock은 뉴욕 현대미술관Museum of Modern Art에서 우리가 가장 좋아했던 두 화가였다. 폴락의 드립 페인팅drip paining[붓을 사용하지 않고 물감을 캔버스 위에 떨어뜨리거나 붓는 회화 기법—옮긴이] 그림을 보고 있으면 나는 정신없이 작동하고 있는 뇌의 내부를 들여다보고 있는 듯한 기분에 사로잡혔다. 생각들이 질서와 혼돈 사이에서 불안정하게 움직이며 제비를 넘고 불꽃을 튀기는 모습을 말이다. 폴락의 그림이 마음을 자극했다면, 색깔을 띤 커다랗고 흐릿한 사각형 덩어리들이 그려진 로스코의 그림은 마음을 진정시켜주었다. 팔각형 모양의 예배당 안에서 그는 이 고

요함을 극한으로 이끌고 갔다. 거대한 검정 캔버스로 여덟 개의 벽을 세운 것이다. 우리는 패턴, 어떤 미묘한 의미를 찾아내려 애쓰며 그 벽들을 물끄러미 바라보고 있었다.

09
암세포 속으로

세상은 겉보기처럼 단순하지가 않다. 그리고 복잡해 보이는 것이라 할지라도 그것은 깊이를 헤아릴 수 없는 대양의 수면에 인 잔물결에 불과한 경우가 많다. 하나의 세포가 돌연변이에 돌연변이를 거듭하면서 결국 암이라는 토끼구멍으로 빙글빙글 빨려 들어가는 악성종양의 메커니즘에 나는 조금씩 익숙해지고 있었다. 이런 메커니즘에 대해서는 더글러스 하나한Douglas Hanahan과 로버트 와인버그Robert Weinberg라는 두 과학자가 2000년에 발표한 「암의 전형적 특징*The Hallmark of Cancer*」이라는 포괄적 통합 논문에 깔끔하게 기술되어 있다. 두 저자 모두 존경받는 연구자들이다. 암유전자와 종양억제유전자를 최초로 발견하여 선구자로 알려진 와인버그는 이 분야에서 가장 저명하고 독창적인 사상가를 꼽으라면 누구라도 주저하지 않고 지목할 인물이었다.

정상적인 세포에 돌연변이가 축적되어 암이 발생한다는 개념의 시작은 수십 년을 거슬러 올라간다[1]. 하지만 점점 늘어가는 실험 결과와 이론적 통찰을 완전히 이해하고 암세포가 뒤죽박죽인 다윈식 진화 과정을 통해 암이라는 존재로 발달하기 위해 반드시 습득해야 할 여섯 가지 특성을 종합한 사람은 하나한과 와인버그였다. 암세포는 자신의 성장을 자극하는 능력을 획득해야 하고, 성장 속도를 늦추도록 권고하는 강력한 신호를 무시하는 능력도 획득해야 한다. 여기서 암유전자와 종양억제유전자가 등장한다. 암세포는 세포예정사라는 안전장치를 우회하는 법을 배우고, 세포의 분열횟수를 제한하는 내부의 카운터, 텔로미어를 무력화하는 방법도 배워야 한다. 그리고 암세포는 자기만의 혈관을 발생시키는 신생혈관형성 능력도 갖춰야 한다. 그리고 마지막으로 암세포는 주변 조직으로 파고들어 전이하는 방법을 배워야 한다.

발표된 지 10년이 넘었지만, 「암의 전형적 특징」은 여전히 일류 학술지 『세포*Cell*』의 역사에서 가장 자주 인용된 논문으로 남아 있다. 이것을 두고 암의 생물학에 대한 논문들 중 단연코 가장 영향력이 큰 논문이라 말해도 과언이 아니다.

「암의 전형적 특징」에서 자세히 묘사된 내용은 '단일 클론 이론monoclonal theory(분열하는 한 세포와 그로부터 가지치기해서 나온 후손들을 '클론'이라고 한다)'이라고 알려져 있는데, 우주론에서의 빅뱅 이론처럼 지배적인 패러다임으로 남아 있다. 우주의 창조는 특이점singularity(질량과 에너지가 집중되어 있던 태고의 한 점)에서 시작되어, 이 특이점이 풍선처럼 부풀어 올라 우주를 형성했다. 암은 한 변절자 세포renegade cell(이 용어를 대중화시킨 사람이 바로 와인버그다)에서 시작되어 몸집을 불려 암을 형성한다. 이런 대략적인 지도가 마련되자 두 과학자는 암 이해의 르네상스가 찾아오리라 기대했다.

> 이제 수십 년에 걸쳐 우리는 전자직접회로electronic integrated circuit의 행동을, 명확하게 정의된 규칙에 따라 신호의 습득·처리·방출을 담당하는 각각 상호연결 요소로 구분하여 정확하게 예측할 수 있게 되었다. 지금으로부터 20년 뒤면 모든 세포내 신호전달경로의 배선 도표를 완성하여 완성된 '세포의 직접회로'를 펼쳐 보이는 것이 가능해질 것이다. (…) 암의 메커니즘을 전체론적인holistic 명확함으로 이해하게 되면 암의 예후와 치료는 현재의 임상의들은 알아보기 힘든 합리적인 과학으로 모습을 바꾸게 될 것이다. (…) 우리는 암의 각각의 전형적인 능력을 표적으로 하는 항암제가 개발되리라 상상한다. (…) 현재는 암의 생물학과 치료가 세포생물학, 유전학, 조직병리학, 생화학, 면역학, 약리학 등을 누더기처럼 이어 붙인 수준이지만, 이것이 언젠가는 화학이나 물리학에 버금가는 개념적 구조와 논리적 일관성을 갖춘 과학으로 자리 잡게 될 날을 상상해본다.

암의 물리학이라니! 겸손함을 찾아보기 힘든 이 예측이 이루어진 이래 10년이 넘는 세월이 지나는 사이 과학자들은 완전히 새로운 차원의 복잡한 문제들을 계속해서 발견했다. 세포라는 생물학적 마이크로칩 안에서는 구성요소 내부에 또 다른 구성요소들이 중첩되어 있고, 배선이 워낙 밀집되고 유동적이기 때문에 때로는 배선의 가닥을 서로 분리하는 것조차 불가능해 보일 때가 있다. 한 단계 올라와 한 암세포 내부에서 어떤 일이 일어나고 있는지 이해하려고 해도, 그 암세포가 다른 세포들과 이루는 복잡한 소통의 네트워크 안에서 어떤 위치를 차지하고 있는지 고려하지 않고는 그런 일들을 완전히 이해하기가 불가능하다. 「암의 전형적 특징」이 발표되었을 당시만 해도 과학자들은 이미 종양이 악성세포로 이루어진 균일한 덩어리가 아님을 알아가고 있었다. 암 속에는 건강한 세포들도 함께 들어 있어서 종양이 팽창하고, 조직을 공격하고, 혈액 공급을 끌어들이는 데 필요한 단백질의 생산을 이 건강한 세포들이 돕고 있음을 알게 된 것이다. 정도를 벗어난 이 생태계는 '암 미세환경cancer microenvironment'이라 부르게 되었고, 현재 모든 학회와 학술지가 이것을 이해하기 위해 매진하고 있다.

세포의 돌연변이는 DNA에 들어있는 뉴클레오티드 기호의 결실deletion, 추가addition, 재배열rearrangement 등을 통해 일어나는데, 암으로 이어질 수 있는 유전적 변화가 반드시 이런 돌변변이를 통해서 일어날 필요는 없음[2]을 차츰 깨닫게 되자 문제는 한층 복잡해졌다. 유전정보 메시지는 좀 더 미묘한 방식으로도 바뀔 수 있다. 정상적인 발달 과정에서 어떤 일이 일어나는지 생각해보자. 태아에 들어 있는 모든 세포에는 부모로부터 물려받은 DNA가 들어 있다. 이것은 신체의 여러 부분을 만들어내는 데 필요한 유전적 지시다. 세포가 분열하고 분화하는 동안에도 모든 유전 정보는 온전히 유지되지만, 피부세포나 콩팥세포 등에 자기 고유의 정체성을 부여해주는 단백질을 만들어내기 위해서는 일부의 특정 유전자만 활성화된다. 여기까지는 생물학에서 익숙한 부분이다. 내가 생각지 못했던 부분은 세포가 증식하는 과정에서도 이런 유전적 구성이 그대로 고정된 채 그 후손에게로 전달되어야 한다는 점이었다.

과학자들은 이것이 어떻게 작용하는지 보여주는 그림을 개략적으로나마 통합하는 작업을 해왔다. 분자표지molecular tag가 유전자에 부착되면 해당 유전자에 영구적인 장애를 일으킬 수 있다. 그럼 이 유전 메시지는 발현이 불가능해진다(이 표지는 메틸기methyl group이기 때문에 이 과정을 메틸화methylation라고 한다). 유전자는 유전체genome의 모양이 뒤틀리면서 강화될 수도, 억제될 수도 있다. 그림들을 보면 서로 얽힌 DNA의 이중나선이 해파리처럼 우아하게 혼자 떠다니고 있지만, 모든 것이 뒤범벅되어 있는 세포 안에서는 이 두 개의 나선 가닥이 히스톤histone이라는 단백질 무리 주변에 감겨 있다. 메틸기와 다른 분자들이 이 나선 자체나 그 단백질 코어에 결합하면 복합체 전체를 구부릴 수 있다. 이 과정에서 일부 유전자는 노출되고 다른 유전자는 가려진다. 다른 면에서는 DNA를 온전하게 놔두면서 세포의 기능만을 변화시키는 이런 변화를 후성유전epigenetic이라고 한다. '후성'을 의미하는 영어 접두사 'epi-'는 고대 그리스어에 유래한 것으로 '무언가의 위over, above, upon'를 의미한다. 세포는 유전체뿐만 아니라 후성유전체epigenome도 갖고 있다. 이것은 DNA라는 하드웨어 위에 포개어 올라가 있는 소프트웨어인 셈이다. 유전체 자체와 마찬가지로 후성유전체 역시 보존되어 고스란히 딸세포에 전달된다.

이 모든 것이 의미하는 바는 암이 그저 유전자의 고장으로 생기는 존재가 아닐 수도 있다는 의미다. 발암물질, 식생활, 심지어 스트레스와 같이 세포를 교란하는 것들은 DNA에 직접 돌연변이를 일으키지는 않아도 후성유전적 표지epigenetic tag의 배치를 바꾸어놓는 방식으로 작동하고 있는지 모른다. 정상적인 상태에서는 한 메틸기가 세포분열을 자극하는 암유전자의 발현을 막고 있다고 가정해보자. 이 표지를 제거해버리면 그 세포는 미친 듯이 세포분열을 시작할 것이다. 반면 표지가 너무 많이 만들어지면 정상적인 상태에서 체세포분열을 견제하는 종양억제유전자가 비활성화될 수 있다. 세포가 마음껏 증식을 할 수 있게 되면 복제 오류에 한층 취약해진다. 따라서 후성유전적 변화가 유전적 변화로 이어질 수도 있는 것이다. 그리고 역으로 이런 유전적 변화가 메틸화에 영향을 미쳐 다시 더욱 많은 후성유전적 변화를 야기한다고도 생각할 수 있다. 이런 식으로 꼬리에 꼬리를 물고 변화가 이어진다.

연구실 밖에서는 이런 시나리오에 대해 희망과 두려움 모두를 동반한 열정적인 관심이 불타올랐다. 후성유전은 DNA를 고장 낼 능력이 없다고 밝혀진 물질도 발암물질로 작용할 수 있는 길을 터주는지도 모른다. 하지만 유전적 변화와 달리 이런 변화는 가역적일 수도 있다. 후성유전이 얼마나 큰 역할을 하는지는 아직 분명하게 밝혀져 있지 않다. 세포에서 일어나는 모든 일과 마찬가지로 메틸화와 히스톤 단백질의 변경은 유전자에 의해 통제된다. 그리고 다른 암들에서 이런 유전자들의 돌연변이가 일어난 것으로 밝혀졌다. 어쩌면 모든 것은 결국 돌연변이로 귀결되는지도 모른다. 반면 어떤 과학자들은 암이 사실은 후성유전적 혼란으로부터 시작된다고 제안한다.

많은 논쟁을 불러일으킨 암줄기세포 이론cancer stem cell theory이라는 개념[3]은 사람을 더욱 불안하게 만든다. 발생 중인 배아에서 줄기세포는 자신을 무한정 새롭게 갱신할 능력을 가지고 있는 세포다. 이 세포는 사실상 불멸의 존재다. 미분화된 상태로 남아 계속해서 분열할 수 있기 때문이다. 이 세포들은 순수한 잠재력의 동인動因이다. 특정 유형의 조직이 필요해지면 유전자들이 그에 따라 특별한 패턴으로 활성화되고, 결국 줄기세포는 정체성이 확실하게 정해진 특화된 세포들을 만들어낸다. 일단 배아가 성체로 자라고 나면 성체줄기세포adult stem cell가 비슷한 역할을 담당해서, 손상을 입었거나 수명이 다한 세포들을 대체하기 위해 분화할 준비를 마치고 대기한다. 건강한 조직이 작은 무리의 이 막강한 선조들부터 생겨날 수 있다면, 암이라고 그렇지 말라는 법은 없지 않을까?

적절한 조합의 돌연변이만 획득하면 어떤 암세포라도 새로운 종양을 만들어낼 수 있다는 것이 종래의 관점이었는데, 암줄기세포 이론은 이런 관점이 예상치 못했던 방향으로 전개된 형태라 할 수 있다. 종래의 관점 대신, 암의 성장과 확산이 소규모의 특별한 세포에 의해 이루어진다고 생각해보자. 이 특별한 세포들은 어떻게· 그러는지는 모르지만 줄기세포능stemness이라는 고유의 특성을 부여받은 세포들이다. 정상적인 줄기세포가 피부, 뼈, 기타 조직을 만들어내듯이 암줄기세포도 종양의 나머지 부분을 형성하는 다양한 세포들을 만들어낸다. 다만 무한히 복제하고, 전이하고, 또 다른 악성종양의 씨앗을 뿌릴 수 있는 능력은 오직 이 암줄기세포만 갖고 있다. 이렇기만 하다면 암전문의들에게 상황이 훨씬 쉽게 전개될 것이다. 항암화학요법이 실패하는 이유는 어쩌면 암줄기세포를 살려두었기 때문인지도 모른다. 이 핵심 우두머리만 제거할 수 있다면 악성종양은 무너지고 말 것이다.

이것은 아주 유망한 가능성이기는 하지만, 내가 이 주제를 더 깊숙이 파고들수록 한층 혼란이 가중되는 듯했다[4]. 종양 속의 다른 세포들은 악성종양의 유지를 돕는 신생혈관형성 같은 기능을 담당하는 것인가? 아니면 이들은 그저 속을 채우는 재료에 불과한가? 그리고 이 암줄기세포는 대체 어디서 오는가? 이들은 처음에는 피부를 만들어내는 줄기세포 같은 정상적인 줄기세포로 시작했다가 돌연변이로 손상을 입어 나타나는 것일까? 아니면 태아기의 줄기세포가 성인이 될 때까지 살아남았다가 어느 순간 미쳐 날뛰는 것일까? 아니면 종양 안에서 지위를 차지하려고 경쟁하는 다른 세포들과 마찬가지로 이들 역시 무작위 변이와 선택을 통해 등장하는 것일까? 어쩌면 이 전능한 세포는 일반적인 종양세포로 시작했다가 자신의 정체성을 버리고 이런 원시적인 형태로 되돌아간 것인지 모른다[5]. 일부 실험에서는 종양 내부의 혼란 속에서 세포들은 줄기세포와 비슷한 속성을 띤 세포와 그렇지 않은 세포 사이에서 끊임없이 정체성이 왔다 갔다 한다고 주장한다.

이 모든 것을 큰 그림 속에 끼워넣기 위해 애쓰고 있는 동안 나만큼이나 당혹스러워하는 듯 보이는 연구자들을 찾아낼 수 있어 위안이 되었다. 일부 과학자들은 이 가설이 장래의 추세[6]로 이어질 것이라 확신하고 있었고, 또 어떤 과학자들은 이 가설의 중요성은 제한적이며 표준 이론에 덧붙여진 부차적 이론에 불과하다고 보고 있었다. 하지만 이 모든 것이 어떤 식으로 전개되든 간에 암의 발생을 생명 그 자체처럼 무작위 변이와 선택을 통해 등장하는 다윈주의적 과정으로 바라보는 근본적인 관점은 대체적으로 확고부동하게 유지되고 있었다. 하지만 암의 본질을 이해하려 애쓰는 외부자의 입장에서 나는 이것이 훨씬 더 복잡한 과정일지 모른다는 가능성 때문에 주눅이 들고 말았다.

암 학계의 최전선에서 일어나고 있는 일들을 전체적으로 훑어볼 수 있는 장소는 미국 암연구협회American Association for Cancer Research의 연례학회다. 이 분야에서는 전 세계적으로 가장 규모가 크고 중요한 학회다.

이 학회는 어느 초봄에 플로리다 올랜도에서 개최되고 있었고, 내가 애틀랜타에서 비행기 편을 갈아타면서 보니 이미 그 파급효과가 느껴졌다. 젊은 과학자들이 자기 포스터를 안전하게 담아놓은 긴 골판지 통을 들고 공항을 바삐 오가고 있었다. 이 포스터들이 펼쳐질 때마다 나날이 커지고 있는 수수께끼 퍼즐의 작은 조각들이 하나씩 맞춰질 것이다. 67개국에서 총 1만 6000명 이상의 과학자와 전문의들이 올랜도로 모여들고 있었다. 여기서 닷새에 걸쳐 포스터와 심포지엄을 통해 6000편 이상의 새로운 논문이 발표될 것이다. 유흥 시설은 거의 없었다. 올랜도의 거대한 대회장과 주위 환경들은 호텔, 체인 레스토랑, 회관으로 구성된 하나의 고립된 섬을 형성하고 있었다. 이건 마치 지루한 라스베이거스라고 할 만하다. 에어컨이 틀어진 이 거대한 거품 속에서 나는 최대한 많은 것을 흡수할 수 있기를 바랐다.

내가 앨버커키에서 참석했던 소박한 규모의 발생생물학 학회에서는 동시 진행되는 강의가 기껏해야 세 편이었지만, 여기서는 아침 일곱 시부터 시작해서 열두 편 이상의 강의가 동시에 진행되어 저녁까지 쭉 이어졌다. 주요 강의와 교육용 강의가 서로 겹치거나 중간에 끼어 있는 경우도 많았다. 전화번호부처럼 두꺼운 강의 안내책자를 들거나, 학회 일정에 관한 파일이 담긴 스마트폰을 들여다보면서 정보 소비자들은 자기가 들을 강의 시간표를 짰다. 한 강의가 끝나는 10시 30분이 가까워지면 사람들이 10시 45분에 예정된 발표를 위해 조용히 다른 방으로 서둘러 가느라 의자를 달그락거리는 소리가 들려온다. 지리적인 측면도 고려해야 할 부분이었다. '장, 세균, 유전자Guts, Germs and Genes(일부 암의 개시에서 세균의 역할에 대한 최근의 발견 내용에 관한 강의)'를 듣고 나서 '암에서의 유비퀴틴 신호 네트워크Ubiquitin Signaling Networks in Cancer' 강의를 끝부분이라도 들으려면 실내에서 빠른 걸음으로 10분 정도 걸어야만 했다. 한 층 밑에서는 전시장이 사람들에게 유혹의 손짓을 보내고 있었다. 이곳에서 제약회사들은 커다란 에스프레소 기계를 갖춰놓고 지나가는 사람들을 유혹했다. 카푸치노 커피 한 잔과 쿠키를 대접받는 대가로 머크앤드컴퍼니Merck나 일라이릴리앤드컴퍼니Lilly의 새로운 암 치료제 소개를 들어주어야 한다. 암젠Amgen의 부스에서는 방문객들이 3D 안경을 쓰고 신생혈관형성을 일으키고 있는 종양의 놀라운 3차원 영상[7]을 감상하고 있었다. 암젠은 신생혈관형성 억제제angiogenesis inhibitor를 10년 이상 연구하고 있었다. 이 약을 임상실험에서 파클리탁셀과 결합해서 사용하면 재발성 난소암에 걸린 여성에서 20.9개월에서 22.5개월로, 즉 48일 정도의 수명 연장 효과가 나타났다[8].

이 영상을 지켜보면서 나는 13년 전에 하버드대학교의 과학자 주다 포크만Judah Folkman이 잠깐이나마 암의 특효약이 되어줄 것처럼 보였던 것을 발견했을 때의 흥분을 생각했다. 세포 안에서 일어나는 모든 메커니즘에는 그것을 견제해줄 반대 메커니즘이 존재한다. 신생혈관형성은 새로 만들어진 조직에 혈액을 공급하는 정상적인 수단이다. 안지오스타틴angiostatin과 엔도스타틴endostatin이라는 분자는 천연적으로 합성되는 신생혈관형성 억제 성분이다. 새로운 혈관이 아무데서나 자라게 놔둘 수는 없으니 이런 성분이 필요하다. 그런데 이 성분이 쥐에서 발생한 종양을 고사시키는 데 탁월한 효과를 나타냈다. 명사 대열에 끼는 유명한 분자생물학자 제임스 왓슨James Watson의 말이 『뉴욕타임스』 1면에 인용되었다. "주다 포크만이 2년 안으로 암을 고쳐놓을 것입니다." 그는 독자투고란에 적기를, 그것도 기자 앞이라 더 신중하게 꺼낸 이야기라고 했다. 그러고는 열광적으로 선언했다. 포크만의 연구실에서 일어나고 있는 일은 자기 평생에서 가장 흥미로운 암 연구이며 인류에게 암이 없는 세상을 선사할지 모른다는 희망을 주고 있다고 말이다. 이것은 왓슨만의 생각이 아니었다. 미국 국립암연구소의 책임자는 포크만의 연구 결과를 두고 "놀랍고도 훌륭한 연구 결과"라고 추켜세우며, 이제 곧 일어날 일들 중에서 단연코 가장 흥미진진한 사건이 될 것이라고 했다. 다만 쥐에 효과적이었다고 해서 꼭 사람에게도 효과적이라는 보장은 없다는 뻔한 경고를 덧붙였다.

뻔한 경고는 현실이 되었다. 사람에게는 효과가 없었던 것이다. 실험을 재현하기도 어려웠고 나중에 이루어진 연구에서는 일부 신생혈관형성 억제제가 상황을 오히려 악화시킬지 모른다는 의견도 나왔다. 종양이 좀 더 안전한 곳을 찾아 더 격렬한 전이를 일으킴으로써 반격에 나선다는 것이다. 지금은 이렇게 신생혈관형성 억제제가 시장에 나와 있지만 그 결과는 사람들이 꿈꾸었던 것과는 판이하게 다르다. 표준적으로 사용되는 무딘 독성분들과 함께 아바스틴Avastin을 사용하면 환자의 수명이 몇 달 정도 연장될 수는 있지만[9] 비용이 수만 달러나 들어간다. 부작용으로는 위장관 천공과 심각한 내출혈 등이 있다. 신생혈관형성을 억제하면 수술 절개 부위나 다른 상처의 치유가 저해될 수 있다. 올랜도 학회가 개최되고 몇 달 뒤 미국 식품의약국에서는 아바스틴에 뒤따르는 위험과 혜택을 저울질해본 다음 전이성 유방암 치료제로써의 사용 승인을 철회했다.

첫 시작 강연에서만 해도 이런 암울한 현실은 먼 얘기처럼 들렸다. 시작 강연에서는 표적치료 설계의 선구자인 아서 레빈슨Arthur D. Levinson에게 '암 연구에서 보여준 지도력과 탁월한 업적'을 인정하는 표창장을 수여했다. 그는 아바스틴 같은 '블록버스터 약물'의 개발에서 맡았던 역할로 특별히 언급되기도 했다. 레빈슨은 제넨테크Genentech(미국의 생명공학 제약기업—옮긴이)사의 회장이다. 이곳에서는 HER2에 양성반응이 나오는, 즉 성장자극 수용체가 과도하게 발현되는 15에서 20퍼센트 정도의 유방암을 치료하는 헤르셉틴도 만든다. 전이성 유방암이 있는 여성이 헤르셉틴을 투여하면 수명을 몇 달 정도 연장할 수 있다. 질병의 초기 단계에 사용하면 약물의 효과가 더욱 현저하게 나타난다. 표준 화학요법에 헤르셉틴을 함께 사용하면서 4년이 경과하면 85퍼센트의 여성에게서 암이 사라졌다. 헤르셉틴을 사용하지 않은 경우의 67퍼센트와 비교된다. 대조군에 속한 여성들도 혜택을 받을 수 있도록 임상실험은 조기에 중단되었다(덕분에 제넨테크 측에서는 시장 진출 시기를 앞당길 수 있었다[10]). 새로운 치료법이 입소문을 타면서 한때는 자신의 종양이

HER_2 양성이라는 것을 알고(이런 유방암은 특히나 공격적이고 사납다) 두려움에 떨었던 유방암 환자들이 이 소식을 크게 반겼다.

하지만 듣기에는 너무 좋아 보여도 그렇게 좋기만 한 암 치료제는 없다. 헤르셉틴은 정상적인 숫자의 HER_2 수용체를 갖고 있는 건강한 세포들에도 영향을 미친다. 그리고 울혈성 심부전에 걸릴 심각한 위험[11]을 안고 있다. 심지어는 표적치료법이 낳은 최고의 업적[12]이라는 글리벡Gleevec마저도 어두운 면을 가지고 있다. 이 약을 사용하면 만성 골수성 백혈병chronic myeloid leukemia은 거의 항상 억제되지만, 암의 재발을 막기 위해서는 평생을 복용해야 한다. 신체의 면역 방어를 강화하여[13] 종양을 억제할 목적으로 개발된 또 다른 부류의 약물들도 문제를 안고 있다. 이 경우는 사이토카인cytokine이라는 면역기능 촉진제를 혈류에 주입하거나, 환자 자신의 면역세포를 뽑아내어[14] 암 살상능력이 강화되도록 변형한 다음 다시 주사한다. 이런 실험적 치료에 뒤따르는 위험은 면역계가 지나치게 경계가 강화되어 미친 듯이 과잉반응을 보이는 바람에 몸 자체를 침입자로 착각해서 재앙과도 같은 자가면역반응autoimmune response을 개시하는 것이다.

블록버스터 약물이라고 간주할 만한 것이 무엇이 있을까 생각에 잠겨 있는데 현악기 팡파르가 강당 안에 울려 퍼졌다. 과학학회에서 자체적인 테마곡을 갖추고 있는 경우를 나는 이번에 처음 보았다. 미국 국립암연구소 소장 헤럴드 바머스Harold Varmus가 단상 위에 올라와 있었다. 수천 명의 인원을 수용하다 보니 각 연자의 영상을 여섯 벌의 이중 스크린에 쏘아주어야 했다. 스크린의 절반은 강연대의 영상을 비추었고, 나머지 반쪽은 파워포인트 슬라이드를 비추었다. 화면에 비치는 영상이 워낙 크다 보니 정작 멀리 떨어져 있는 강연자 자신은 우스울 정도로 작게 보였다. 마치 「오즈의 마법사The Wizard of Oz」에 나오는 커튼 뒤의 남자 같았다.

바머스는 희망찬 소식으로 강연을 시작했다. 전체적인 암의 발병률과 사망률이 해마다 계속해서 조금씩 내려가고 있다는 소식이었다. 이것은 물론 인구의 노령화 효과를 보정해서 얻은 결과다. 그는 베이비부머 세대들이 연이어 60대와 70대로 들어서고 있다는 무서운 현실을 모든 사람들에게 상기시켰다. 이는 암 호발 연령에 해당한다. 1인당 암 발생 건수는 감소하더라도 순수한 암의 건수 자체는 급증하게 될 것이다. 한편으로 정부의 연구비 지원 예산은 인플레이션조차 따라잡지 못하고 있었다. "우리는 그냥 돈만 없는 것이 아니라 불확실성의 땅에서 살고 있습니다." 바머스가 한탄스럽다는 듯 말했다.

최첨단 시청각 장치들이 동원된 호화로운 발표들을 바라보고 있자니 나는 암 분야가 의학이 방치해온 의붓자식 같다고 생각하기는 어렵다는 느낌이 들었다. 암 분야뿐만이 아니라 모든 의학 연구가 예산 삭감의 위협을 받고 있다. 하지만 정부의 보조금에 더해서 제약 연구에 들어가는 돈, 방송을 통해 개인들에게 모금한 돈 그리고 자신의 죽음을 뒤로 미루기를 바라거나 새로운 병동을 지어 사랑하는 사람을 추모하려는 부자들이 내는 기부금까지 더하면 암을 샅샅이 이해하기 위한 연구에는 실로 막대한 자금이 흘러들고 있다. 수십 억 달러의 돈이 투입되면 화학요법이나 방사선 치료에 따라오는 부수적인 피해 없이 진행암advanced-stage cancer만 집중적으로 죽여서, 몇 주나 몇 달 정도 수명을 연장하는 데 그치지 않고 실제로 암을 근본적으로 치료할 약물이 곧 개발될 수 있을까? 이런 약은 늘 곧 나온다, 나온다 말만 많지 실제로는 나오지 않고 있다. 그리고 심장질환의 경우처럼 암에서도 그로 인한 사망률이 급격히 떨어지게 될까? 사람들이 '암과의 전쟁'에서 밀리고 있다는 한탄을 멈출 날이 과연 올까?

이 전쟁에서 벌어들이는 돈의 규모는 엄청나다. 나는 수많은 일류 대학 연구자들이 상업적 세계에 발을 담그고 있는 것을 알고 깜짝 놀랐다. 미국 암연구협회 회장 자리에서 내려오는 엘리자베스 블랙번Elizabeth Blackburn은 텔로미어와 텔로머라제에 대한 연구로 노벨상을 수상했다. 그녀는 텔롬 헬스Telome Health라는 주식회사의 자문위원회 창립자 겸 회장[15]이다.

일주일 동안 학회에서 이루어진 모든 발표는 처음에 자신이 얽힌 모든 이해관계를 의무적으로 밝히는 슬라이드로 시작했다. 이런 요구에 대한 억울한 심정이 분명 엿보였다. 일부 강연자는 단어들을 너무 빨리 깜빡거리며 넘겨버려서 제대로 읽을 수조차 없었다. 나는 세부적인 계약조건이나 법적면책에 대한 부분을 우스꽝스러울 정도로 빨리 내뱉고 지나가는 텔레비전 광고를 떠올렸다. 심지어 본회 강연의 한 연자는 슬라이드를 잃어버렸다고 얼버무리고는[16] 지나갔다(잃어버렸다는 그 슬라이드는 그녀와 그 남편이 표적 암 치료제를 개발 중인 상장기업 제약회사의 공동창립자라는 사실을 보고하는 슬라이드였을 것이다). 어떤 강연자들은 자기는 밝혀야 할 이해관계가 없다고 자랑스럽게 말했고, 그에 대해 청중의 박수를 받는 경우도 많았다. 그리고 한 강연자는 자기의 연구에 걸린 최대의 이해관계는 피부암 치료법 연구에 바친 25년의 세월이라며 이렇게 말했다. "그래서 저는 이것이 효과를 나타내기를 진심으로 바라고 있습니다.[17]"

바머스는 의학계의 거물 중 한 명이고, 바이러스와 암유전자에 대한 선구적 연구로 존 마이클 비숍J. Michael Bishop과 함께 노벨상을 공동수상하기도 했다. 그는 돈 문제에 대한 걱정을 덜고 의학 그리고 의학이 직면한 가장 당혹스러운 질문 중 일부[18]에 대한 연구를 계속 진행할 수 있게 되어 기뻐 보였다.

고환암 그리고 일부 백혈병과 림프종 같은 암들은 항암화학요법만으로도 죽일 수 있는 것일까? 다른 암들은 이런 치료에도 불구하고 완고하게 잘 버티는데 말이다. 비만인 사람에게 암 발생 위험이 높은 이유를 설명할 생물학적 메커니즘은 무엇일까? 파킨슨병, 헌팅턴병Huntington's disease, 알츠하이머병, 취약 X 증후군fragile X syndrome 같은 신경퇴행성질환을 가진 환자들은 대부분의 암에 대해 위험도가 낮은 것으로 나올까? 신체의 조직들에서 암 발생 경향이 극적으로 차이가 나는 이유는 무엇인가? 강연을 듣다 보니 심장에 암이 생겼다는 얘기는 한 번도 들어본 적이 없다는 생각이 들었다(심장에도 암이 생기기는 하지만 극히 드물다).

오전 나머지 시간에는 다른 전문가들이 나와서 미래에 대해 얘기했다. 강연이 시작될 때마다 열렬한 팡파르와 법적면책 내용을 알리는 슬라이드가 먼저 등장했다. 연구자들은 최신 기술을 이용해 암세포유전체의 염기서열을 몇 년 전에 가능하리라 예상했던 것보다 훨씬 빨리 분석하고 있었다. 종양의 유전체를 정상 세포의 유전체와 비교함으로써 이들은 악성종양을 일으킬 수 있는 돌연변이들을 그 어느 때보다도 세밀하게 파고들었다. 일부 연구 결과는 놀라웠다. 통념에 따르면 보통 하나의 세포를 뒤집어엎기 위해서는 여섯 개 정도의 손상된 유전자가 필요하다. 하지만 유방암이나 결장암 등 종류가 같은 암이 두 건이 있다고 해도 이 두 가지 암이 꼭 똑같은 유전자 변이의 조합을 통해 발생하란 법은 없다. 유전체 연구에 따르면 일부 암의 경우 수십 가지, 심지어는 수백 가지의 돌연변이가 잠재적으로 연루되어 있을지 모른다고 한다[19]. 인간 유전체에 들어 있는 2만 5000개 정도의 유전자 중에서 적어도 350가지는 암유전자일 가능성이 있는 것으로 확인되었다. 이런 유전자들은 암세포에게 경쟁의 이점을 부여하는 방식으로 변이가 일어날 수 있는 유전자들이다. 일부에서는 이 숫자가 결국에는 수천 가지에 이르게 되리라고 예측한다.

"암은 하나의 질병을 지칭하는 것이 아니다. 암은 서로 다른 수백 가지 질병을 통칭한다." 이 얘기를 몇 번이나 들었던가? 이제는 암이 각자 자기만의 분자지표molecular signature를 갖고 있는 수만 가지의 질병이란 얘기가 나온다. 이런 기술들이 발전하다 보면 언젠가 과학자들은 모든 개별 암의 고유한 특성을 일상적으로 분석해서 각 환자들에게 개인 맞춤형 치료를 제공할 수 있게 될지도 모른다. 어쩌면 이것은 지나치게 과한 바람인지도 모르겠다.

수천 명의 청중이 강당을 나와 대회장의 널따란 공간 속으로 흩어졌다. 강의실마다 그리고 포스터가 전시된 복도들마다 암이라는 주제에 대해 좀 더 상세한 내용들을 제공하고 있었다.

분극화polarization라는 현상[20]이 있다. 이는 건강한 세포가 자신의 앞과 뒤를 구분할 수 있는 방법을 말한다. 이 덕분에 상피세포는 한 조직 안에서 자신의 방향을 설정할 수 있다. 그래서 머리카락, 비늘, 깃털 모두 똑같은 방향으로 기울어져 있는 것이다. 체세포분열을 하는 동안 세포는 똑같은 두 개의 세포로 분열하기 전에 반드시 분극화가 일어나서 자신의 내용물을 분배해야 한다. 마치 자기만의 컨베이어 벨트에 올라탄 것처럼 뒤가 아니라 앞으로 계속 나아가게 해주는 방식으로 자신의 단백질을 수송하며, 이동하는 세포도 분극화를 나타내는 것이다. 분극화와 관련된 분자 회로의 일부가 밝혀져 있고, 이 분극화도 암세포 안에서 잘못 틀어질 수 있는 것 중 하나다. 이것이 하나의 증상일 뿐인지, 아니면 악성종양의 원인인지는 해답을 알 수 없는 또 하나의 질문이다.

그 질문에 대해 생각에 잠겨 있는 동안 다른 방에 있는 연구자들은 다른 여러 종류의 세포사cell death에 대해 논의하고 있었다. 아포토시스의 스위치를 끄는 것은 암의 전형적 특징으로 확립되어 있었고, 화학요법은 일반적으로 아포토시스를 다시 되돌려 놓는 방식으로 작동한다. 하지만 자기소화작용autophagy(세포가 자신의 내부를 먹어치우는 것), 엔토시스entosis(세포가 동족인 이웃 세포를 잡아먹는 것), 네크롭토시스necroptosis 라는 것도 있다. 네크롭토시스는 아포토시스와 비슷하게 사멸수용체death receptor와 RIPreceptor-interacting protein라는 분자가 관여한다. 어쩌면 이것 역시 암을 통제할 때 조작할 수 있을지도 모른다. 학술지 중에 『세포사 저널Journal of Cell Death』이라는 제목을 가진 것이 있는데 청중 가운데 한 여성도 '세포사 2009: 언프로그드 투어Cell Death 2009: The Unplugged Tour' 라는 수수께끼 같은 글자가 쓰인 검정 티셔츠를 입고 있었다. 암 연구의 세계에서도 작은 하위문화가 아주 많이 존재하는 것 같다.

다른 강연자들은 암세포가 대사를 호기성 대사에서 혐기성 대사로 바꾸는 불가사의한 이유에 대해 고민했다. 혐기성 대사로 바뀌게 되면 암세포는 바르부르크 효과Warburg effect[21]라고 부르는 현상을 통해 포도당을 게걸스럽게 먹어치운다. 이것은 에너지를 비효율적으로 사용하는 방식이지만 암세포로 하여금 산소가 고갈된 종양 깊숙한 내부에서도 살아남을 수 있게 해준다. 하지만 이상한 점은 산소가 충분히 존재하는 환경에서도 세포들이 이런 변화를 일으킨다는 점이다. 이렇게 하면 변화된 대사 덕분에 새로운 부분을 구축하고 증식하는 데 필요한 원재료를 더욱 많이 받아들일 수 있다는 것이 한 가지 이유인지 모른다.

암세포가 면역계에 의한 파괴를 피해 가거나, 오히려 면역계를 이용해서 대식세포macrophage를 동맹으로 끌어들이는 방법을 설명하는 강연도 있었다. 이유는 알 수 없지만 서서히 타오르는 만성 염증[22]은 류머티즘 관절염, 크론병Crohn's disease, 알츠하이머병, 비만, 당뇨 등 여러 질병과 관련되어 있다. 만성염증은 암에서도 일정한 역할을 한다. 헬리코박터 파일로리에 대한 면역반응으로 염증이 있는 위나 간염 바이러스로 염증이 있는 간은 암이 발생할 가능성이 더 높다. 하지만 이것이 어디까지 원인으로 작용하며, 또 어디까지가 그로 인해 나타나는 효과일까? 그 화학회로는 아직 밝혀지지 않았다. 한편 노화 과정에 연루된 것으로 밝혀진 시르투인sirtuins이라는 분자[23]가 어떻게 염증, 비만 그리고 암에서도 역할을 하고 있는가 라는 질문에 한 세션이 통째로 할애되었다.

결국 모든 생물학은 세포 안에서 그리고 세포와 세포 사이에서 이루어지는 유전자와 유전자의 대화로 귀결된다. 이 대화는 끊임없는 분자의 수다 속에서 이루어진다. 하지만 나는 사람의 조직 속에 들어 있는 유전자가 우리 몸 한구석을 차지한 미생물 속에 들어 있는 유전자와도 대화를 나눌 수 있다고는 생각해보지 않았었다. 어쩌면 당연한 일이었는데도 말이다. 우리의 피부, 소화관, 기도에는 세균들이 득실거린다. 이들 중 상당수는 공생의 역할을 담당하고 있다. 내장 속에 사는 세균은 소화를 돕는 효소를 분비한다. 이 단세포 생명체 안에 들어 있는 유전자들은 미생물에서 미생물에게로 신호를 전송하고, 사람의 세포와도 신호를 주고받을 수 있다. 우리는 보통 세균을 단순한 군식구라 생각하지만, 이들은 세포의 숫자로 따지면 우리 몸의 세포보다 열 배 정도 많다. 그보다 더욱 인상적인 부분은 우리 각자의 몸에 수용하고 있는 미생물 유전자microbiome(미생물군유전체)가 인간의 유전자보다 100배나 더 많다는 사실이다. 심지어는 이 모든 자유 세포들의 유전체를 염기분석하려는 '인간 미생물군유전체 프로젝트Human Microbiome Project'도 나와 있다. 암은 정보의 질병이며, 뒤섞인 세포 신호의 질병이다. 이제 탐험해야 할 새로운 영역이 등장한 것이다.

유전체, 후성유전체, 미생물군유전체에 이어 이제 과학자들은 단백질체proteome(한 세포에서 발현될 수 있는 단백질의 총체)와 전사체transcriptome(다양한 종류의 모든 RNA분자의 총체) 등을 이야기하고 있다. 그리고 대사체metabolome, 지질체lipidome, 조절체regulome, 대립형질체allelome, (…) 단백질분해효소체degradome, 효소체enzymome, 염증체inflammasome, 상호작용체interactome, 오페론체operome, 유사유전체pseudogenome 같은 것도 있다. 환경노출체exposome는 우리가 노출되는 환경 속 모든 요인의 총체를 말하고, 행동체behaviorome는 암 발생 위험을 바꿀 수 있는 모든 생활방식 요인의 총체를 말한다. 출판체bibliome는 과학과 관련된 모든 것에 대해 끝없이 몸집을 불리고 있는 논문들의 총체를 지칭한다. 그리고 이 시대에 와서 각 분야가 끝없이 갈래를 치며 세분화되고, 온갖 '체학體學[24]'이 득세하면서 따라온 골칫거리는 그 많은 '체' 중에서 터무니체ridiculome를 관련체relevantome로부터 구분해야 한다는 것이다[25][터무니체, 관련체는 원래는 없는 용어이지만 '체體, ome'란 개념이 워낙 난무하다 보니 그중에는 관련성이 있는 중요한 것도 있지만 말도 안 되는 터무니없는 것들도 많아졌음을 꼬집는 유머다—옮긴이].

공책에 메모를 갈겨 쓰거나, 일부 새롭고 이상한 개념에 대해 생각하며 복도를 걷는 동안 나는 몇 년 동안 세포생물학에 대한 이해가 얼마나 많이 바뀌었는지에 대해 생각했다. 나는 대학생 시절에 배낭여행을 하다가 제임스 왓슨의 《이중나선*The Double Helix*》을 읽으며 그리고 나중에 한 산장의 난롯가에 앉아서 호레이스 저드슨Horace Freeland Judson의 위대한 책 《천지창조의 제8요일*The Eighth Day of Creation: Makers of the Revolution in Biology*》에서 발췌한 『뉴요커*New Yorker*』의 3부작 기사를 탐독하면서 느꼈던 흥분을 떠올렸다. 분자유전학은 레고 블록으로 쌓아올린 구조물처럼 깨끗하고 깔끔해 보였다. 유전자는 생명을 창조하고 지배하는 모든 능력을 지니고 있었음에도 불구하고 G, C, A, T라는 단 네 개의 핵산글자의 조합으로 구성되어 있다. 이 각각의 글자들은 자기만의 고유한 외형을 가지고 있으며, 돌출부와 함몰부로 이루어진 이 모든 패턴이 DNA에서 전령 RNAmessenger RNA, mRNA로 복사되고, 그다음에는 이 정보를 이용하여 단백질을 만들어내는 리보솜

ribosome이라는 세포 구조물로 수송되었다. 이 주조공장에서는 운반 RNAtransfer RNA, tRNA라는 다른 분자들이 플러그 어댑터처럼 작동해서 세 개의 염기 글자마다 특정 아미노산amino acid을 짝지워주었다. 아미노산은 20가지 서로 다른 단위가 존재했고, 이것들이 특정한 순서로 배열되면 특정 종류의 단백질이 되었다. 이런 단백질에는 유전 장치를 돌아가게 만드는 데 도움을 주는 효소도 포함되어 있었다. 이 이론을 더할 나위 없이 간단하게 단순화시킨 것이 프랜시스 크릭이 '중심 원리central dogma'라고 부른 'DNA에서 RNA 그리고 RNA에서 단백질로DNA to RNA to protein'였다.

하지만 이내 복잡해지기 시작했다. 모든 DNA 조각이 단백질 코드의 일부는 아니었다. 일부 염기서열은 전령 RNA와 운반 RNA를 만드는 데 사용되었다. 어떤 염기서열은 조절기로 작동해서 유전자의 볼륨을 키우고 줄이면서 그 유전자에서 나오는 단백질 생산을 조절했다. 서로 복잡하고 정교하게 맞물려 돌아가는 이 장치들을 보며 당신은 아마도 이 모든 것이 한 기술자가 만들어낸 산물이라는 환상에 빠지게 될 것이다. 하지만 사실 자연은 훨씬 지저분하게 만들어져 있었다. 일례로 유전자는 연속적으로 구성되어 있지 않다. 그 중간에는 횡설수설 말도 안 되는 조각들이 끼어들어가 있기 마련이다. 이 유전 메시지를 전령 RNA에 다시 찍어내려면 이런 흠집(개재배열intron이라고 한다)을 편집해서 지워야 했다. 이것은 진화와 엔트로피가 만들어낸 우발적 사고였다. 사실 전체 유전체 중에서 소용이 있는 것은 낮은 비율에 불과한 것으로 보였다. 그 나머지 DNA는 '쓰레기 DNAjunk DNA'로 알려지게 되었다. 수백만 년이 흐르는 동안 기능을 상실하고 폐기된 잡동사니 쓰레기

유전자인 셈이다. 이 유사유전자pseudogene 중 일부는 바이러스가 몰래 들여온 것도 있었다. 어떤 것은 진짜 유전자가 실수로 복제되어 유전체의 다른 곳에서 붙여넣게 되어 만들어지기도 했다. 이런 찌꺼기들을 굳이 제거해야 할 긴박한 이유는 없었기에 이것들은 세대에서 다음 세대로 함께 묻어갔다.

하지만 그렇게 많은 유전체가 아무 일도 하지 않고 조용히 자리만 지키고 있다고 생각하기는 힘들다. 끊임없이 만지작거리며 손보기를 좋아하는 진화는 분명 이런 폐기된 부분에서 새로운 쓸모를 찾아냈을 것이다. 1990년대 초에 과학자들은 쓰레기 DNA에서 만들어지는 새로운 종류의 RNA를 알아차리기 시작했다. 이 분자들이 전령 RNA에 달라붙으면 전령 RNA는 자신의 정보를 전달하지 못한다. 이 분자들은 크기가 작아서 마이크로 RNAmicroRNA라는 이름이 붙여졌다(세포생물학의 어휘론에서 이런 용어는 여러 가지를 하나로 뭉뚱그려 표현하는 용어다). 이들은 서로 다른 종류로 만들어지며, 숫자가 증가하거나 감소하면서 다양한 단백질의 생산을 조절한다. 세포의 다른 거의 모든 것들이 그렇듯이 이들도 암에서 어떤 역할을 담당하고 있다. 성장촉진 암유전자의 발현을 차단하는 역할을 하는 마이크로 RNA가 있다고 가정해보자. 만약 세포가 이 조절물질을 너무 적게 생산한다면 증식이 촉진될 것이다. 또 다른 종류의 마이크로 RNA가 과하게 만들어지면 종양억제유전자를 억누르는 결과가 생길 수도 있다. 실제로는 이런 분자들 중 단 한 종류가 몇 가지 서로 다른 유전자를 조절해서 뒤죽박죽 뒤섞인 효과를 낳고 있는지도 모른다. 과거에는 쓰레기 DNA에 생긴 돌연변이는 무해하다고 여겨져왔다. 하지만 이 돌연변이로 인해 마이크로 RNA

의 균형이 깨지면 세포를 삽시간에 악성세포로 몰고 갈 수 있다.

과학자들이 자세히 들여다볼수록 더 다양한 RNA들이 발견되었다. 이들 분자 중 일부는 그저 세포의 장치들을 매일매일 운영하는 과정에서 부서진 파편들이 떠돌아다니는 표류물일 수도 있었다. 하지만 어떤 것들은 목적이 있어서 존재하는 것으로 보였다. LincRNAlong intergenic non-coding RNA(긴 비암호화 RNA), siRNA(small interfering RNA, 소간섭 RNA), piRNA 등이다. 'pi'는 '피위-상호작용Piwi-interacting'이라는 의미이고, '피위Piwi, P-element induced wimpy testis'는 우스꽝스러운 이름이 붙은 또 하나의 유전자다. 'Xist RNA'와 'Hotair RNA'라는 것도 있다. 이름이야 출처가 어찌 되었든 간에 여기서 중요한 개념은 이런 분자들 역시 세포의 화학을 조절하는 데 역할을 담당할 수 있다는 점이다. 이런 분자들의 균형이 깨지면 세포의 폭풍적인 성장을 야기할 수 있다.

시류에 편승하기를 주저하는 몇몇 과학자들은 새로운 RNA의 중요성이 지나치게 과장되었다고 비판한다. 한편 일부 과학자들은 이것이 혁명을 예고하고 있다고 생각한다. 올랜도에서 강연에 나섰던 하버드대학교의 한 과학자는 '중심 원리는 깨졌다'고 선언하면서 완전히 새로운 이론[26]을 기술했다. 이 이론에서는 이런 색다른 RNA를 기반으로 한 새로운 언어로 유전자가 유사유전자들과 대화를 나눈다고 주장한다. 만약 이 사람의 말이 옳다면 해독해야 할 또 하나의 암호가 생긴 셈이다. 그제야 우리는 진정으로 세포회로를 이해하고, 이들이 어떻게 잘못될 수 있는지 이해할 수 있을 것이다.

쓰레기가 쓰레기가 아니었던 것이다[27]. 우리 자신의 세포가 아니라 미생물 안에 들어 있는 유전자(전체 유전자의 99퍼센트)가 전면에 등장하기 시작했다. 전경이 뒤로 물러나고 뒤에 있던 배경이 앞으로 치고 나오는 듯 보였다. 나는 우주 대부분이 암흑물질dark matter과 암흑에너지dark energy로 구성되어진 것으로 밝혀졌을 때 우주론에서 일어났던 일이 떠올랐다. 하지만 이렇게 새로운 것들이 밝혀지는 와중에도 빅뱅 이론 그 자체는 굳건히 버티고 있었다. 예전처럼 깔끔하고 단순하지는 못했지만, 빅뱅 이론은 전체적인 그림을 그리는 큰 붓 역할을 해주었기 때문이다. 빅뱅 이론이라는 큰 틀 안에서는 상궤를 벗어난 것을 비롯한 모든 것들이 이치에 맞게 돌아갈 수 있었다. '암의 전형적 특징'에서도 이와 똑같은 일이 일어나고 있는 듯했다. 올랜도 학회에서 발표가 하나씩 이루어질 때마다 그 안에는 하나한과 와인버그가 제시한 여섯 가지 율법을 명시한 파워포인트 슬라이드가 어김없이 포함되어 있었다. 이런 시금석이 없었다면 모든 것은 혼돈으로 빠져들고 말았을 것이다.

바로 지난달에 이 그 두 과학자는 후속 연구 결과를 발표했다[28]. 자신들의 논문 「암의 전형적 특징—다음 세대*Hallmarks of Cancer: The Next Generation*」가 발표된 뒤로 흘러간 10년을 뒤돌아보며 두 과학자는 패러다임이 그 어느 때보다도 강력해졌다고 결론 내렸다. 분명 더 복잡해지기는 했다. 암세포를 마이크로칩에 비유하자면, 한때는 이 마이크로칩 안에 들어 있는 트랜지스터 하나인 줄 알았던 것이 알고 보니 자기만의 더욱 밀도 높은 회로를 숨기고 있는, 마이크로칩 안의 또 다른 마이크로칩이었던 것이다. 줄기세포와 후성유전학이 더욱 큰 역할을 담당하게 될지도 모르겠다. 결국에는 암의 전형적 특징이 여섯 가지가 넘을지도 모른다. 다만 그 숫자가 유한하고, 감당할 수 있는 적당한 수이기를 바랄 뿐이다.

학회가 진행되고 있던 어느 날 저녁, 나는 호텔 연회장으로 쏟아져 들어오는 과학자들과 우연히 마주쳤다. 정보를 내보내고, 또 흡수하며 하루를 보내느라 지친 모습들이었다. 풍성한 뷔페 탁자 위에는 음식들이 전략적으로 배치되어 있었다. 오레곤 블루치즈를 곁들인 로스트 비프, 구운 닭가슴살 카프레제, 미니어처 크랩 케이크, 사우스웨스트 치킨 엠파나디야스 등. 여섯 곳에 대기하고 있던 바텐더들이 잔에 와인을 가득가득 채워주었다. 이것은 앤더슨 암센터에서 주관하는 연례 축하연회였다. 낸시와 내가 1월의 어느 슬픈 날 다른 의사의 의견을 들어보기 위해 그곳을 방문했던 이후로 기관의 로고가 바뀌어 있었다. '암Cancer'이라는 단어 가운데로 빨간 줄이 하나 쭉 그어져 있었다. 나는 어떤 바보 같은 마케팅 담당자가 이런 몹쓸 생각을 했을까 궁금해졌다. 일단 너무 조잡해 보였고, 암으로 인해 수많은 희생자가 나오고 있다는 면에서 보면 이는 잔인할 정도로 지나친 낙관주의였다.

앤더슨 암센터에서 마련한 연회를 마친 사람들은 술과 후식을 더 즐기고, 미국 암연구협회에서 마련한 무도회를 즐기기 위해 대형 무도회장으로 발걸음을 옮겼다. 한 소울 밴드가 뒤쪽에서 파란색, 빨간색 스포트라이트를 받으며 오래된 스모키 로빈슨Smokey Robinson의 곡을 연주하고 있었고, 무선 마이크를 든 가수가 사람들을 댄스플로어로 불러내려 애쓰고 있었다. 처음에는 두 커플만 춤을 추고 있었다가, 그다음엔 여섯 커플 그리고 밤 열 시쯤이 되자 50여 커플 정도가 플로어에 나와 소용돌이처럼 빙글빙글 돌면서 다른 사람들을 플로어로 끌어들이고 있었다. 내가 복도에서 걸음을 옮기고 있으려니 리듬이 느려지면서 조명이 어둑해졌다. 가수가 'Killing Me Softly'를 부르고 있었다. 부드럽게 죽여달라고? 암은 절대로 이런 부탁을 들어주는 법이 없다.

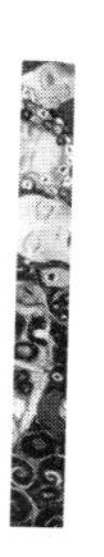

10
뒤죽박죽 대사

—

1928년에 런던 성 메리 병원St. Mary's Hospital의 한 실험실에서 알렉산더 플레밍Alexander Fleming이 페니실린을 발견했다[1]. 그는 배양용기에서 포도상구균을 배양하고 있었는데 휴일을 지내고 실험실로 돌아와보니 곰팡이가 한 점 날아드는 바람에 오염된 것을 알게 되었다. 그 점 주변으로는 죽은 세균의 시체가 있었다. 그 곰팡이를 분리하여 관찰한 플레밍은 이것을 1000배로 희석해도 미생물을 죽이기에 충분할 정도로 효과가 강력하다는 것을 발견했다. 그는 더 나아가 푸른곰팡이Penicillium 속屬의 이 곰팡이가 연쇄상구균streptococcus, 폐렴구균pneumococcus, 수막염균meningococcus, 임균gonococcus, 디프테리아diphtheria, 탄저균anthrax을 죽이는 데도 효과가 있음을 입증해냈다. 항생제 주사 몇 방이면 이 수많은 살인마들이 즉각 무해한 존재로 바뀌면서 우리가 암에 걸릴 정도로 오래 살 수 있게 된 것이다.

성 메리 병원은 그 이후로 임페리얼의과대학Imperial College School of Medicine의 한 캠퍼스로 흡수되었고, 나는 어느 날 오후에 임페리얼보건대학의 학장 엘리오 리보리Elio Riboli를 만나러 하이드 파크Hyde Park를 가로질러 걷고 있었다. 리볼리는 암의 역할을 40년간이나 연구했기 때문에 무엇이 암을 야기하고, 무엇이 암을 야기하지 않는지에 대한 생각이 어떤 변화를 거쳤는지 되돌아보기에 딱 적합한 인물이었다. 내가 보기에 화학적 발암물질은 예전에 생각했던 것보다 중요한 요인이 아닌 듯했고 특정 음식이 암에 좋다, 나쁘다 하는 주장도 여전히 혼란스러웠다. 리볼리야말로 이런 혼란을 바로잡는 데 도움을 줄 수 있는 인물이라고 생각했다.

맑은 봄날이었고, 나는 길을 걸으면서 공기가 매연과 석탄가루로 가득했을 산업혁명 당시의 암울했던 모습을 상상해보려고 했다. 퍼시벌 포트Percivall Pott가 굴뚝청소부 사이에서 검댕 노출과 음낭암scrotal cancer 사이의 상관관계를 이끌어낸 때와 장소는 1700년대 런던이었다. 이는 인류가 암의 이론을 향해 더듬더듬 전진하는 과정에서 최초로 나온 관찰 중 하나다. 굴뚝청소부들은 영화 「메리 포핀스Mary Poppins」에서 딕 반 다이크Dick Van Dyke가 연기했던 등장인물처럼 그렇게 쾌활한 인물들이 아니었다. 영양실조로 바싹 마른 남자아이들에게 돈 몇 푼을 쥐어주며 지저분한 굴뚝 속으로 들어가게 시켰는데, 알몸으로 들어갈 때도 많았다. 포트는 이렇게 적었다. "이 사람들의 운명[2]은 유별나게 가혹했다. 어린 유아기에는 대부분 잔인하게 학대를 받으며 자라고 추위와 굶주림으로 거의 죽다시피 한다. 이들은 좁고 때로는 뜨겁기까지 한 굴뚝 속으로 떠밀려 들어가고, 이곳에 거의 파묻히다시피 하면서 화상을 입고, 거의 질식해 죽을 지경까지 간다. 이러다가 사춘기에 도달하면 역겹고 고통스럽고 치명적인 질병에 걸리기 쉽다." 이에 대한 치료는 마취 없이 음낭의 종양 부위를 제거하는 것이었다. 이것은 진단과 동시에 즉각 실행되어야 했다. 일단 암이 고환으로 퍼지면 보통은 거세를 하기에도 너무 늦은 경우가 많았다.

> 나는 여러 차례 걸쳐 실험을 해보았다. 하지만 이런 부위를 수술하면 어느 정도는 치유가 잘 이루어지고 환자들도 겉으로 보기에는 멀쩡한 모습으로 병원을 떠난다. 하지만 몇 달이 지나면 대개 반대편 고환이나 사타구니 분비선에 똑같은 질병이 생긴 채로 돌아온다. 아니면 너무도 창백한 안색에 완전히 흙빛으로 변한 얼굴에, 기력이라고는 찾아볼 수 없는 상태로 몸속 어딘가에서 날카로운 통증을 자주 느낀다며 찾아온다. 이것만 봐도 그들의 내장 어딘가에서 생긴 병의 상태를 충분히 증명하고도 남음이 있다. 이런 경우 머지않아 고통스러운 죽음이 뒤따른다.

암의 원인은 아마도 까진 피부에 그을음을 비벼댔기 때문이었을 것이다. 유럽대륙에서는 굴뚝청소부들이 잠수복 비슷한 보호용 의복을 입었기 때문에 암에 걸리지 않았고, 런던 지역보다 굴뚝이 가늘고 좁아서 추를 단 브러시를 위에서 아래쪽으로 내려 청소를 했던 에든버러 지역에서도 암 얘기가 없었다. 하지만 그냥 단순한 인과관계로 이것을 설명하기는 불가능했다. 런던의 굴뚝청소부 사이에서도 암은 굉장히 드물었고, 암이 발생하는 데 20년씩이나 걸리기도 했기 때문이다. 그리고 검댕 사마귀는 얼굴에 발생한 사례도 몇 편 보고되기는 했지만 대체로 음낭에만 생겼다. 왜 하필 똑같이 찰과상이 생겨 발암물질에 노출되었던 다른 부위를 놔두고 유독 음낭에만 생긴 것일까? 다른 요인이 관여하고 있었음이 틀림없다. 나는 20세기 초에 일본의 한 과학자 야마기사와 가쓰사부로山際勝三郎가 진행했던 실험이 생각났다. 그는 토끼의 귀에 콜타르를 발라서 쌀알 한 톨 크기에서[3] 참새의 알 크기에 이르는 다양한 크기의 종양을 유도해냈다. 하지만 이것은 무척이나 고된 과정이었다. 실험은 실패투성이였고, 종양은 발암물질을 수없이 반복적으로 도포하고 난 다음에야 비로소 나타났다.

이탈리아의 의사 베나르디노 라마치니Bernardino Ramazzini 역시 직업적 노출에 관한 연구에 심취하여 1700대 초에는 《직업병*De Morbis Artificum Diatriba*》이라는 책을 펴냈다. 그는 관심사가 대단히 광범위해서 노동자나 장인들을 연구하는 데 그치지 않고 약제상, 가수, 세탁부, 운동선수, 농부, 심지어는 학자들까지 연구했다. 연구 대상이 된 학자에는 수학자나 철학자들은 물론이고 자기 같은 의사들도 포함되어 있었다. 이런 직업인들 모두 다양한 고통에 시달렸지만 그가 이 책에서 언급한 유일한 암은 수녀들 사이에 발생하는 암이었다. 라마치니는 수녀들이 다른 여성들보다 유방암에 더 많이 걸리는 경향이 있음을 발견했다. 그는 이렇게 적었다. "이탈리아의 모든 도시는[4] 수녀들이 모여 있는 종교단체가 몇 개씩 있다. 그런데 이중에서 담벼락 안으로 이 저주받은 역병인 암에 걸린 수녀가 없는 수녀원을 찾아보기 힘들다." 그는 이것이 육체적 순결 그리고 자궁과 유방 사이의 '신비로운 교감' 때문이라고 생각했다. 그리고 임신한 여성의 젖샘에서 편리하게도 젖이 나오는 이유도 이

신비로운 교감으로 설명할 수 있으리라 생각했다. 그는 이렇게 적었다.

> 우리는 성스러운 설계자Divine Architect가 자궁과 유방에 어떤 구조물, 아직까지 우리가 알지 못하는 교묘한 장치를 빚어놓았음을 분명히 믿어야만 한다. 어쩌면 시간이 그것을 밝혀줄지도 모른다. 아직 진실의 모든 영역이 정복되지는 않았기 때문이다.

과학자들은 20세기가 되어서야 혈류를 통해 몸의 먼 곳까지 이동하는 복잡한 성호르몬 시스템에 대해 본격적으로 연구하기 시작했다. 성호르몬의 수많은 역할 중에는 자궁과 유방의 활성을 조화시키는 것도 있었다. 수녀들은 아이를 임신하고 수유하는 것을 포기하고 더 많은 생리주기를 경험함으로써 모르는 사이에 자기 몸의 발암성분인 에스트로겐에 더 많이 노출되어 세포분열이 가속되고, 따라서 돌연변이의 가능성이 높아진 것이다.

평생 순결을 지키는 데 따르는 이득 또한 존재했다. 한 세기하고 반이 지났을 때 또 다른 이탈리아인인 도메니코 리고니-스테른Domenico Rigoni-Stern은 수녀들이 자궁경부암에 덜 걸린다는 사실을 알아냄으로써 성행위를 통해 전염되는 인유두종 바이러스가 자궁경부암의 주요 원인이라는 발견의 전조가 되었다. 굴뚝 검댕, 성호르몬 그리고 일부 사례에서는 바이러스와 같이 세포를 폭발시킬 수 있는 요인들이 무척 많고, 아직 이해하지 못하는 요인도 여전히 많다.

1980년에 밀라노대학교에서 의학박사 학위와 공중보건학 석사학위를 딴 리볼리는 암의 변덕을 이해할 단서를 찾아내려 했던 이탈리아 의사들의 유서 깊은 전통을 잇고 있는 사람이다. 그는 밀라노대학교에서 하버드대학교로 옮겨 역학 분야에서 또 다시 석사학위를 땄다. 내가 런던 캠퍼스에 도착했을 때 그는 사무실에서 기다리고 있었다. 그는 키가 크고 호리호리하며 공손한 몸가짐에 부드러운 목소리를 갖고 있는 사람이었다. 그리고 체중을 조절하고 운동을 하는 것이 심장질환과 암 모두에 유리하다는 증거를 마음 깊숙이 새기고 실천하는 인물이었다.

한 시간 반 정도에 걸쳐 우리는 그가 역학조사 과정에서 배운 내용들에 대해 대화를 나누었다. 몇 달 뒤에 되돌아보면서 나는 어느 날은 우리에게 좋은 것이 그다음 날에는 나쁘게 작용할 수도 있다는 영양과학의 휩쏘 효과whipsaw effect가 다시 한번 떠올랐다. 그리고 궁금해졌다. 암에 걸릴지 말지를 우리는 과연 얼마나 통제할 수 있는 것일까?

리볼리가 자신의 경력을 시작할 즈음에는 흡연이 폐암 유행의 원인이라는 것이 이미 분명하게 드러나 있었다. 그래서 다른 암도 역시 대기와 물속으로 배출되는 산업 오염물질, 식품에 남아 있는 방부제와 살충제 성분 등 특정 화합물로 그 원인을 추적할 수 있으리라는 가설이 타당해 보였다. 그가 말했다. "당시의 신조는 암은 반드시[5] 발암물질에 의해 야기된다는 것이었죠." 즉 화학물질, 바이러스, 세균 등 우리 뒤에 도사리고 있는 어떤 영향력 때문이라는 것이 일반적인 믿음이었다. 하지만 초기부터 이 가설이 끝까지 버티지 못하리라는 조짐이 나타나고 있었다. "유방암, 결장암, 전립선암 등 가장 흔한 일부 암에 대해 광범위하게 연구가 이루어졌는데도 인간에게 의미 있는 역할을 하는 단일 발암물질이 전혀 발견되지 않았습니다." 리볼리의 말은 암 유발인자가 인구집단에 아무런 영향도 미치지 않는다는 의미가 아니다. "사람들은 대기와 물속에 들어 있는 대량의 발암물질에 노출될 수 있고, 그로 인해 실제로 암이 야기될 수도 있습니다. 하지만 50퍼센트 내지 60퍼센트의 암에서는 대체 이 암이 어디서 온 것인지 짐작조차 할 수 없었죠."

물려받은 유전적 결함 때문에 발생했다고 분명하게 결론 내릴 수 있는 사례도 소수에 불과했다. 이민자에 대한 연구가 이것을 확실히 뒷받침해주었다. 똑같은 유전자를 지닌 채 다른 나라로 이주한 사람들은 한 세대 만에 이동해 간 나라의 암이 발생할 위험이 높아졌다. 그리고 떠나온 고국의 암은 뒤로 남겨두고 오는 경우가 많았다. 돌과 페토의 영향력 있는 연구에서 밝혀졌듯이 암의 발생에서 가장 중요한 요인은 인간의 행동이었고, 암의 발생에 기여할 가능성이 가장 높은 것은 우리가 입으로 섭취하는 음식이라는 공감대가 형성되기 시작했다.

첫 번째 단서는 연구실 실험에서 나왔다[6]. 연구자들은 실험동물의 귀에 콜타르를 바르는 대신 다양한 음식을 서로 다른 양으로 먹여 동물들이 얼마나 많은 지방을 얻는지 살펴보았다. "몇몇 실험에서는 화학적 발암물질을 사용하지 않았지만 식이를 조절함으로써, 즉 지방과다adiposity를 조절함으로써 종양의 발생빈도를 조절할 수 있다는 것이 입증되었습니다." 리볼리의 설명이다. 처음에는 기름진 음식의 과잉 섭취가 이유인 듯 보였다. 하지만 추가적인 연구를 통해 이것은 지방이나 다른 성분들 때문이라기보다는 총 섭취 칼로리 때문이라는 것이 암시되었다. 비만 자체가 암 발생의 주요 동인이었던 것이다.

일부 음식은 작은 위험을 제기하는 것으로 보였다. 염분이 너무 많은 식생활[7]은 위암과, 붉은 살코기와 가공육은 결장암과 관련되어 있었다. 아마도 니트로사민nitrosamine, N-니트로소화합물N-Nitroso compounds 그리고 기타 물질[8] 때문인 것으로 보였다. 리볼리가 말했다. "그 영향이 분명하게 나타나는 흡연과 폐암의 조합과는 달리 여기서는 강력한 상관관계가 존재하지 않았습니다. 어떤 생활습관의 경우 다른 습관에 비해 위험이 1.5배나 두 배 정도 늘어나는 정도입니다." 애초에 위험이 아주 작은 경우에는 그 위험이 아무리 두 배로 증가한다고 해도 당사자가 암에 걸릴 확률은 아주 낮다. 다만 수백만 명 규모의 인구집단에서는 그것이 공중보건에 아주 중요한 영향을 미칠 수 있다. 하지만 이것을 추가적으로 조사해 들어가려면 대규모의 역학연구가 필요할 것이고, 그 방대한 결과물을 해석한다는 것은 끔찍하게 어려울 수도 있다.

"1980년대는 정말 도전적인 시기였죠." 리볼리가 회상했다. 암 연구자들이 두 파벌로 나뉘었다. 그는 두 파벌이 전쟁을 일으켜 흑과 백으로 나뉘던 모습을 떠올렸다. "우리는 두 파벌로 나뉘었습니다. 한쪽에서는 모든 암이 환경에 들어 있는 발암물질 때문에 생긴다고 주장했고, 다른 쪽에서는 발암물질이 없어도 암이 생길 수 있다고 주장했죠. 저는 발암물질파에서 생활방식파로 옮겨 갔습니다." 그는 암을 야기할 수 있는 요인에도 관심이 있었지만, 암을 예방해주는 요인에도 관심이 있었다.

그 후로 10년 동안 그는 세계암연구기금World Cancer Research

Fun과 미국 암연구협회에서 조직한 한 연구에 참여했다. 이 연구의 목적은 영양과 암에 관한 4000편 정도의 연구를 검토해서 어떤 패턴이 나타나는지 확인하려는 데 있었다. 1997년에 이 연구팀에서는 「식품, 영양 그리고 암의 예방*Food, Nutrition and the Prevention of Cancer: A Global Perspective*」이라는 보고서를 발표했다. 이 보고서는 낸시가 암 진단을 받기 앞서 몇 년간 열풍이 불었던 '1일 5접시 프로그램'에 영감을 불어넣었다. 입수 가능한 최고의 증거들을 기반으로 분석한 결과, 과일과 채소가 놀라운 효과를 가지고 있는 것으로 보였다. "다양한 채소와 과일을 많이 포함하고 있는 식단은 그 자체로 전체적인 암의 발병률을 20퍼센트 이상 낮춰줄 수 있다." 1번 권장사항은 '채식 위주의 식단'을 하루에 다섯 접시 이상 먹으라는 것이었다. 제인 브로디Jane Brody는 폭넓은 구독자를 확보하고 있는 『뉴욕타임스』의 건강 칼럼에 이 연구에서 제시한 놀라울 정도로 구체적인 권장사항을 요약해놓았다.

> 암을 예방하는 화합물이 풍부한 식품으로는 양파류, 양배추류의 채소(브로콜리, 콜리플라워, 청경채, 케일, 방울다다기양배추 등), 말린 콩, 토마토, 짙은 주황색 채소와 과일(고구마, 칸탈루프, 단호박 등), 감귤류 과일, 블루베리, 자두와 건포도 같은 말린 과일 등이 포함된다.

말처럼 이렇게 쉽다면 얼마나 좋을까마는. 10년 후인 2007년에는 실망스러운 후속 연구[9]가 나왔다. 리볼리는 이 연구에서도 다시 핵심적인 역할을 맡았다. 좀 더 명확한 증거들이 많이 축적되자 과일과 채소를 옹호하는 논거가 약해지고 있었다. 이런 음식 중 일부가 특정 암의 위험을 살짝 낮춰줄지 모른다는 '제한적인' 혹은 '가능성' 있는 증거가 여전히 존재하기는 했다. 하지만 저자들은 다음과 같이 결론 내렸다. "지금은 어느 경우에서도 이 식품의 보호작용에 대한 증거가 설득력이 있다는 판단이 들지 않는다."

첫 보고서의 문제점은(이것은 그 후속 보고서에서도 어느 정도 해당된다) 결론이 후향적 연구에 크게 의존하고 있다는 점이다. 후향적 연구에서는 사람들이 자기가 몇 년, 심지어는 수십 년 전부터 무엇을 먹었는지 자세하게 기억하고 있다는 전제하에 진행하는 수밖에 없다. 여러 암이 그 정도의 잉태 기간을 필요로 하기 때문이다. 리볼리는 이렇게 말한다. "결장암에 걸린 70대 노인에게 45세나 50세 때 무엇을 먹었느냐고 물으면 대답하기가 쉽지 않죠. 하지만 흡연이나 음주의 경우에는 좀 더 분명하게 답할 수 있습니다. 이런 것들은 아주 반복적이고 안정적으로 나타나는 행동이니까요." 다시 말해 기억이 나는 행동이라는 이야기다. "하지만 자신이 당근을 얼마나 자주 먹는지 기억하십니까? 배는요? 배를 몇 개나 먹었는지, 딸기는 몇 개나 먹었는지, 계란은 얼마나 먹었는지 수량화하기는 쉽지 않습니다. 요리에 섞여 나오기 때문에 먹었는지조차 모르는 경우가 허다하니까요."

리볼리는 더 정확한 해답을 얻으려면 전향적 연구를 해야 한다고 믿는다. 전향적 연구를 하면 대규모 인구집단의 생활방식을 추적한 다음, 그중에서 암에 걸린 사람의 생활방식을 암에 걸리지 않은 사람의 생활방식과 비교해볼 수 있다. 리볼리는 이렇게 말한다. "그럼 침대에 누워 투병 중인 암 환자를 찾아가서 과거에 샐러드를 얼마나 자주 먹었었는지 물어볼 필요가 없어집니다. 대신 정상적인 삶을 살고 있는 사람들의 정보를 수집하게 되죠."

세계암연구기금의 프로젝트가 진행되는 동안 리볼리는 '유럽의 암과 영양에 관한 전향적 역학연구European Prospective Investigation into Cancer and Nutrition, EPIC[10]'를 조직하기 위해 노력하고 있었다. 1990년대에 연구자들은 10개국에서 52만 명의 건강을 모니터하기 시작했다. 주기적으로 이들의 혈액 샘플을 채취해서 액체질소에 보존하였고 키, 체중, 병력을 기록했다. 그리고 식생활과 신체활동에 대한 정보도 수집했다. 해마다 데이터베이스가 커짐에 따라 여러 대학과 정부기관의 연구자들이 협력을 요청해왔다.

초기에 나온 몇몇 연구 결과가 2007년 보고서에 실리면서 과일과 채소에 대한 과도한 집착에서 벗어나는 데 도움을 주었다. 그 이후로 좀 더 놀라운 일들이 나타났다. 내가 리볼리와 대화를 했을 때는 약 50만 명 중에 6만 3000명 정도가 암에 걸려 있었다. 이제 채소와 과일을 많이 먹어서 큰 효과를 보았다는 증거는 거의 없었다. 채소와 과일은 암의 위험을 전체적으로 뚜렷하게 감소시키는 효과가 나타나지 않았고 유방암, 전립선암, 신장암, 췌장암 같은 특정 암에서마저[11] 효과가 없었다. 다만 폐암, 구강암, 인두암, 후두암, 식도암에 대해 작은 보호효과가 있다는 암시는 있다. 특히 흡연자들 사이에서 그런 효과가 두드러졌다. 하지만 이것에 잠정적인 추측 이상의 의미를 부여하기에는 시기적으로 너무 이르다. 흡연 외에 이들 수많은 암에서 위험인자로 작용하는 것은 과음이었다. 그리고 예상대로 담배를 피우고 과음을 하는 사람들은 과일과 채소를 덜 먹는 경향이 있었다. 예비 연구에서는 이런 음식들이 결장암 사례를 줄이는 데 부분적인 역할을 했을 가능성을 발견했으나 이것 역시 아직 논란의 대상이 되고 있다.

『미국 국립암연구소 저널*Journal of the National Cancer Institute*』의 한 사설에서 저명한 영양학자이자(식생활과 생활방식에 대해 진행된 영향력이 큰 간호사 건강 연구Nurses' Health Study를 이끌었다), 리볼리의 오랜 동료 중 한 사람인 월터 윌렛Walter C. Willett은 연구자들이 '지나치게 낙관적[12]'이었으며, EPIC의 발견 내용은 '과일 및 채소의 섭취와 암 발생 위험 간에는 기껏해야 아주 약한 상관관계밖에 없다'는 것을 밝히는 증거를 보강한 것에 불과하다고 결론 내렸다. 돌과 페토에 의해 합성 발암물질이 암의 주범이 아니라는 것이 분명해졌다면, 이번에는 과일과 채소가 마법의 특효약이 아닌 것으로 판명났다.

그렇다고 식생활이 무관한 것은 아니었다. EPIC 연구자들은 많은 양의 붉은 살코기와 가공육을 먹은(하루에 160그램 이상 섭취) 50세 사람이 10년 안으로 대장암에 걸릴 위험[13]은 하루 20그램 미만을 섭취한 사람보다 0.43퍼센트 높은 1.71퍼센트라는 추정치를 내놓았다. 하루에 160그램이면 많은 양의 햄버거와 핫도그에 해당한다. 여기서도 역시 명심해야 할 복잡한 문제가 존재한다. 이 연구는 흡연, 음주 그리고 혼란을 야기할 수 있는 다른 요인들에 대해 보정을 한 것이다. 하지만 육식 행위에는 연구 결과를 왜곡할 수 있는 다른 무언가가 존재할 수 있고, 또 다른 연구에서는 상충되는 결론을 내리기도 했다[14].

관찰을 통해 이루어지는 역학조사에는 언제나 불확실성이 뒤따르고, 필연적으로 무엇이 원인이고 무엇이 결과인가 하는 질문이 따라오기 마련이다. 정답에 한 걸음 더 다가서기 위해서는 한 인구집단은 특정 음식을 더 많이 섭취하고, 다른 인구집단은 그 음식을 덜 먹는 아주 대규모의 무작위 실험을 해보아야 한다. 20년이나 30년 정도 아주 엄격하게 이런 규칙을 강제해서 실험할 수만 있다면 암 발병 위험에 차이가 있는지 없는지를 자신 있게 얘기할 수 있을 것이다. 하지만 이런 실험은 실현 가능성이 거의 없으니 앞으로 10년에 걸쳐 EPIC에서 수집하려고 하는 자료가 그 차선의 선택이 되지 않을까 싶다.

EPIC은 순수한 음식 관련 주제를 뛰어넘어 비만과 관련된 논거도 강화해왔다. 한 연구에서는 20대 이후로 체중이 15킬로그램에서 20킬로그램 정도 불어난 나이 든 여성의 경우 유방암 발생 위험이 50퍼센트 정도 증가했음을 밝혀냈다. 오래된 동물실험에서처럼 원인과 상관없이 비만은 그 자체로 암 유발 요인으로 작용하는 듯 보였다[15]. 운동 부족과 함께 비만은 전체 암 원인의 무려 25퍼센트 정도를 차지하며, 식생활과 관련된 세부사항들이 차지하는 비율은 불과 5퍼센트로 낮아졌다. 이것이 수십 년에 걸친 영양학과 의학 연구에서 전하고 있는 메시지다. 암에 대한 이해는 무엇을 먹느냐가 아니라 몸이 에너지를 어떻게 저장하고 사용하느냐에 더 크게 좌우된다.

이 대사의 수수께끼 중심에는 인슐린이라는 호르몬이 자리잡고 있다. 우리가 음식을 먹어서 혈당 수치가 올라가면 췌장에서 분비되는 인슐린은 세포들에게 직접 연료를 태우게 하고, 남는 연료는 글리코겐glycogen(다당류 탄수화물)이나 체지방으로 저장하라고 신호를 보낸다. 혈당 수치가 내려가면 세포들은 글리코겐을 다시 포도당으로 전환함으로써 자신의 비축분에 의존한다. 좀 더 많은 에너지가 필요해지면 지방세포들은 자기가 비축해두었던 장기 대비 보급물자를 풀기 시작한다. 하지만 때로는 무언가 잘못되는 경우가 있다. 몸이 인슐린을 너무 적게 만들어내거나, 인슐린의 영향에 무감각해져버리는 것이다. 그럴 때는 세포의 인슐린 내성이 더 커짐에 따라 더 많은 인슐린이 분비된다. 이런 병적인 악순환 과정을 대사 증후군metabolic syndrome이라 하며 이것은 고혈압, 심혈관질환, 당뇨병, 비만 같은 만성질환과 관련되어 있다. 이것은 암의 발생에서도 일정한 역할을 하고 있다. 원인은 복잡하다[16]. 인슐린 그리고 인슐린과 밀접한 관계가 있는 인슐린 유사 성장인자insuline-like growth factor, IGF는 암세포를 자극해서 암의 팽창에 영양을 공급하고, 심지어는 신생혈관형성을 촉진하기도 한다. 인슐린은 또한 성호르몬의 조절에도 관여한다. 더군다나 인슐린의 상승은 체지방의 축적을 가속화하고, 지방세포는 에스트로겐을 합성한다. 인슐린, 에스트로겐, 비만, 암. 이 모든 것이 동일한 대사의 매듭 안에 묶여 있다.

이런 연결 관계가 진화되어 나온 것은 말이 된다. 건강한 아기를 낳으려면 여성은 영양상태가 좋아야 한다. 먹을 것이 없는 시기에는 축적할 수 있는 여분의 에너지가 없기 때문에 대사 장치는 가용한 에스트로겐의 수치를 낮추는 쪽으로 반응한다. 임신하기 좋은 시기가 아니기 때문이다. 그러다가 먹을 것이 많아지면 몸 안에 지방이 축적된다. 이 지방은 산모가 임신과 수유 기간 동안에 필요해질 에너지다. 이때 더 많은 에스트로겐이 분비되어 배란을 자극하고, 임신이 일어난 경우에는 모유의 생산도 자극한다. 이것이 300년 전에 라마치니가 궁금해했던 '신비로운 교감'의 밑바탕이다.

하지만 음식이 풍부하다 못해 남아도는 문명에서는 이런 교감이 망가지고 말았다. 초경 나이가 어려져[17] 에스트로겐 주기가 몇 번 더 늘어남에 따라 유방암의 위험을 높이고 있다. 영양이 좋아지면서 키가 더 크게 자라게[18] 만드는 호르몬도 나오고 있다. 이것은 또 다른 암 위험인자다. 리볼리는 이렇게 말했다. "이것이 시사하는 바는 이렇습니다. 정상적인 생리과정을 조절하는 기능에 불과하고, 정상적인 상태로 남아 있기 때문에 그 어떤 질병도 야기하지 않는 무언가가 훗날에 가서는 암의 발생에 중요한 영향을 미칠 수 있다는 것이죠. 이것은 화학물질에 의한 발암도 아니고 물리적 원인, 혹은 바이러스에 의한 발암도 아닙니다. 대사에 의한 발암이죠." 암을 몸 전체의 기질로 바라보았던 고대의 관념이 좀 더 세련된 형태로 되돌아온 것이다.

저장된 지방의 양도 악성종양을 촉진하는 방식으로 면역계에 영향을 미친다[19]. 지방조직에는 지방세포 말고도 엄청나게 많은 대식세포가 들어 있다. 대식세포는 감염이 일어난 지점으로 모여들어 침입자들을 삼키는 세포로, 암의 공격을 보조하는 일에 악용될 수도 있다. 그리고 지방세포 자체도 염증을 촉진하는 다른 인자들을 분비한다. 염증은 새로운 조직의 신속한 생성을 함께 동반하는 치유 메커니즘이다. 이런 새로운 조직 생성과 종양의 성장은 사실 종이 한 장 차이밖에 없다. 한 세기도 전에 루돌프 피르호는 세포 증식을 가속시키는 힘을 가진 만성염증이 암의 원인 가운데 하나라고 주장한 바 있다(일부 연구에서 아스피린이나 다른 항염증제[20]가 암의 발생 위험을 낮춘다고 밝혀진 이유도 이것으로 설명할 수 있을지 모른다). 비만은 일종의 '저등급 만성염증 상태[21]'로, 그리고 종양은 일종의 '치유되지 않는 상처[22]'로 기술되어왔다. 욱신거리는 관절이나 고름으로 가득 찬 화끈거리는 상처에서 생기는 거친 느낌 뒤에는 케모카인chemokine, 인테그린integrin, 프로테아제protease, (…) 호중구neutrophil, 단핵구monocyte, 호산구eosinophil 등 보이지 않는 많은 기구들이 수두룩하게 작동하고 있다. 염증은 대사 증후군 및 당뇨와도 얽혀 있다. 암, 비만, 당뇨 이런 것들이 강력하게 관련되어 있다는 조짐은 병적인 과체중에 시달리다 최후의 보루로 위우회술gastric bypass surgery을 택한 사람들에 대한 연구에서도 나온다. 체질량이 줄어들면 당뇨 증상도 약화된다[23]. 그리고 위우회술 시술자들이 암에 덜 걸린다는 증거도 있다.

깊숙이 들여다볼수록 이 모든 것이 더욱 복잡해진다. 스트레스 호르몬인 코르티솔과 잠을 조절하는 멜라토닌melatonin 역시 에너지, 에스트로겐의 유동, 염증에 관여하는 대사 고리에 함께 얽혀 있다. 역학연구에 따르면 밤에 일하는 여성은 유방암 발생 위험이 높아진다. 이런 부분과 아울러 햇빛과 수면 주기가 몸에 미치는 영향에 대한 다른 증거들을 검토한 세계보건기구에서는 발암 추정물질 명단에 '일주기 리듬의 붕괴를 동반하는 교대근무[24]'도 포함시켰다. 조사의 근거를 마련해주는 또 다른 길이 열린 것이다. 이 모든 현상은 세포적 근원에서 만나게 되어 있고, 암을 이해하기 위해서는 이것들 모두를 밝혀낼 수 있어야 한다.

최근 몇 십 년간 전체적인 암 발병률은 안정되어가는 추세다. 우리 몸이 새로운 리듬에 적응하는 법을 배우고 있는 것일까? 21세기 초반의 암 발병률을 100년 전 것과 어떻게 비교해야 하는지 우리는 결코 알 수 없다. 만약 오랜 기간에 걸쳐 암이 늘어났다면 부분적으로는 현대에 와서 생긴 변화들이 우리의 대사를 깊숙이 흔들어놓은 것이 그 원인이 될 수 있다.

내가 리볼리를 찾아갔을 즈음에는 그가 그의 동료들과 나누는 대화에서 브로콜리, 콜리플라워, 청경채, 케일, 방울다다기양배추 등에 대한 얘기는 줄어들고 신체의 에너지 균형에 대해 그리고 고대 이후로 그 중심점이 어떻게 바뀌어왔는지에 대해 더 많은 얘기가 오가고 있었다. 나는 소위 구석기 다이어트paleo diet와 관련된 논란에 대해 읽은 적이 있다. 구석기 시대의 먹거리에는 과연 과일과 채소가 더 풍부했을까? 아니면 고기와 지방이 더 풍부했을까? 어느 경우였든 간에 정제 탄수화물과 설탕 성분은 분명 낮았다. 고농축 에너지 덩어리 음식인 이것들은 혈액 속으로 너무 신속히 흡수되어 인슐린의 급증을 야기하고, 이 때문에 잠재적으로 수많은 생화학적 연쇄작용에 교란을 일으킬 수 있다.

인터뷰가 끝나갈 즈음 리볼리는 책꽂이에서 도표 바인더를 꺼냈다. "1800년대 말에 대부분의 유럽 국가에서는 일반적인 설탕 소비량은 1년에 1인당 2킬로그램에서 3킬로그램 사이였습니다. 그런데 지금은 50킬로그램에서 60킬로그램이죠.[25]" 그가 말했다. 나는 수십 킬로그램의 설탕 더미를 쌓아놓고 12개월 동안 그것을 먹어치우는 모습을 상상해보았다. 이어 신문기자 게리 토브스Gary Taubes가 떠올랐다. 그는 현대에 들어 비만을 유행병으로 내몬 것은 식이지방과 과식이 아니라 탄수화물과 설탕[26]이며, 암을 비롯해서 그로 인해 야기되는 손상은 우리 몸의 에너지 사용방식이 왜곡되어 생기는 것이라고 주장한다.

리볼리와 그의 동료들은 에너지가 풍부한 음식들은 모두 문제가 되는 것이 아닐까 의심하고 있다. 이런 음식은 칼로리는 높음에도 불구하고 포만감을 주기는커녕 더 많은 허기를 느끼게 만든다. 그는 이렇게 말했다. "만약 제가 지금 가서 햄버거나 샌드위치를 사오면 그 안에는 대부분 550에서 600킬로칼로리 정도가 들어 있습니다. 반면에 제가 소스, 피멘토, 채소를 약간 곁들여서 이탈리아식으로 파스타를 한 접시 푸짐하게 요리한다고 해도 그 안에 들어가는 칼로리는 500킬로칼로리가 될까 말까 해요. 하지만 푸짐하게 먹으니 배가 든든한 기분이 들죠. 반면 샌드위치를 먹고 나면 마치 아무것도 안 먹은 듯 여전히 허기가 느껴집니다. 사실은 칼로리, 즉 에너지는 더 많이 섭취한 상태인데 말이죠." 이런 허기진 느낌이 막대사탕을 입에 물고 싶은 욕망을 부추길 수도 있다. 어쩌면 이것만으로도 과일, 채소, 식이섬유를 더 많이 먹어야 하는 이유로 충분할지 모른다. 이런 음식은 위를 가득 채워주기 때문에 에너지 섭취를 줄여주고 따라서 인슐린 부하를 함께 줄여주기 때문이다[27].

에너지 방정식의 반대쪽에는 신체활동이 있다. 현대에 들어서면서부터 사람들은 몸을 많이 쓰지 않고도 살 수 있게 되었다[28]. 리볼리가 말했다. "지금 선생님과 저는 여기 앉아서 아주 즐거운 대화를 나누고 있습니다. 하지만 다른 시간, 다른 장소였다면 우리는 지금 이 대화를 들판을 산책하며 하고 있었을지도 모릅니다. 우리는 몸은 덜 움직이고, 먹기는 더 많이 먹고 있죠."

운동은 그저 단순하게 살을 태워 없애는 문제가 아니다. 운동을 하면 배가 고파지고, 그럼 당신은 적어도 자신이 소비한 만큼의

칼로리를 섭취하는 식으로 반응할지도 모른다. 더 중요한 부분은 운동이 인슐린과 다른 호르몬을 통제하는 효과가 있을지 모른다는 것이다. 체중을 줄이고 몸을 더 많이 써야 한다. "20년 전에는 이런 것들이 그저 개념에 불과했습니다." 리볼리가 말했다. 지금 EPIC에서는 과학적 근거를 찾고 있다. 이 연구는 이제 막 시작한 단계다. EPIC의 공식 발표를 보면 유전적 요인, 대사적 요인, 호르몬 요인, 염증성 요인 그리고 식이 요인들 사이의 복잡한 상호작용을 탐험할 것을 약속하고 있다. 그로써 좀 더 많은 매듭이 풀릴 것이다.

리볼리에게 하이드 파크를 가로질러 이 사무실까지 걸어왔더니 몸이 훨씬 좋아진 기분이 든다고 말하자 그는 웃었다. 내가 노트북을 집어넣자 그는 나를 데리고 현관을 따라 건물을 벗어나 병원 문 밖으로 데리고 나갔다. 그렇게 우리는 프래드 거리에 섰다. 그가 낡은 병원 건물의 한 유리창을 가리켰다. 알렉산더 플레밍의 연구실 창문이었다. 그는 내게 이제는 전설의 일부가 된 그 이야기를 들려주었다. 플레밍이 우연히 창문을 열어두고 퇴근하는 바람에 푸른곰팡이의 포자가 날아들어 배양접시를 오염시키게 된 이야기 말이다. 세부적인 이야기들은 출처가 불분명하지만, 위대한 의학적 발견이 행운의 우연한 작용을 통해 갑자기 찾아올 수도 있음을 일깨워준다는 점에서 보면 기운 나는 일화인 것은 분명하다.

나는 튜브 역을 향해 걸어가면서(이것으로 그날의 운동은 충분히 했다) 암은 절대로 그렇게 호락호락하지 않으리라는 생각이 들었다. 우리가 무찌른 감염성 질환들은 하나의 인자로 인해 야기된 것이다. 정체를 파악해서 죽이거나 백신으로 무찌를 수 있는 적들이었다. 하지만 암의 경우는 에너지 대사의 불균형으로 인해 뒤죽박죽 엉망이 된 증상들을 비롯해 그 모든 요인들을 통째로 통제할 수 있어야 한다. 그리고 가장 큰 위험은 언제나 우리가 이해할 수 있는 한계 너머에 존재할 것이다. 암은 질병이 아니다. 암은 하나의 현상이다.

내가 조금이나마 낙관적인 기분을 느낄 수 있었던 것은 앞으로 EPIC을 통해 밝혀질 부분 때문이었다. 앞으로 연구에 참가하는 사람 중에 암 환자가 많아지면 연구자들은 이들의 혈액을 아주 세세하게 분석해서 이들이 암에 걸리기 몇 년 전, 심지어는 몇 십 년 전에 어떠했는지 확인할 수 있을 것이다. 핵자기공명nuclear magnetic resonance 같은 기술의 힘을 빌어 그들의 혈액 속에 있는 수천 가지 화합물을 면밀히 조사하고, 나중에 발생할지 모를 암의 징후를 찾아 나설 수 있게 될 것이다. 이것은 아주 다른 방식의 의학연구다. 전통적으로 과학자들은 관찰이나, 통계연구, 혹은 단순한 예감을 바탕으로 가설을 세우는 것을 연구의 출발점으로 삼았다. 어쩌면 한 비타민의 수치가 높으면 일부 암의 발생 위험이 높아지거나 낮아질지도 모른다는 식으로 말이다. 그런 다음 그 가설에서부터 증거를 찾기 시작했다. 하지만 EPIC과 같은 연구 자료가 마련되면 어느 한 사람의 머리로는 의심조차 할 수 없었던 상관관계가 눈앞에 등장할 수도 있다. 그 결과, 높은 콜레스테롤 수치가 심장 질환을 경고해주듯 악성종양을 조기에 경고해줄 수 있는 믿을 만한 검사 방법이 탄생할 수도 있다. 그때가 되면 어쩌면 우리도 암에 대해 무언가 할 수 있는 것이 생길지도 모르겠다.

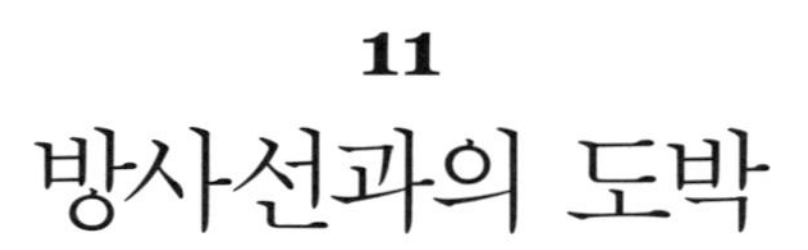

11
방사선과의 도박

리볼리와 나는 한 가지 확실한 발암원에 대해서는 이야기를 나누지 않았다. 바로 방사능이다. 이 경우는 그 메커니즘이 분명하게 밝혀져 있다. 라듐 같은 원소의 불안정한 원자핵은 분자를 찢고 들어가거나 화학결합을 끊어 세포를 난장판 지옥으로 만들어놓을 만큼 막대한 에너지를 담은 입자나 광선을 방출한다. 이 과정에서 방출되어 나오는 방사물을 전리방사선 혹은 이온화방사선ionizing radiation(전자를 빼앗긴 원자를 이온ion이라고 한다)이라고 부른다. 방사성 입자가 유전자와 정면으로 충돌하여 직접 돌연변이를 일으키지는 않는다 해도 그 뒤로 세포질 안에 부식성의 유리기free radical가 남을 수 있다. 이런 조건을 산화스트레스oxidative stress라고 하는데, 이것이 유전체에 간접적으로 손상을 입힐 수 있다.

이렇게 난도질을 당한 세포는 공황 모드로 들어가 이웃 세포들에게 신호를 보내고, 이것이 더욱 많은 스트레스와 유전체 충격을 가할 수 있다. 우리가 노출되는 이런 발암원은 대부분 천연적인 것이다. 그중 가장 크게 기여하는 것은 흙에서 올라오는 라돈이라고 한다.

20년 전에 우리 집에서 라돈 가스 검사 결과 그리 대단치 않은 양이 검출되는 것을 확인하고 난 뒤로는 라돈에 대한 경고에 별다른 주의를 기울이지 않고 살아왔다. 라돈은 일산화탄소CO처럼 보이지도 않고, 냄새도 없는 침묵의 살인자다. 다만 해마다 쌓이는 돌연변이를 통해 천천히 작용한다는 차이가 있다. 해마다 미국에서 일어나는 폐암으로 인한 사망 건수는 대략 16만 건에 달한다. 미국 환경보건국에 따르면 그중 2만 1000건, 즉 13.4퍼센트가 라돈과 연관되어 있을지 모른다[1]고 한다. 하지만 그 사망자들의 90퍼센트 정도에서는 흡연 또한 인자로 작용하고 있다는 점은 그다지 알려져 있지 않다. 내가 평생 살아오면서 피운 담배를 모두 합하면 열 개비 정도 될 것이다. 그것도 지난 25년 동안은 한 개비도 피우지 않았다. 하지만 암에 대해 배우기 시작하니 다시 한번 라돈 검사를 해볼 필요성을 느꼈다. 이번에는 내가 최근에 이 책을 쓰느라 몇 주째 앉아 있던 방을 검사해봐야 할 것 같았다.

산타페의 날씨 치고는 예년과 달리 아주 추운 겨울이었다. 내 2층 집무실로 가려면 건물의 바깥쪽 계단을 가로질러야 한다. 이 정도면 이동도 쉽고 그림 같이 아름다운 통근길이지만, 가끔은 쌓인 눈을 삽으로 치워야 하는 번거로움이 있다. 그 밖에도 이런저런 다른 이유들 때문에 나는 산타페의 오래된 다른 집들처럼 배선과 배관을 위해 마루 밑에 만들어놓은 먼지투성이 공간에 지어진 지하 방에서 작업하는 습관이 생겼다. 이 방의 두 벽은 지표면에서 1.8미터 정도 아래 있었고, 그것도 마루 밑에 있던 것과 똑같은 흙으로 빚은 벽돌로 만들어져 있었다. 지난 몇 주 동안 창문을 열어두기에는 바깥 날씨가 너무 추웠고, 단열을 위해 사무실과 복도 사이에 있는 문도 닫아둔 상태였다. 다른 말로 하자면, 공기가 정체되면서 라돈 가스 수치가 최대치에 도달할 수 있는 여건이 마련되어 있었다.

나는 검사 키트를 주문해서 책상 위에 둔 다음, 48시간 후에 그 검사 결과를 우편으로 안내서에 나온 연구실로 보냈다. 이번에 나온 수치는 그전에 나온 수치보다 네 배가 넘는 리터당 22.8피코퀴리였다. 미국 환경보건국에서 라돈 수치와 위험도의 상관관계를 등급으로 매겨놓은 것을 보면 가장 높은 등급이 20피코퀴리까지다. 리터당 4피코퀴리만 되어도 개선책이 요구된다. 1퀴리curie는 대략 1그램의 라듐에서 발생하는 방사능의 양이다. 피코퀴리는 그것의 1조분의 1에 해당한다. 이는 분당 2.2회의 핵붕괴가 일어난다는 의미다.

라돈은 급속히 붕괴하면서 알파입자(중성자 두 개와 양성자 두 개로 이루어진 덩어리[2])를 방출하면서 더 작은 원소가 된다. 이 원소는 공기를 떠돌다가 다시 자신의 알파입자를 방출한다. 알파입자는 멀리 이동하지 않는다. 알파선alpha ray은 종이 한 장으로도 막을 수 있다. 하지만 알파입자는 질량이 크기 때문에 큰 타격을 입힐 수 있다. 라돈 가스 자체는 폐에서 쉽게 배출되지만 숨을 쉴 때마다 들어오는 그 딸입자daughter particles는 축축한 표면에 달라붙어 세포에 방사선을 조사할 수 있다. 정체된 공기 속에서 1분, 1리터마다 이런 미세폭발이 50회 정도 일어나고 있었다. 검사 키트와 함께

온 미국 환경보건국 도표를 보니 담배를 한 번도 피우지 않은 사람 1000명이 평생 20피코퀴리에 노출된다면 그중 36명이 폐암에 걸릴 가능성이 있다고 한다. 다른 말로 하면 생애위험도lifetime risk가 3.6퍼센트라는 뜻이다(흡연자가 이 정도의 라돈에 노출된 경우에는 확률이 일곱 배 높아진다).

이런 수치들에 대해 생각하고 있으려니 가슴이 뻐근해지는 느낌이 들기 시작했다. 나는 폐가 차가운 방사능 공기의 독기로 가득 차는 모습을 상상했다. 한 번 숨을 들이쉴 때 들어오는 천문학적인 숫자의 원자와 비교하면 매분 50번 일어나는 방사능 사건은 없는 것이나 마찬가지일 정도로 낮은 비율을 차지한다. 그리고 이 알파입자 파편 중 일부만이 폐조직과 충돌하여 유전자 돌연변이를 일으킬 것이다. 나는 대부분의 돌연변이가 무해하다는 사실을 스스로에게 상기시켰다. 우리 DNA에는 항상 돌연변이가 일어나고 있다. 세포는 손상을 입은 DNA를 수리하거나, 손상이 너무 큰 경우에는 스스로를 파괴하는 메커니즘을 진화시켰다. 그리고 유전체에 일어난 모든 돌연변이 중에서 특정 조합만이 암을 촉발할 수 있다. 그리고 그와 함께 다른 많은 것들이 한꺼번에 잘못되어야만 암이 발생한다. 하지만 이렇게 스스로를 안심시켜보아도 여전히 손에 잡힐 듯 분명한 위험이 존재했다.

그토록 공기가 안 통하는 조건에서 라돈 검사를 진행했으니 판독치가 비정상적으로 높게 나오는 것이 당연했다. 반년 정도가 지나 날씨가 따듯해졌을 때 다시 측정해보았다. 이번에는 검사기를 낸시와 내가 17년 동안 잠을 잔 장소인 침실에 설치했다. 나는 평소에 하던 대로 문과 창을 열고 닫았다. 이번의 측정값은 정상적인 조건에 가까운 훨씬 낮은 수치인 7.8피코퀴리가 나왔다. 세 번째 검사는 선풍기가 집 안 구석구석으로 공기를 순환시키고 있는 한창 무더운 여름날에 진행했는데, 이번에는 0.8피코퀴리가 나왔다. 전국 평균보다도 한참 낮은 값이다. 세 번의 판독치를 평균 낸 값은 10.5피코퀴리로 이는 1.8퍼센트의 위험에 해당한다. 이제 내가 암에 걸릴 확률은 훨씬 더 낮아진 것 같았지만 이 값을 조금 더 낮출 수는 없을까 궁금해졌다.

미국 환경보건국의 수치는 사람들이 자신의 시간 중에서 평균 70퍼센트 정도를 집에서 보낸다고 가정하고 산출한 값이다. 그러면 하루에 거의 열일곱 시간에 해당한다. 매일 직장에 통근하는 사람의 입장에서 보면 지나치게 많이 잡은 수치다. 나는 보통 집에서 일하지만 대부분은 위층에서 작업하기 때문에 그곳에서는 내 노출량이 아마도 더 많이 낮아질 것이다. 라돈은 흙에서 나오고 공기보다 여덟 배나 무겁다. 내 집무실은 내부로 연결된 계단이나 강제난방 장치도 없기 때문에 그 공중요새에 있으면 꽤 안전한 느낌이 들었다. 아래층에 내려와 있을 때도 나는 라돈 수치가 아마도 더 낮을 것으로 생각되는 곳에(어쩌면 라돈 검사 키트를 더 사게 되지 않을까 싶다) 머물 때가 많다. 이런 점을 모두 감안하여 나는 나의 추정 노출치를 삭감했다. 1/4정도로 줄이면 적당해 보인다. 그리고 여기서 또 더 삭감했다. 내가 이 집에서 산 것은 내 평생의 1/3밖에 안 되니까. 그래서 3으로 나누면 수치가 2.6피코퀴리로 낮아진다. 이것은 미국 환경보건국이 설정한 한계수준보다 낮다. 그리고 내 위험도도 0.3퍼센트로 낮아진다. 비흡연자가 평생의 어느 시점에서 폐암에 걸릴 확률은 대략 1퍼센트 혹은 그 이하다. 그렇다면 이 안락하고 오래된 집에서 살아온 것이 내 폐암 발병 가능성을 1.3퍼센트 언저리로 높여놓았을 것이다. 눈곱만 한 확률이 눈곱보다 살짝 커진 정도다. 하지만 이것은 자기중심적 관점이 아닐까 생각이 든다. 작은 확률이라도 전체 인구에 적용하면 이것은 상당히 많은 암에 해당한다.

내 계산은 대략적인 것이었다. 좀 더 정확하게 추정하고 싶다면 내가 지금까지 살아온 다른 장소에 대해서도 고려해보아야 한다. 나는 아이였을 때는 지하에 있는 침실을 썼지만, 브루클린에서는 연립주택 4층에 살았고, 맨해튼에서는 고층 아파트 18층에 살았다. 내 안경을 실험실에서 분석하면 장기적인 노출량을 계산하는 것이 이론적으로는 가능하다. 알파입자가 카보네이트 플라스틱 렌즈carbonate plastic lense와 충돌하면 흔적을 남기기 때문이다. 방사능 노출의 기억이 남는 것이다. 이 자취는 보통 제곱센티미터당 수천 개가 존재하는데, 이를 라돈 노출량으로 바꿔 해석할 수가 있다. 가정에 있는 유리제품을 이용하는 방법도 있다. 라돈 붕괴 생성물은 유리, 사진 액자, 캐비닛 유리에 퇴적되는데, 이것이 유리로 흡수될 수 있다. 이렇게 축적된 양을 측정하고, 다른 변수들을 고려하면 역학연구자들은 사람들이 여러 해 동안 얼마나 많은 라돈에 노출되었는지 추정할 수 있다. 지금 살고 있는 집에서의 노출량만이 아니라 그 물건을 보유하고 있었던 기간[3]의 노출량을 측정할 수 있는 것이다.

내가 초래했을지 모를 그 모든 미세한 타격에 대해 생각하다 보니 미국 환경보건국에서는 애당초 그런 수치를 어떻게 얻었을지 궁금해졌다. 폐암으로 사망한 무수히 많은 사람들이 노출되었던 리터당 피코퀴리 수치가 다 제각각이었을 텐데 말이다. 그렇다고 사람들을 1000명쯤 지하실에 가둬놓고 몇 명이 암에 걸리나 지켜보고 있을 수도 없는 노릇이다. 이 이야기는 1970년대에 우라늄 광산의 채굴 찌꺼기 위에 지은 콜로라도 그랜드 정션의 집들이 라돈 수치가 높은 것으로 밝혀지면서 시작되었다. 막대한 비용을 들여 방사능 매립물을 제거하고 새로 채워넣었지만 라돈 판독치는 여전히 높게 나왔다. 그리고 그때 여러 번에 걸쳐 보도되었던 스탠리 와트라스Stanley Watras라는 건축설비 기술자의 사건이 터졌다.

그는 1984년에 펜실베이니아의 원자력발전소 건설현장에서 작업하고 있었다. 발전소 건설이 거의 마무리되었을 즈음 방사능 경보 장치가 장착되었는데, 이상하게도 와트라스가 그 옆을 지날 때마다 경보가 울렸다. 하지만 원자로는 아직 가동 전이었기 때문에 이 발전소 안에는 핵분열을 일으킬 수 있는 물질이 전혀 들어와 있지 않았다. 결국 방사능 오염의 원천은 그의 집으로 밝혀졌다. 그의 집을 측정해보았더니 2700피코퀴리가 나온 것이다. 꼭 우라늄 찌꺼기 위에 집을 지어야만 방사능 공기가 생기는 것은 아니다. 미국 곳곳의 가정이 라돈 검사에서 양성 반응이 나온다. 그리고 이것들은 천연의 흙에서 나오는 것이다. 라돈은 처음부터 우리와 함께했다.

라돈 노출이 실제로 얼마나 위협적인지 측정하기 위한 시도로 역학연구자들은 사례-대조 연구를 시작했다. 이것은 폐암에 걸린 사람들의 라돈 수치를 그렇지 않은 사람과 비교해보는 연구다. 초기의 연구 결과에서는 결론이 나지 않았다. 일부에서는 작은 영향을 감지해냈지만, 어떤 연구에서는 별다른 영향이 감지되지 않았다. 캐나다의 열여덟 개 도시 중에서 라돈 수치가 가장 높았던 위니펙winnipeg에서 이루어진 한 연구는 라돈이 폐암에 미치는 영향이 발견되지 않았다. 다른 연구자들은 서로 다른 지역의 평균 라돈 수치를 비교해보았다[4]. 이번에도 역시 아무런 연관성도 발견되지 않았다. 전국적인 조사에서도 음의 상관관계negative correlation가 보고되었다. 라돈을 들이마시면 어쩐 일인지 오히려 보호작용이 일어나는 듯 보였다. 아니면 연구 자체에 결함이 있는지도 몰랐다. 일부에서는 흡연과 가정에서 측정된 라돈의 양 사이에 반비례 관계가 있어서 그 때문에 조사 결과가 왜곡[5]된 것은 아닌가 의심했다. 어쩌면 흡연 행동 때문에 라돈의 모니터링이 방해를 받았을지도 모르고, 흡연자들이 낡고 외풍이 심한 집에 사는 경우가 많아서, 혹은 담배연기를 환기하려고 문을 더 자주 열기 때문에 그런 결과가 나왔을지도 모를 일이었다.

좀 더 정확한 수치를 얻으려면 대규모 인구집단을 조사하거나, 지하 광산처럼 수십만 피코퀴리 정도의 아주 높은 라돈 수치가 나와야 했다. 해답을 찾아 나선 연구자들은 콜로라도, 뉴멕시코, 프랑스, 체코슬로바키아, 캐나다(그레이트베어Great Bear 호숫가의 한 광산촌은 포트레이디엄Port Radium이라는 시사적인 이름을 갖고 있다), 호주(라듐힐Radium Hill)의 우라늄 광부들을 대상으로 폐암 비율[6]을 조사했다. 연구자들은 캐나다, 중국, 스웨덴의 다른 광석을 채취하는 광산 광부들도 연구했다. 이들을 모두 합하면 6만 8000명에 달했다. 그중에 2700명이 폐암으로 사망했다. 이것은 약 4퍼센트에 해당하는 규모다. 여기에는 고려해야 할 혼란변수들이 있었다. 광부들 대부분은 흡연자인 것으로 확인되었지만 이들이 얼마나 오래 그리고 얼마나 자주 담배를 피웠는지에 대한 자료는 거의 찾아볼 수 없었다. 광부들은 또한 상승효과가 있을지 모르는 디젤 매연, 이산화규소, 다른 먼지들에도 노출된다. 그리고 이 노동자들은 요리를 하거나 침대에 누워서 책을 읽는 사람들보다 더 격하게 호흡한다.

이런 복잡한 부분에 맞추어 보정하기 위해 최선의 노력을 하는 동안 미국 국가연구위원회National Research Council의 한 위원회에서는 수치들을 분석하여 라돈과 폐암 사이의 관계를 정량화하기 시작했다. 그들은 이 관계가 분명 선형적일 것이라 가정했다. 즉 노출이 1/10이면 위험도 1/10로 이어진다고 생각했다. 모든 독물학자가 이것이 사실이라 믿은 것은 아니다. 일부는 역치가 존재하며 역치 아래서는 방사능이 아무런 해도 입히지 않을 것이라 제안했다. 하지만 아무리 작은 양이라 해도 잠재적인 유해성을 가지고 있다는 것이 주류의 관점이었다. 통계 계산이 마라톤처럼 길게 이어진 끝에 광부들을 대상으로 얻은 수치를 보정하여 그보다 훨씬 노출량이 적은 가정환경에서의 위험도를 추정해냈다. 이것이 내 검사 키트에 들어 있던 미국 환경보건국의 도표가 나오게 된 바탕이었다.

일부 비판자들은 광부들에게서 산출한 결과를 도시 지역에 적용하는 것이 지나친 비약이라 생각했다. 하지만 최근에는 이 추정치들이 가정을 대상으로 하는 좀 더 광범위한 연구에 의해 근거가 뒷받침되고 있다. 가장 야심찬 연구는 아이오와 주에서 시행되었다. 아이오와 주는 미국 전역에서 평균 라돈 수치가 가장 높은 곳이다. 연구 대상으로는 여성들이 선택되었다. 여성들은 가정에서 시간을 보내는 경우가 더 많기 때문이다. 적어도 지난 20년 동안 같은 집에서 살아온 사람만이 연구대상으로 선정되었다. 라돈 감지기를 집안 몇 곳에 설치하고서 1년에 걸쳐 수치를 측정하였다. 연구자들은 설문조사를 통해 여성들이 집 안의 여러 방, 혹은 다른 건물, 혹은 야외에서 보내는 시간의 비율도 추정했다. 야외에서도 역시 라돈 수치를 측정하였다. 이 여성들이 휴가를 가거나 업무차 집을 비웠을 경우에는 미국 평균의 노출량을 받았으리라 가정하였다. 또한 직업적 노출, 흡연(간접흡연 포함) 그리고 다른 요소들에 대해서도 참작했다. 그 결과 평균 라돈 수치가 리터당 4피코퀴리인 집에서 15년 동안 산 사람은 0.5 정도의 초과위험이 있다는 결론이 나왔다. 연령보정 폐암 발병률(흡연자와 비흡연자가 함께)은 1년에 10만 명의 남성과 여성당 약 62건 정도였다. 다른 모든 조건이 동일하다면 이것이 93건 정도로 50퍼센트 정도 높아지게 된다. 거의 항상 치명적인 결과로 이어지는 두려운 질병을 31명이 더 걸리게 되는 것이다.

어느 한 연구만으로 확실한 결론을 이끌어낼 수는 없다. 표본의 크기가 너무 작기 때문이다. 하지만 통계학자들은 이 자료를 합치기 시작했고, 결국 통합분석pooled analysis이라는 것을 만들어냈다. 이것은 까다로운 작업이다. 서로 다른 인구집단을 대상으로 서로 다른 방법을 통해 연구가 이루어지기 때문에 그 결과들을 하나로 합칠 때는 이런 차이점들이 고려되어야 한다. 유럽, 북미, 중국에서 이루어진 세 분석 내용[7]에서는 광부들의 경험에서 도출한 것과 비슷한 결과가 나왔고, 이제 라돈 연구자들 대부분은 이 문제가 매듭이 지어졌다고 생각한다[8].

하지만 역학에서는 매듭지어진 문제라는 것이 존재할 수 없다. 걱정스러운 마음으로 라돈 관련 문헌들을 열심히 찾아서 읽는 동안 나는 많은 논란을 낳은 호르메시스hormesis라는 가설에 대해 알게 되었다. 이 가설에 따르면 적은 양의 방사능은 무해할 뿐 아니라 오히려 이롭게 작용한다고 한다. 이러한 주장의 근거는 다음과 같다. 우리는 방사능으로 휩싸인 세상에서 진화해왔다. 그리고 끔찍하게 지독한 공격을 제외하고는 그 모든 공격에 적응해왔다. 존스홉킨스대학교의 한 연구자는 최근에 리터당 6.8피코퀴리 정도로 높은 라돈 수치도 실제로는 폐암의 위험을 낮춰줄지 모른다고 결론 내렸다. 알파입자가 잠재적으로 발암 돌연변이를 야기하는 것은 사실이지만 저수준의 X선, 감마선, 베타선이 DNA 복구와 아포토시스에 관여하는 후성유전적 회로를 활성화하고, 면역반응을 강화시키고 있을지도 모른다. 이것이 사실이라면 미국 환경보건국에서 권장하는 한계수준으로 라돈 노출을 줄이는 것이 실제로는 오히려 폐암 발생 위험을 높일지도 모른다. 하지만 이런 주장은 아직 이단 취급을 받고 있다. 전체적인 증거들을 검토해본 뒤에 나는 아래층에서 작업할 때는 아무리 추운 겨울이라도 창문을 살짝 열어놓기로 마음먹었다. 혹시나 모를 일이니까 말이다.

사고로 인한 것이든, 고의로 인한 것이든 핵폭발은 대부분의 사람들이 생각하는 것만큼 그렇게 많은 암을 야기하지 않았다. 1986년 체르노빌Chernobyl 핵발전소 사고[9]라는 재앙이 일어났을 때는 1억 퀴리로 추정되는 방사능에 의해 50명의 노동자가 거의 그 자리에서 사망했다. 당시에는 그로 인해 수많은 암이 우후죽순처럼 뒤따르리라는 예측이 지배적이었다. 하지만 거의 20년이 지난 뒤에 유엔의 한 연구단체에서는 피폭량이 가장 높았던 60만 명의 사람들(노동자, 피난민, 주변지역 거주자) 중 4000명이 사망하리라고 초과위험 추정치를 낮춰 잡았다. 이는 1퍼센트 미만에 해당하는 비율이다. 어릴 때 피폭되었던 사람들 사이에서 갑상선암이 증가[10]하기는 했지만 가장 큰 공중보건상의 문제는 심리적인 부분이었다고 보고서는 결론 내리고 있다. "사람들은 거의 무기력해질 정도의 체념에 빠져들었다. 이들은 자신이 암에 걸릴 위험을 실제보다 더 높게 생각하고 있기 때문이다. 이런 생각이 이들을 약물 중독, 알코올 중독, 콘돔 없는 성행위, 무직 상태 등으로 내몰았다." 한 연구자가 「뉴욕타임스」에서 한 말이다. 최근 우크라이나 정부는 체르노빌 사고 현장을 관광객들에게 개방했다. 그리고 생태학자들은 사람의 발길이 끊긴 이 지역이 야생생물의 메카로 바뀌었음을 발견하게 되었다.

1945년에 히로시마와 나가사키에 떨어진 원폭으로 적어도 15만 명이 사망했다. 이 사망자 중에는 폭발의 충격으로 그 자리에서 사망한 사람도 있고, 부상과 방사능 중독으로 몇 달 뒤에 죽은 사람도 있다. 그때 이후로 과학자들은 생존자 9만여 명의 건강을 모니터링해왔다. 이들은 원폭의 방사능으로 인해 고형암solid cancer으로 527명, 백혈병으로 103명의 초과 사망자[11]가 나온 것으로 추정한다.

야마구치 쓰토무는 두 번의 원폭에서 살아남았다. 그가 사업차 히로시마를 방문했을 때 원폭이 터졌는데, 당시 심각한 화상을 입고 고막이 찢어졌을 정도로 그는 제로 지점ground zero〔핵폭탄이 터지는 지점—옮긴이〕에 가까이 있었다. 그는 대피소에서 하룻밤을 보낸 뒤에 나가사키의 집으로 돌아왔는데, 하필 그때 다시 나가사

키에서 두 번째 원폭이 터졌다. 그는 2010년에 93세의 나이로 사망했다. 사망원인은 위암이었다. 이 노인의 죽음에 피폭이라는 요인이 얼마나 크게 작용했는지 알 길은 없지만, 그가 수많은 다른 사람들보다 훨씬 장수한 것만큼은 분명한 사실이다. 어쩌면 위암을 일으킨 결정적인 인자는 그가 평소에 좋아하던 소금 절인 생선이었는지도 모를 일이다.

라듐을 발견해서 '라돈의 어머니'라고 불리는 마리 퀴리는 66세의 나이에 백혈병으로 사망했다. 백혈병은 싯다르타 무케르지Siddhartha Mukherjee가 《암: 만병의 황제의 역사*The Emperor of All Maladies*》에서 남긴 인상적인 표현처럼, '녹은 액체 형태의 암'이다. 1995년 팡테옹Panthéon〔프랑스의 가장 위대한 사상가들의 영묘靈廟—옮긴이〕에 남편 피에르 퀴리와 다시 매장하기 위해 퀴리 부인의 무덤을 도로 파낼 때 프랑스 공무원들은 퀴리 부인의 시신이 위험할 정도로 방사능이 강할까 봐 겁을 먹었다. 그녀가 유명한 실험들을 하며 적어 놓은 세 권의 검정 공책은 파리 국립도서관Bibliothèque Nationale 납 상자 안에 보관되어 있다. 그리고 그 공책을 읽기 원하는 사람은 그 위험에 대해 인지하고 있다는 포기각서에 서명을 해야만 한다. 퀴리 부인의 무덤을 열어보니 그녀의 유해는 목재 관 속에 든 납으로 만든 관 그리고 다시 그 안에 든 목재 관 속에 에워싸여 있었다. 관 내부에서 방출되는 방사능은 9.7피코퀴리였다. 프랑스 정부에서 대중에게 안전하다고 공표한 최대 방사선 수치보다 거의 20배나 작은 값이다. 퀴리 부인의 방사선 수치는 그해 겨울날 내 집무실 공기 수치의 절반에 불과했다.

라듐의 반감기는 세기 단위로 측정할 정도로 길기 때문에 퀴리 부인이 과학자로서 활동하던 기간에 흡수한 라듐은 그녀의 사망 이후로 눈에 띄게 감소하지 않았을 것이다. 따라서 프랑스의 전리방사선 보호국Office de Protection Contre les Rayonnements Ionisants에서는 퀴리 부인의 사망원인이 라듐이 아니었을 것이라고 결론 내렸다. 전리방사선 보호국에서는 그녀의 암 유발 원인으로 더욱 유력한 것은 그녀와 그녀의 딸 이렌 졸리오-퀴리Irène Joliot-Curie가 제1차 세계대전 중에 의료자원봉사자로 활동하면서 운영했던 X선 장비라고 주장했다. 이렌 졸리오-퀴리도 방사능원소에 대한 연구로 노벨상을 수상했으며, 마찬가지로 백혈병으로 사망했다. 사망 당시 그녀는 58세였다.

피에르 퀴리는 46세라는 이른 나이에 죽음을 맞이했다. 그는 파리 도로에서 마차에 치어서 사망했다. 따라서 라듐이 그의 세포에 어떤 손상을 입혔는지 우리로서는 알 길이 없다. 피에르 퀴리와 마리 퀴리 모두 노벨상을 받으러 스톡홀름으로 가기에는 건강이 너무 악화[45]되어 있었다. 건강 악화가 과연 방사능 중독 때문이었는지 신체적 탈진 때문이었는지는 모르는 일이다. 1톤의 역청 우란광에서 1그램의 라듐을 추출하는 일은 공장 노동만큼이나 고된 일이었다. 2년 뒤에야 두 사람은 여정에 올랐다.

노벨상 수상 연설에서(이 또한 마리 퀴리가 대독했다) 피에르 퀴리는 자기 자신에게 진행했던 실험에 대해 기술했다. "몇 센티그램의 라듐이 들어 있는 작은 유리 단지가 든 목재 상자나 골판지 상자를 주머니에 넣고 다니면 그 당시에는 아무것도 느껴지지 않습니다.

하지만 그 후로 15일이 지나면 표피에 붉은 점이 나타납니다. 그리고 그 상처는 좀처럼 치유가 되지 않습니다. 이러한 작용이 오랫동안 지속되면 마비나 사망에 이를 수도 있습니다." 그는 이런 파괴적 성질도 쓸모가 있다고 지적했다. 라듐은 이미 종양을 태워 없애는 데 사용되고 있었다. X선도 1895년에 발견된 이후로 같은 용도로 사용되고 있었다. 암의 원인으로 밝혀지기 오래전에는 방사능이 오히려 암의 치료법으로 사용되었던 것이다.

낸시의 항암화학요법이 마무리되기 전에 담당 의사가 다음 단계의 치료 그리고 어떤 종류의 입자를 이용해서 방사선 치료를 할지에 대해 얘기를 꺼내기 시작했다. 알파입자는 인체에 직접 조사하기에는 너무 육중하고 손상이 컸다. 전자의 흐름으로 이루어진 베타선beta ray은 그보다는 부드러운 방사선이다. 가벼운 입자는 알파입자보다 더 깊숙이 투과한다. 이것을 막으려면 알루미늄 판지 정도는 되어야 한다. 하지만 파괴력이 약하다. 이것은 피부암을 치료할 때 종종 사용된다. 그 아래 조직에는 손상을 입히지 않을 수 있기 때문이다. X선과 감마선은 더 깊숙이 자리 잡은 암에 닿을 만큼 투과 거리가 길다. 이 광선은 파장이 무척 짧기 때문에 여러 겹의 조직을 통과해 들어가 표적에 충돌할 수 있다. 하지만 가장자리 경계가 불분명하기 때문에 근처 세포에 가해지는 피해를 피하기가 어렵다. 전자보다 1800배 정도 무겁지만, 알파입자보다는 크기가 작은 양성자proton는 혼잡을 줄이면서도 많은 양의 에너지를 전달할 수 있다.

암전문의가 외부에서 광선을 조사하는 대신 근접치료법brachytherapy을 사용하기로 결정할 수도 있다. 이것은 방사성 동위원소를 작은 캡슐에 담아 종양 내부나 그 근처에 삽입하는 치료다. 일부 암에서는 방사성 동위원소를 혈류로 주사하기도 한다. 예를 들어 방사성 요오드radioactive iodine는 갑상선에 농축되기 때문에 그 지점에 있는 악성종양을 공격할 수 있다. 알파라딘alpharadin이라는 표적치료제targeted drug는 전이성 뼈암 세포에 라듐을 직접 전달한다. 어떤 방법을 사용하든 간에 사용의 근거는 화학요법과 동일하다. 빠른 속도로 분열하는 암세포는 건강한 세포보다 독성에 더 빨리 무릎을 꿇고, 자신을 복구하는 능력도 떨어지리라는 것이다.

낸시의 담당 외과의사와 암전문의 모두 암종으로 림프절이 부풀어 오른 낸시의 왼쪽과 오른쪽 서혜부를 베타 방사선으로 치료해야 한다는 데 의견을 모았다. 오른쪽 서혜부에서는 암이 상피층까지 침범해 있는 상태였기 때문에 전자 빔이 화학요법 치료에서 놓친 모든 세포에 도달할 수 있을 정도의 딱 적당한 깊이로 작용할 수 있을 것이었다. 하지만 두 의사는 골반 전체를 X선으로 방사선 조사해야 하는지를 두고는 의견이 엇갈렸다.

외과의사는 그런 불필요한 위험을 감수할 이유가 없다고 생각했다. 방사선은 내부에 장폐색을 야기하는 흉터를 남길 수도 있고, 다른 장기에 손상을 입힐 수도 있다. 림프계에 손상을 입혀 림프부종lymphedema을 일으킬 수도 있다. 림프부종이란, 상체와 사지에 만성적 부종을 야기할 수 있는 림프액의 축적 현상을 말한다. 아주 드물기는 하지만 방사선 조사로 야기되는 돌연변이가 몇 십 년 후에 또 다른 암을 일으킬 수도 있다. 어느 하나를 선택하면 필연적으로 다른 것을 포기해야 하기 때문에 저울질해봐야 할 부분이 너무도 많았다.

외과의사는 문제가 될 조직은 하나도 남김없이 다 도려냈다고 확신하고 있었기 때문에 골반 방사선 치료는 쓸데없이 위험만 높인다고 생각했다. 그는 용케 빠져나간 전이세포가 있다 해도 몇 주에 걸쳐 항암화학요법을 진행하고, 이어서 표피에 베타 방사선 치료를 하면 그에 대한 예방 수단으로 충분하다고 믿었다. 지금 절대적으로 필요하지도 않은 방사선 치료를 해버리면 행여 나중에 암이 재발했을 때 선택할 수 있는 여지가 제한되어버린다. 화학요법과 방사선 치료 모두 골수를 파괴하기 때문에 몸이 추가적인 공격적 치료를 견딜 수 있는 능력이 많이 약해지기 때문이다. 또 다른 의사도 이렇게 충고했다. "나중에 싸워야 할 때를 대비해서 골수는 아껴두십시오."

그러나 낸시의 담당 암전문의는 이런 의견을 받아들이지 않았다. 그는 자만심이 외과의사의 판단력을 흐려놓고 있다고 생각했다. 젊고 건강한 여성에게 발생한 암은 아주 공격적이기 때문에 대대적인 반격이 필요하다는 것이 그의 주장이었다. 그는 골반 방사선 치료를 포기하는 것은 목숨을 두고 도박을 벌이는 것이나 다름없다고 단언했다. 여기에 정답은 존재하지 않았다. 앤더슨 암센터의 전문가들도 골반 전체의 치료를 권했기 때문에 우리는 그쪽을 선택했다.

암세포에 광선을 조사한다고 하면 산탄총으로 대충 조준해서 쏘는 것처럼 치료가 이루어질 듯 들린다. 하지만 치료의 계획과 정확도가 가히 인상적이었다. 우선 CT, MRI, PET 등의 의학스캐너로 종양과 그 주변 조직의 3차원 지도를 그린다. 그리고 광선을 조준할 때는 가장 취약한 기관을 피할 수 있는 경로와 각도를 선택한다. 방사선 조사량도 세심하게 계산한다. 일부 기관은 다른 기관들보다 방사선에 좀 더 민감한데, 일부 종양도 그렇다. 더 적은 조사량으로 며칠이나 몇 주에 걸쳐 나누어 점진적으로 조사할 수 있도록 치료 일정을 잡는다. 건강한 세포는 복구 혹은 대체될 수 있을 정도로 충분히 점진적으로, 하지만 암이 우위를 점할 수 있을 정도로 너무 점진적이지는 않게 일정을 짜야 한다. 컴퓨터로 조종되는 로봇 팔은 종양의 각기 다른 부위에 등급을 나누어 방사선을 조사할 수 있다. 건강한 조직을 지나가는 방사선 양을 줄이기 위해 광선을 여러 방향에서 조준할 수도 있다. 각각의 방향에서 조사되는 방사선 양은 약하지만, 이것이 모두 한 점에 모이면 최대의 충격을 가할 수 있다.

이렇게 철저하게 계산하면서 주의에 주의를 기울여도 손상을 완전히 피해 갈 수는 없다. 이 치료를 받고 나면 피로감, 피부의 작열감, 따끔거림, 설사 등의 부작용이 뒤따를 수 있다. 방사선이 장으로 뚫고 들어가 빛을 비추기 때문에 그 안에 햇빛에 탄 것 같은 화상을 입을 수도 있다. 이때 부피가 큰 음식은 상태를 악화시킬 수 있기 때문에 낸시는 저잔류물 식이lowresidue diet를 따르고 통밀 빵, 입자가 거친 시리얼, 신선한 과일, 생야채, 현미 등 섬유질이 많은 음식을 피하라는 얘기를 들었다. 그리고 브로콜리, 방울다다기양배추, 콜리플라워 같이 맛이 강한 채소도 피해야 했다. 이런 특수한 상황만 아니었다면 다 몸에 좋다는 음식들이다. 낸시가 무척 좋아하는 음식들이기도 하다. 후추나 다른 매콤한 음식도 모두 금지였다. 그 대신 낸시는 이모디움Imodium[지사제—옮긴이]의 맛에 점점 더 익숙해져갔다.

낸시는 이 끔찍한 시기에 받았던 서류들을 커다란 링 바인더에 모두 보관하고 있었는데 여러 해가 지나 그 서류들을 다시 살펴보다가 나는 어처구니없는 내용을 두 개 마주쳤다. 골반 방사선 치료에 따르는 위험과 이득을 저울질하는 연구논문 그리고 치료에 따르는 단기적·장기적 부작용을 인정하는 포기각서들 중에는 이런 법적면책을 명시하는 부분이 있었다. 환자가 치료 받을 수 있도록 준비하는 과정에 몸에 잉크 자국이 생길 수 있다는 것이다. 낸시는 잉크 자국이 옷에도 물들 수 있음을 인정하는 포기증서에 서명해야 했다. 그리고 낸시에게 임신을 피하라는 충고도 들어 있었다.

화학요법을 하는 기간에는 아름다운 산악 풍경이 보이는 조명 가득한 대합실에 낸시와 함께 앉아 있을 수 있었다. 하지만 방사선 치료를 하려면 납으로 차폐된 방에 들어가야 했다. 로봇이 솜씨 좋게 팔을 휘두르며 미리 프로그램되어 있는 표적을 제압하는 동안 방 안에 혼자 있으니 낸시는 마치 영화 「스타트렉Star Trek」에 등장하는 엔터프라이즈 호의 의무실에 들어가 있는 듯한 기분이 들었다고 했다. 낸시는 이 광선이 암세포들만 골라 죽이고 나머지 세포는 온전하게 놔두는 모습을 상상하려 애썼다.

그 당시 내 기억 속에 가장 강하게 남아 있는 장면은 첫 치료를 위해 낸시를 차에 태우고 운전하던 날이다. 병원에 가까워지자 그녀는 쏟아지려는 눈물을 참으려 애썼다. 낸시는 이미 수많은 것을 겪어왔고, 그녀가 눈물을 보이는 경우는 드물었다. 낸시가 말했다. "이 사람들이 내 가엾은 몸뚱이에 대체 무슨 짓을 하고 있는 건지 모르겠어." 여러 번 그랬듯이 나는 밀려오는 죄책감을 억눌러야만 했다.

나는 낸시의 암은 에스트로겐과의 관련성이 밝혀지지 않은 암이라고 스스로에게 다독였다. 내가 아이를 원치 않았던 것 때문에 암이 생긴 게 아니라고 말이다. 하지만 그 누가 알 것인가? 그리고 내가 낸시에게 준 스트레스는 어떻고? 그때마다 폭발해 나오는 코르티솔이 인슐린과 대사 균형을 왜곡시켜놓았을지도 모를 일이다. 라돈이 암 발생의 요소였을 가능성이 약간이라도 있을까? 라돈으로 인한 암 발생 가능성이 아직은 문헌에나 남겨질 옛날이야기가 아니니까 말이다. 나는 구멍을 통해 라돈 가스가 스며드는 모습을 상상해보았다. 자기가 무언가를 잘못해서, 아니면 누구 혹은 무언가가 자기에게 잘못해서 암에 걸린다는 생각이 드는 것은 인간이기 때문에 겪어야 하는 저주다. 낸시의 경우에는 암의 원인으로 밝혀진 것이 아무것도 없었다. 낸시는 무작위성randomness의 희생자였다고 말할 수 있는 것이 고작이었다. 하지만 어쩌면 무작위성이라는 것은 너무 심오해서 이해할 수 없는 복잡성을 다르게 표현한 말에 불과할지도 모른다.

우리가 어느 토요일 오후에 미국암학회American Cancer Society에서 '생명을 위한 계주경기Relay for Life(암으로 세상을 떠난 사람들을 애도하고, 암으로 투병 중인 사람들을 돕기 위한 행사)'를 개최하고 있는 뉴멕시코 농아학교로 차를 몰고 간 것이 이 즈음이었다. 이곳에서는 암이 있는 사람을 더 이상 '환자'나 '희생자victim'라 부르지 않고 '생존자survivor'라고 부른다. 그리고 환자들은 커다란 별 모양과 대문자로 '희망HOPE'이라는 글자가 새겨진 파란색 티셔츠를 입고 자랑스럽게 운동장 트랙을 걷는다(낸시도 집에 이런 티셔츠를 하나 가지고 있었는데, 거기에는 'Not Dead Yet아직 안 죽었음'이라고 새겨져 있다). 내게는 그때의 사진이 다섯 장 남아 있다. 사진을 보면 낸시가 입고 있던 것이 검정 반바지였는지, 아니면 중간 정도 내려오는 치마였는지 정확히 알아볼 수 없다. 그리고 오른쪽 다리에 이미 림프부종이 부풀어 오른 것이 보인다. 우리는 이것이 수술 때문에 림프관이 손상을 입어서 생긴 일시적인 부작용이고 어쩌면 치료 때문에 더 악화되었을 것이라고 안심시키는 말을 들었었다. 하지만 이 부종은 그 뒤로도 사라지지 않았다. 낸시는 살아남기 위해서는 어쩔 수 없이 타협해야 할 부분이지만, 그래도 참 고약한 타협이라고 종종 투덜거렸다.

낸시는 순위 변동이 없는 지루한 행진이나 다름없는 이 계주 경기가 진행되는 동안 모자를 벗어서 수술, 화학요법 그리고 첫 번째 방사선 치료를 잘 견뎌낸 것을 축하하는 의미로 머리카락이 모두 빠진 머리를 그대로 드러낼 계획을 세우고 있었다. 하지만 적절한 때가 찾아오지 않았다. 그날 가장 기억에 남는 부분은 참가자들이 한 사람씩 무대로 걸어 나와 간단하게 자신을 소개하고 뉴멕시코 주지사의 부인으로부터 암을 이겨내고 생존한 것을 축하하는 금메달과 보라색 리본을 수여 받는 시간이었다.

첫 번째 여성이 말했다. "저는 암 생존자입니다." 그리고 다음 사람, 또 다음 사람…. 나는 우리가 어쩌다가 우리의 고통을 미화하게 되었을까 하는 생각이 들었다. '귀머거리deaf'라는 표현이 '난청인hard of hearing'으로 바뀌고, 이것이 다시 '청각장애인hearing impaired'로 바뀌더니 다시 한 바퀴를 빙 돌아서 '귀머거리 공동체 Deaf Community', 심지어는 '귀머거리 문화Deaf Culture'라는 것까지 받아들이게 되었다. 이제는 암 문화Cancer Culture라는 것마저 생겼다. 무해한 상피내암을 간단한 절제술로 제거했든, 전이성 흑색종 말기 단계에서 싸우고 있든 생존자라는 이름이 붙는다. 전자의 경우야 생존이고 자시고 할 것도 없다. 후자의 경우에는 결국 생존이 불가능하기 때문에 생존자라는 말이 민망하다. 생존이라는 단어의 본래 의미가 거의 퇴색하고 말았다. 이런 생각들을 하고 있는 찰나, 화학요법 때문에 머리카락이 빠져 스카프를 두른 키 크고 야윈 여성이 마이크를 잡고 이렇게 얘기하는 바람에 생각이 끊겼다. "저는 2차 암 생존자입니다." 그것이 과연 축하할 일이었을까? 암이 재발했다는데….

12
불멸의 악마

앨버커키에서 보스턴으로 가는 이른 비행기 편에서 기장은 분홍색 넥타이를 매고 있고, 그의 유니폼 주머니에서 분홍색 손수건이 살짝 얼굴을 내밀고 있었다. 비행기 승무원들도 그와 비슷하게 분홍색 셔츠를 입고 앞치마를 두르고 있었다. 그때는 유방암 인식 고취의 달National Breast Cancer Awareness Month이었고, 비행기가 하늘에 오르자 한 승무원이 열정적인 목소리로 비행기 안에서 핑크 레모네이드와 핑크 마티니를 판매하고 있다고 알렸다. 아침 여섯 시에 출발하는 비행기 편이었는데도 말이다. 여기서 발생한 수익금은 유방암 치료에 사용된다고도 덧붙였다.

불과 100년 전만 해도 잠들어 있는 병을 괜히 자극하지 않기 위해서라도 암은 함부로 입에 담지 말아야 할 단어였다. 심부전으로 죽으면 심부전으로 죽었다고 했지만, 암으로 사망한 경우에는 '악액질惡液質, cachexia'로 죽었다고 말했다. 'cachexia'는 사랑하는 사람이 오랜 기간 병석에 누워 몸이 쇠약해졌음을 라틴어를 빌어 에둘러 표현하는 말이었다. 암에 대한 공포가 사라진 것은 아니지만, '암'은 이제 더 이상 입 밖에 내면 안 되는 금지어가 아니다. 암이라는 주제를 이렇게 쾌활하게 받아들이며 큰 소리로 떠드는 것을 보면 오싹한 기분까지 든다. 한 화장품 회사에서는 '치유를 위한 키스Kisses for the Cure'라는 광고를 내보내고 있었다. 립스틱을 사면 수익금의 일부가 암과의 싸움을 돕는 기부금으로 적립된다. "둥글게 오므린 입술로 키스, 그리고 유방암에게 작별 인사를Pucker up and Kiss Breast Cancer Goodbye."

항공사 잡지를 뒤적거리면서 몇 주 전에 보았던 「암에 맞서 싸우자Stand Up to Cancer」 자선기금 모금 방송[1]을 생각했다. 노래하고 웃는 프로그램이 진행되는 가운데 가끔씩은 엄숙한 표정을 한 명사들이 나와 온갖 종류의 암을 모조리 뿌리 뽑겠노라고 맹세했다. 암을 억제하거나 암을 줄이거나, 암의 발생에 좀 더 효과적으로 대처하겠다는 말은 하지 않는다. 한 10대 여배우가 자신감 넘치는 목소리로 이렇게 약속한다. "언젠가는 암으로 죽는 아이가 한 명도 나오지 않게 될 겁니다." 단 한 명도. 스티비 원더Stevie Wonder가 피아노 위로 몸을 구부리며 말했다. "우리는 암을 때려눕혀서 다시는 얼씬도 못하게 해야 합니다." 스티비 원더의 첫 번째 아내는 암으로 세상을 떠났다. 그리고 다른 스타들의 수많은 아내들 역시 그럴 뻔했다. "암은 당신이 올림픽 금메달리스트라고 해서 봐주지 않습니다. 당신이 아름답거나, 똑똑하거나, 갓 대학에 들어간 신입생이라고 해서 봐주지 않습니다…." '암 생존자' 티셔츠를 입은 아이돌과 아이돌 숭배자들이 하나씩 하나씩 무대에 올랐다. "암은 당신이 앞날이 창창한 사람이라고 해서 봐주지 않습니다. (…) 암은 당신이 엄마를 필요로 하는 어린 자녀를 두고 있다고 해서 봐주지 않습니다. (…) 암은 당신의 아버지가 암으로 돌아가셨다고 해서 당신을 봐주지 않습니다. (…) 암은 그 누구도 봐주지 않습니다." 텔레비전 화면 밑으로는 한 줄 뉴스가 스크롤되고 있었다. "암은 그 누구도 차별하지 않습니다." 하지만 사실 암은 사람을 차별한다. 나이 든 사람, 비만인 사람, 가난한 사람 등. 인구통계학적으로 보면 이 쇼 프로그램에 등장한 젊고 아름다운 사람들은 암과는 거리가 먼 사람들이다. 하지만 그 누가 이들의 착한 마음과 쾌활함을 거부할 수 있을까? "스타들이 직접 여러분의 전화를 받고 있습니다." 이내 전화벨 소리가 울리기 시작하고, 후원 약속이 쏟아져 들어온다. 쇼의 막바지에 이르면 과학자들이 줄줄이 무대 위로 올라와 한목소리로 사람들을 고무하는 합창을 부른다. "암에 맞서 싸우고, 싸우고 또 싸워야 합니다." 그날 밤에만 총 8억 달러의 기부금이 모아졌다.

'암에 맞서 싸우자'는 모은 금액 대부분을 연구비를 지원하는 데 쏟아붓는 것으로 평판이 나 있는 존경받는 조직이다. 하지만 나는 그 프로그램을 시청한 사람들이나 그 프로그램을 진행한 사람들이 모두 헛된 희망을 품고 있는 것은 아닐까 궁금해졌다. 듣기로 기부금은 명성과 돈을 위해 경쟁하는 과학자가 아니라, 암의 완치를 위해 힘을 모으는 과학자들로 이루어진 '드림 팀dream team'에게 돌아가게 될 것이라고 한다. 마치 이 가장 복잡한 의학적 현상을 이해하는 데 걸림돌이 되는 것이라고는 개인의 탐욕과 이기심밖에 없다는 듯이 말이다. 이 프로그램은 소아마비 예방 백신을 개발했던 조너스 소크Jonas Salk와 소아마비 구제 모금운동에 비유되었다. 하지만 소아마비는 암과 비교하면 정말이지 간단한 문제였다. 소아마비는 단일 원인에 의해 생기는 것이었고, 원인은 따로 분리가 가능하며, 백신으로 무찌를 수도 있었다.

암을 이해하려면 인간 세포의 작동방식을 가장 깊숙한 곳까지 폭넓게 이해해야만 한다. 한 프로그램 참가자는 노예제도와의 싸움과 민권수호운동의 승리를 들먹였다. "만약에 '지하철도Underground Railroad[남북전쟁이 발발하기 전에 흑인 노예의 탈출을 도운 비밀 조직—옮긴이]'에서 자유를 위해 분연히 일어선 사람이 아무도 없었다면 어떻게 됐을까요? (…) 만약 셀마의 다리에서 불의에 맞서 일어선 사람들이 없었다면요?[미국에서 흑인의 투표권을 위해 마틴 루터 킹Martin Luther King 목사와 행진 참가자 600명이 셀마의 에드먼드 페터스 다리 위에서 행진을 벌였던 사건을 말한다—옮긴이]" 암이 반대시위를 벌이거나, 연좌농성을 통해 반대해야 할 어떤 존재가 되고 말았다. 이 사람들은 액트업ACT-UP[the AIDS Coalition to Unleash Power, 에이즈라는 문제를 둘러싼 대중적·사회적 정책에 영향력을 행사하기 위해 1987년에 결성된 에이즈 환자들의 세력 결집체—옮긴이]에 참여한 사람들처럼 집단으로 시민 불복종 운동에 뛰어드는 성향이 있어 보이지는 않았다. 액트업 같은 단체의 영향력은 얄미운 행동을 하는 데서 나온다. 이들은 더 많은 연구 자금을 지원하고 감당할 만한 치료법을 개발해줄 것을 요구하며 미국 국립보건원을 상대로 시위를 벌여 온종일 미국 식품의약국의 업무를 마비시켰다. 그렇게 해서 어쨌거나 이 문제에 한층 관심을 집중시키는 데 성공했고, 이제 에이즈는 꼼짝없이 죽음을 기다려야 하는 병이 아니라 관리가 가능한 만성질환이 되었다. 하지만 제아무리 에이즈라도 암만큼 복잡하지는 않다.

비행기가 보스턴을 향해 하강하자 세계에서 가장 막강한 암센터인 앤더슨 암센터도 부럽지 않을 넓은 시야가 열렸다. 강의 한 편으로는 다나 파버Dana-Farber 암연구소, 베스 이스라엘 디커네스 의료센터Beth Israel Deaconess Medical Center, 매사추세츠 종합병원Massachusetts General Hospital이 보였다. 그 반대편으로는 화이트헤드 연구소Whitehead Institute, 브로드 연구소Broad Institute 그리고 하버드대학교와 매사추세츠 공과대학교의 캠퍼스가 있었다. 몇 제곱킬로미터밖에 안 되는 이 좁은 땅덩어리 안에서 연구자들이 배양접시, 가스 크로마토그래프gas chromatographs, 유전자 염기서열 분석장치gene sequencer, 전자현미경 등을 이용해 인간의 세포 내부에 존재하는 복잡한 연결에 대해 그리고 이 연결들이 어떻게 흐트러지는지에 대해 막대한 양의 지식을 생산해냈다. 암은 분명 두려운 존재임에도 불구하고 지적으로는 대단히 매력적인 주제다. 생명을 이해할 수 있는 창문 역할을 하기 때문이다. 하지만 이런 새로운 발견 내용들이 실제 임상으로 이어지기까지의 과정은 느리기 그지없다. 병원에서는 환자들이 아직도 화학요법과 방사선 치료에 의존하고 있다. 이런 치료법들은 솔제니친Solzhenitsyn이 소설《암병동*Rakovy korpus*》에서 기술했던 것들보다 잔인함이 별로 덜하지 않다. 드림 팀은 이런 괴리를 극복하려 애쓰고 있었다.

이것은 중개연구translational research[기초과학의 연구 결과를 임상과학에서 실제 사용 가능한 단계까지 연계해주는 연구—옮긴이]라는 더욱 광범위한 활동의 일부였다. 그날 저녁에 보스턴의 오래된 호텔 중 가장 큰 파커하우스Parker House 호텔에서 열리는 워크숍의 주제가 바로 중개연구였다. 샹들리에와 징두리 벽판을 댄 벽이 있는 한 방에서 나는 의학연구의 서로 다른 문화에 대해 공부하는 젊은 과학자들과 함께 앉아 있었다. 세포 안에서 일어나는 생화학적 연쇄작용을 연구하는 생물학자들, 새로운 약을 개발하고 실험하는 임상의들, 암전문의와 그들이 치료하고 있는 환자들. 이들은 모두 암을 각자 다른 방식으로 바라본다.

그날 오전 시간은 강의로 채워져 있었지만, 오후에는 학생들이 암클리닉이나 종합병원 병리검사실 등을 방문하여 새로운 임상실험을 진행하는 데 따르는 규칙을 검토하고 있는 의학윤리강령을 살펴보았다. 이 영역은 과학이 우선시하는 것과 의료가 우선시하는 것이 자주 충돌을 일으키는 영역이다.

「뉴욕타임스」의 기자 에이미 하몬Amy Harmon은 최근에 진행성 전이성 흑색종에 걸린 두 사촌형제들에 대한 이야기[2]를 들려주었다. 진행성 전이성 흑색종은 우리가 걸릴 수 있는 최악의 암 중 하나다. 두 젊은이는(둘 다 20대 초반이었다) 표적치료제인 베무라페닙vemurafenib의 임상실험에 참여할 수 있게 되었다. 베무라페닙은 BRAF라는 유전자에 생긴 돌연변이[3]로 인해 발생하는 종양을 축소시켜줄 것으로 기대되는 약이다. 소규모로 이루어지는 1단계 실험과 그보다 조금 더 큰 규모로 이루어지는 2단계 실험에서는 긍정적인 결과가 나왔다. 이제 12개국의 675명을 대상으로 하는 3단계 실험을 할 차례였다. 이 실험은 미국 식품의약국의 승인을 받기에 앞서 거쳐야 하는 마지막 단계였다.

여기서 딜레마가 생겼다. 두 사촌형제는 운이 좋아 실험에 참가할 수 있게 되었다. 흑색종 사례 중 이런 특정 돌연변이가 있는 경우는 절반밖에 되지 않기 때문이다. 하지만 그중 한 명인 토머스 맥러플린Thomas McLaughlin은 무작위 배정을 통해 실험군에 배정되었다. 실험군은 새로운 치료법으로 치료받게 된다(그는 이것을 '슈퍼 알약superpills'이라고 불렀다). 하지만 다른 한 명인 브랜든 라이언Bradon Ryan은 대조군에 배정되었다. 대조군은 우울할 정도로 효과가 떨어지는 표준 화학요법인 다카바진dacarbazine으로 치료 받게 된다. 두 젊은이는 이런 임의적 결정에 경악했다. 흑색종이 이미 4단계까지 진행되어 있던 맥러플린은 라이언과 자리를 바꾸고 싶어 했다. 라이언은 그나마 악성종양의 발달 단계가 조금은 낮았으므로 가능성이 더 있었기 때문이다. 하지만 이것은 허용되지 않았다. 실험의 객관성을 손상시키기 때문이다.

이것은 소수가 다수의 이익을 위해 자신의 이익을 포기해야 하는 가슴 아픈 사연이었다. 이런 엄격한 비교 없이는 그 누구도 새로운 약의 혜택을 얻을 수 없다. 하지만 그렇다 해도 대조군에 속한 사람들을 희생양으로 생각하지 않을 수 없다. 의학윤리학자들은 한 치료가 다른 치료보다 더 우월하다고 생각할 만한 선험적 이유가 존재하지 않는 실험을 '임상적 동등성clinical equipoise'이라는 용어로 설명한다. 이런 임상적 동등성이 성립하는 경우에만 임상실험에 참여한 환자들에게 어떤 약을 사용할지를 무작위로 결정하는 것이 정당하다고 주장하는 이들이 많다. 2단계 실험이 끝났을 무렵에는 이미 베무라페닙의 효과가 다카바진과는 비교가 안 될 정도로 강력한 것으로 나타나 있었다. 그런데도 참여한 환자들 중 절반은 이제 효과가 한참 떨어지는 것으로 보이는 치료를 받아야 할 처지에 놓인 것이다.

결국에는 3단계 실험 결과가 너무도 명백하게 밝혀졌기 때문에 실험을 조기 종료하고 실험군과 대조군의 환자들 모두 혜택을 입을 수 있게 되었다. 초기 보고서에서는 암의 진행이 일시적으로 중지되는 '무진행 생존율Progression-free survival, PFS'이 다카바진은 1.6개월인 데 반해 베무라페닙은 5.3개월로 나왔다. 이 정도면 미국 식품의약국의 승인을 받기에 모자람이 없었다. 오래지 않아 약은 승인이 이루어졌고, 제넨테크에 의해 시장에 나오게 되었다. 마지막 보고서에서는 베무라페닙을 투여하는 환자들이 다카바진을 투여하는 환자보다 보통 넉 달 정도를 더 사는 것으로[4] 나왔다.

하지만 해피엔딩은 없었다. 대조군에 속했던 라이언은 실험 첫해에 사망한 많은 사람들 중 한 명이 되고 말았다. 첫해에 다카바진 대조군에서는 66명이 사망하고, 베무라페닙 실험군에서는 42명이 사망했다. 거기서 또 다시 1년이 더 흘렀을 때는 연구에 참여했던 사람들 중에서 절반이 사망했다.

한편 맥러플린의 암은 넓적다리에서 뇌까지 온몸으로 퍼져 있었다. 하지만 그는 여전히 살아남아 슈퍼알약을 복용하고 있었다. 용접공인 그는 다시 업무에 복귀해서 햇볕 아래서 일을 하고 있다고 했다. 나는 《암병동》의 한 구절이 생각났다. "그는 항상 다가오는 종양과 경주를 벌이고 있었다. 하지만 이는 어둠 속의 경주였다. 그는 자신의 적이 어디 있는지 볼 수 없었기 때문이다. 하지만 적은 모든 것을 보고 있었다. 그리고 인생 최고의 순간, 적은 이빨을 드러내어 그를 덮쳤다. 그것은 병이 아니었다. 뱀이었다. 그 이름조차 뱀 같았다. 멜라노블라스토마melanoblastoma, 흑색아세포종." 흑색아세포종은 맥러플린이 걸린 암의 옛날 이름이다.

진행성 전이성 흑색종의 경우에는 완치라는 것이 존재하지 않는다. 어떤 치료법을 쓰든 간에 정상궤도를 이탈한 이 세포들은 우연한 돌연변이를 통해 자신의 확장을 지속하는 방법을 찾아냈다. 베무라페닙 역시 역설적인 부작용[5]을 갖고 있었다. 편평세포암squamous cell carcinoma과 각화극세포종Keratoacanthoma 같은 다른 피부암의 성장을 촉진할 수 있는 것이다. 연구자들은 이런 장애물을 극복해줄 표적치료제 조합을 실험하고 있는 중[6]이다. 그들은 이런 방법을 이용함으로써 암세포들이 또 다른 해결책을 개발하지 못하게 막을 수 있기를 바라고 있다.

중개연구의 목적 중 한 가지는 과학자들을 실험실 밖으로 데리고 나와서 환자들이 어떤 일을 겪고 있는지 직접 눈으로 보게 하는 것이다. 파커하우스 호텔에서 펜실베이니아대학교 의대의 병리학 교수 톰 커랜Tom Curran은 한 제약회사 실험실에 틀어박혀 연구하다가 멤피스의 성 유다 아동연구병원St. Jude Children's Research Hospital으로 옮겨 갔을 때 겪었던 불편한 영향에 대해 설명했다.

그가 성 유다 아동연구병원에 일자리를 구한 것은 1995년의 일이었다. 커랜은 릴린reelin이라는 유전자를 발견한 인물이다. 이 유전자는 소뇌를 비롯한 뇌의 초기 발달과정에서 뉴런(신경세포)의 이동을 지휘하는 데 도움을 준다. 소뇌는 근육 조절과 균형감각을 담당하는 중추다. 이 유전자에 결함을 안고 태어난 쥐는 비틀거리며 걷는다. 발달유전자에 돌연변이가 생기면 나중에 여러 가지 소아암을 일으키는 원인이 된다. 커랜은 그중에서도 소뇌에 생기는 공격적인 암인 수모세포종medulloblastoma에 관심이 있었다. 다른 암과 비교하면 이것은 극히 드물게 나타난다. 성인에서의 유병률은 1000만 명당 8명꼴이다. 하지만 아동과 10대에서는 10만 명당 5명꼴로 가장 흔한 소아 뇌종양이다. 진단 연령의 중간값은 만 5세다. 처음에는 독감 증상 비슷하게 시작되다가 나중에는 두통, 구토, 어지럼증, 균형감각 상실 그리고 '어눌하게 비틀거리는 걸음 패턴' 등으로 이어진다.

이 암에 걸려 치료받는 아이들을 만나기 전까지만 해도 커랜에게 수모세포종은 거의 추상적인 존재에 불과했다. 그는 환자들 대부분에게서 예후가 비교적 좋다는 것을 알고 있었다. 5년 생존률도 80퍼센트에 달했다. 하지만 일부 환자에게는 암이 재발하고 치명적일 수 있다. 치료가 성공적인 경우에도 그 부작용은 감당하기 힘들 수 있다. 수술을 한 다음에는 그렇지 않아도 취약한 아동의 뇌에 방사선 조사 치료가 뒤따르는 경우가 보통이다.

커랜이 청중에게 말했다. "한 10대 아이를 만났습니다. 질병에서 회복된 지 5년이 넘은 아이였죠. 열여섯 살 정도 된 아이였습니다. 금발에 눈이 파란 남자아이였습니다. 그 아이는 의사들에게 익살을 부리고 있었죠. 하지만 그 아이도 같은 반 다른 친구들은 계속 앞으로 나아가고 있는데 자기만 제자리걸음을 하고 있다는 사실을 깨닫기 시작했습니다. 자기의 나머지 인생이 본인에게나 가족에게나 끔찍한 몸부림이 되리라는 것을 알아차리게 된 거죠. 연구실에만 매몰되어 있으면 이런 부분을 보지 못합니다. 그 아이의 모습이 좀처럼 머리에서 지워지지가 않았습니다."

그는 더 나은 치료법을 찾아 나섰다. 파괴적인 부작용 없이 암의 심장부를 정통으로 타격할 약물을 개발하고 싶었다. 가장 먼저 그는 성 유다 아동연구병원 병리검사실의 실장을 찾아가 조직은행에 접근할 수 있는 권한을 요청했다. 조직은행에는 여러 해에 걸쳐 아동에게서 제거한 종양이 보관되어 있었다. 막상 조사해보니 종류별로 종양 표본이 다섯 개씩밖에 없었다. 결국 그가 표본을 직접 수집해야 할 상황이었다. 그렇게 5년이 지나고 나니 실험을 시작할 수 있을 만큼의 표본이 모아졌다. 그즈음에 다른 실험실의 연구를 통해[7] 일부 수모세포종(모든 사례 중 20퍼센트 정도)은 소닉 헤지호그 유전자가 연루된 유전자 결함에 의해 생긴다는 주장이 등장하고 있었다. 커랜은 양이 헤지호그 경로를 억누르는 천연성분인 사이클로파민이 든 백합을 먹고 선천적 결손인 외눈박이 새끼를 낳았다는 이야기를 알고 있었다[8]. 그런데 반대로 기저세포암basal cell carcinoma과 수모세포종처럼 소닉 헤지호그 활성이 너무 많아져서 야기되는 것으로 보이는 암도 있었다. 이론적으로는 사이클로파민이 이 문제를 해결하고 종양을 줄여줄지도 모를 일이었다.

사이클로파민은 독성이 있고 가격도 비싼 데다, 이것을 가지고 연구하기도 어려웠기 때문에 커랜은 다른 대안을 찾고 싶었다. 그는 뉴멕시코 타오스에서 뇌의 유전학과 발달에 대한 학회[9]가 끝나고 난 다음에 바에 앉아서 이 문제를 헤지호그 신호의 권위자와 함께 논의했다. 그 사람은 커랜에게 매사추세츠의 한 생명공학 회사에서 개발 중인 새로운 화합물질에 대해 얘기해주었다. 이 화합물은 Smo〔Smoothened〕라는 단백질을 저해해서 헤지호그 경로를 차단한다는 구체적인 목적으로 개발 중이었다.

커랜은 이 물질이 쥐에서 수모세포종을 줄여준다는 것을 입증해 보일 수 있었다. 하지만 어린 설치류에서는 이것이 뼈의 발달을 함께 억제해버렸다. 아동에게도 이와 똑같은 일이 일어날지는 알 수 없었지만, 이 암이 재발하여 어린 나이에 죽을 운명에 처한 아동이라면 이런 위험을 무릅쓸 가치가 있었다. 그런 아동 열두 명이 임상실험에 참여하게 되었고, 보스턴 워크숍이 개최될 즈음에는 이 약, 비스모데깁vismodegib이 안전하면서 종양을 억누르는 효과도 있다는 조짐이 나타났다. 2단계 실험이 막 시작되고 있었지만, 이 치료법이 미국 식품의약국의 심사를 받을 준비가 되려면 아직도 여러 해가 걸릴 참이었다(최근 이 약은 기저세포암에 사용 승인이 났고, 몇몇 다른 암에 대해서도 효과를 실험 중이다).

수모세포종에 쓰는 비스모데깁과 흑색종에 쓰는 베무라페닙. 희한하게 비슷한 이 두 이름은 마치 스크래블 게임[알파벳이 적힌 타일 조각을 이어서 단어를 맞추는 영단어 게임—옮긴이]에서 타일 조각을 섞는 기계가 뱉어내는 소리처럼 들린다. 하지만 의미 없이 만들어낸 이름이 아니다. '-degib데깁'이라는 접미사는 헤지호그 신호 억제제를 뜻한다. '비vi'는 '시각vision'에서 따온 것이다(제넨테크의 대변인이 내게 말하기를 이 약은 '앞을 내다보는[forward looking]' 약이라고 한다). 그리고 '스모smo'는 Smo단백질에서 따온 것이다. 베무라페닙의 경우 '베무vemu'는 BRAFV600E 돌연변이에서 따온 것이고, '라페닙rafenib'는 raf유전자 억제제를 의미한다. 하지만 접두사prefix는 임의적인 혼합인 경우가 많다. 단어 중간에 들어가는 삽입사infix 역시 마찬가지다. 제약회사가 이런 이름을 미국 채택명심사위원회United States Adopted Names Council[10]에 제안하면 이 기관에서 최종 결정을 내린다. 한 연구자에게 들었는데, 회사들이 약물의 일반 명

칭은 일부러 베무라페닙처럼 거추장스러운 이름으로 고른다고 한다. 그래야 의사들이 기억하기 편한 자기네 상품명을 쓰기 때문이다. 베무라페닙의 경우는 상품명이 젤보라프Zelboraf다. 비스모데깁의 경우는 에리벳지Erivedge라는 상품명으로 팔리고 있다.

매사추세츠 종합병원의 과학자 호세 바셀가José Baselga는 트라스투주맙Trastuzumab에 대해 최근에 발견한 내용을 설명했다. 이 약은 헤르셉틴이라는 이름으로 더 잘 알려져 있다. 이것은 HER_2 수용체를 찾아내 차단함으로써 암의 성장을 촉진하는 신호를 끈다('-맙-mab'이라는 접미사는 이것이 단일클론항체monoclonal antibody임을 가리킨다. 단일클론항체란 특정 표적을 곧장 찾아가도록 설계된 분자를 말한다). 이제 '슈퍼 헤르셉틴Super Herceptin 혹은 트라스투주맙 엠탄신Trastuzumab emtansine, T-DM1으로 불리게 된 이 약은 거기서 한 발 더 나아갔다. 이 약은 헤르셉틴 분자에 세포독소가 결합되어 있기 때문에 악성세포로 직접 주입된다. 화합요법 치료제가 당신이 원하는 부위에 한 번에 분자 하나씩 투입되는 것이다. 이 독성분 자체는 인체에 위험할 정도로 독성이 강하다. 하지만 조준만 정확히 되면 이것은 열추적 미사일처럼 HER_2 양성 암세포에 확실하게 작용한다[이 약은 항체와 세포독소가 함께 결합된 형태의 약물이다. 헤르셉틴이 단독으로 작용하면 HER_2 수용체와 결합해서 암세포의 성장을 중지시키는 역할을 하지만, 세포독소가 헤르셉틴에 결합되면 이 성분이 세포로 들어가 암세포를 죽이는 역할까지 한다—옮긴이]. 이렇게 들으니 기적의 약물이 탄생한 것처럼 여겨졌다. 수많은 부작용을 동반하지 않는 강력한 화학요법제인 것이다. 바셀가는 헤르셉틴만으로도 초기 단계의 HER_2 유방암 환자의 생존률이 30퍼센트에서 87.5퍼센트로 극적인 증가를 보였다고 말했다. 그는 슈퍼 헤르셉틴을 또 다른 HER2 표적 약물인 퍼투주맙pertuzumab과 결합해서 사용하면 이 수치를 92퍼센트 이상으로 끌어올릴 수 있으리라 예상했다.

전이성 암의 경우 이 수치는 훨씬 낮아지겠지만 여기서도 역시 사람들은 기적을 바라고 있었다. 보스턴 워크숍이 있고 2년 반 뒤에 퍼투주맙은 제넨테크의 또 하나의 제품인 퍼제타Perjeta가 되었다. 헤르셉틴과 오래된 항암화학요법 그리고 이것을 병행해서 사용하면 무진행 생존progression-free survival, 즉 종양이 재발하거나 환자가 죽기 전까지의 시간이 약 6개월 정도 늘어났다.

슈퍼 헤르셉틴은 승인 대기 상태가 계속되었다. 미국 식품의약국으로 하여금 승인을 앞당기게끔 압박하기 위해 일부 긍정적인 연구 결과가 이용되기도 했고, 일부 환자들은 식품의약국에서 3단계 임상실험의 결과가 나올 때까지 기다리면서 시간을 끄는 것에 분통을 터뜨리기도 했다. 보스턴 시청 바깥에서 진행된 한 집회[11]에서는 4년 전에 4기 HER2 양성 유방암으로 진단 받은 한 여성이 소규모의 사람들 앞에서 연설하고 조사를 요구했다. 모인 사람들 중 몇 명은 분홍색 티셔츠를 입고 있었다. "해당 질병을 앓고 있는 사람도 논의 주체로 포함돼야 합니다. 상아탑에 자리 깔고 앉은 사람들끼리 논의해서 결정을 내리게 해서는 안 됩니다."

하지만 아무래도 사람들의 기대가 너무 큰 것이 아니었나 싶다. 3단계 임상실험 결과가 정작 나왔을 때 전이성 유방암에 대해 할 수 있는 말은 "슈퍼 헤르셉틴이 암이 악화하거나 사망할 위험을 35퍼센트 감소시켜주었다[12]"는 정도가 고작이었다. 이 약물은 마침내 승인을 받는 데 성공했다. 하지만 공격성이 가장 높은 암의 경우에는 최신 기술을 동원해도 그 효과를 측정해보면 이미 줄어든 수명을 고작 몇 달 늘려주는 정도에 그치고 있다.

바셀가의 강연에 이어 예정된 연회를 기다리는 동안 나는 남부의 한 대학교에서 온 여성 연구자와 이야기를 나누었다. 마침 유방암 인식 고취의 달이어서 모든 관심과 자금이 그쪽으로 쏠리고 있다는 것이 대화의 주제였다. 그 연구자는 모든 악성종양 중에서도 특히나 유방암이 그렇게도 깊은 정서적 교감을 불러일으키는 이유를 쉽게 이해할 수 있다고 말했다. 그저 가장 흔한 암 가운데 하나이기 때문만은 아니다. 유방암은 여성성, 특히나 모성에 대한 도전이다. 하지만 이렇게 말하면서도 그녀는 조금 질투를 느끼는 듯 보였다. 분홍색 리본으로 상징되는 유방암에 대한 인식 고취로 인해 뜻하지 않게 좀 더 희귀한 암에 대한 관심이 멀어진 탓이다. 그녀의 연구 영역은 췌장암이었다. 췌장암은 생존률이 실망스러울 정도로 낮다. 증상이 없을 때도 많다. "소화가 잘 안 돼서 의사를 찾아갔는데 앞으로 살날이 석 달 남았다는 얘기를 들을 때도 많아요." 낸시의 암인 UPSC 역시 방치되어온 암의 또 다른 사례다.

유방암을 둘러싸고 한 문화가 통째로 생겨났다. 그 자신도 유방암의 피해자인 작가 바버라 에런라이크Barbara Ehrenreich는 이것을 '광적인 숭배cult'라고 부르며 그 때문에 이 질병이 별것 아닌 것처럼 보이게 되었다고 주장한다. 마치 유방암을 폐경기나 이혼처럼 인생에서 거쳐야 할 하나의 통과의례일 뿐이라 생각하게 되었다는 것이다. 그녀는 사람들이 그냥 분홍색 옷만 입는 데 그치지 않고 분홍색 모조 다이아몬드 보석으로 액세서리까지 한다고 지적했다. 이런 얘기도 들린다고 한다. "화학요법을 받으면 피부가 매끄러워지고 탄력이 생기며 체중 감소에도 도움이 됩니다." 그리고 머리털이 모두 빠지는 것도 축하할 일이라는 얘기가 나온다. "새로 돋을 머리카락은 더 풍성하고 부드러워지고, 다듬기도 쉬워지고, 어쩌면 깜짝 놀랄 새로운 색깔로 나올 수도 있습니다."

> 유방암으로 잃은 유방을 복원한 다음에는 나머지 한쪽도 그에 맞춰주는 것이 어떨까? 해마다 유방복원술을 선택하는 5만 명 이상의 환자 중에서 17퍼센트는 더 탄력 있게 올라붙고 커진 새 유방과 균형을 이루도록 나머지 유방도 추가 수술을 받고 있다. 이런 결정이 성형외과 의사의 권유로 이루어지는 경우도 많다.

처음에 듣기에는 에런라이크의 비판이 좀 가혹하게 들렸다. 이런 움직임은 환자들에게 위안을 주고 연구 자금을 모으기 위한 것도 있지만, 좀 더 많은 여성이 적절한 시기에 병원을 찾아 유방조영술 검사를 받도록 유도하자는 취지도 있다. 하지만 유방조영술이 과연 얼마나 많은 목숨을 살리고 있는지[13]가 이제는 불분명해졌다. 내암이 진단되는 경우가 더 많아졌다. 크기도 작고 성장도 느린 '0단계'의 이런 종양은 치료하지 않아도 죽을 때까지 별다른 문제를 일으키지 않을 가능성이 크다. 하지만 치명적인 암이 너무나 갑작스럽게 나타날 수도 있다. 심지어 연례 유방조영술을 받은 지 며칠만에 생길 수도 있다. 그리고 가차 없이 퍼져 나가는 바람에 감지했을 때는 이미 손쓸 수 없는 상황으로 악화되어버린 경우도 많다. 최근에 60만 명의 여성을 대상으로 역학연구를 진행한 결과 정기적인 스크리닝 검사가 해악보다 이득이 많은지에 대해 불분명하다는 결론이 나왔다. 한 명의 여성이 수명 연장 효과를 보려면 열 명의 여성이 불필요한 치료를 받게 된다. 하지만 수명 연장 효과가 있을 여성이 누구인지 미리 알아낼 방법은 없다.

남성들도 남성에서 가장 흔한 암, 바로 전립선암 때문에 똑같은 딜레마에 직면해 있다. 전립선특이항원 혈액검사PSA blood test를 하면 조기에 경고 신호를 받을 수 있지만, 이것 역시 불편할 정도로 많은 수의 불필요한 조직검사와 수술로 이어진다. 유방암 내암과 마찬가지로 전립선암 역시 해를 미치지 않고 수십 년 동안 남아 있을 수 있다. 다른 이유로 사망한 70대 남성들을 대상으로 조직검사를 해보았더니 그중 70퍼센트가[14] 본인도 모르고 있었을 가능성이 큰 전립선암을 갖고 있었다. 전립선암 수술로 발기불능과 요실금이 생긴 남성은 검사를 받아보라는 말을 듣지 말았어야 하는 것이 아닌가, 후회를 하기도 한다.

유방암의 경우와 마찬가지로 조기 진단의 가치를 부풀려놓은 장본인으로 언론의 과대선전이 비판을 받고 있다. 이런 선전은 좋은 뜻으로 이루어지는 경우도 많지만, 이윤 추구의 동기를 만족시키기 위해 이루어지기도 한다. 병원이나 의사들 입장에서 스포츠 경기장은 환자를 모집하는 장소로 각광받고 있다. 비뇨기과 의사들은 무료 내원 티켓을 나누어주고[15], 그것을 경기장 전광판에서 광고한다. 플로리다의 한 의사는 공중화장실 남자용 소변기 안쪽에 자리 잡은 탈취제에 이렇게 광고를 붙여놓았다. "소변기하고 한판 붙어봐?" 전립선 수술을 하면 소변이 많이 흘러나올 것이다. 다만 당신이 원하는 것 이상으로 많아진다는 것이 문제지만.

파커하우스 워크숍을 마친 뒤에 나는 모텔로 돌아왔다. 이 모텔은 하워드 존슨Howard Johnson의 모텔 체인점으로, 펜웨이 파크Fenway park〔미국 메이저리그 보스턴 레드삭스의 홈구장—옮긴이〕와 사실상 거의 붙어 있었다. 방의 벽과 양탄자에서 여러 세대의 레드삭스 팬들이 피워댔을 담배연기 냄새가 풍겼다. 나는 그들 중에서 얼마나 많은 사람이 경기장의 3차 간접흡연third-hand smoke〔비흡연자가 흡연자의 옆에 있으면서 담배 연기를 마시는 것은 간접흡연second-hand smoke이고, 3차 간접흡연은 흡연자가 담배를 피우고 난 뒤의 잔여물이 양탄자, 커튼, 의복 등에 달라붙어 있다가 비흡연자에게 노출되는 것을 말한다—옮긴이〕에 노출된 채 그곳에서 나와 전립선 검사를 받으러 비뇨기과 의사를 찾아갔을지 궁금해졌다.

내가 이곳을 고른 이유는 다나 파버 암연구소와 가까웠기 때문이다. 나는 그곳에서 프란치스카 미호르Franziska Michor를 인터뷰하기로 약속이 잡혀 있었다. 그녀는 근래에 『에스콰이어*Esquire*』지에서 가장 똑똑한 과학자 중 한 명으로 선정되었다. 그녀는 '생물학계의 아이작 뉴턴Isaac Newton'이라는 평가를 받았다. 미호르는 하버드대학교 진화생물학과에서 박사학위를 받았으며 박사학위 논문의 제목은 「암의 진화적 역학*Evolutionary Dynamics of Cancer*」이다. 중개과학에 대한 강연을 듣고 난 지금, 나는 암이라는 현상을 이해하는 데 핵심이 되지만 임상적인 내용에서는 상당 부분 빠져 있는 가장 이론적인 연구에 대해 배우고 싶어졌다.

생명과 마찬가지로 암에서도 진화의 원동력은 무작위 돌연변이와 자연선택이다. 미호르는 이 과정을 수학적 모델로 연구하고 있었다. 우리는 멘델의 완두콩이나 다윈의 핀치새에 대해 생각하지만, 미호르의 연구는 진화에 대한 현재의 개념들, 즉 진화의 근대적 종합modern evolutionary synthesis〔진화론과 유전학을 통합한 현대 진화론의 기반—옮긴이〕에 확실한 기반을 마련하는 집단 유전학population genetics이라는 정량적 과학이다. 진화가 일어났다고 믿는 것은 별개의 문제다. 진화라는 사실 자체는 곧 자명해졌다. 하지만 그렇다고 해서 작은 별개의 돌연변이들이 축적되어 새로운 종이 출현하고, 매끄럽고 점진적으로 보이는 진화의 변화가 일어났다고 할 수 있을까? 집단 유전학자들은 방정식을 이용해 이것이 가능함을 밝혔고, 1930년대에는 근대적 종합이 자리를 잡고 있었다. 통계적 접근방식을 암에 적용함으로써 1950년대의 연구자들은 종양이 지구상의 생명체들과 마찬가지로 돌연변이의 축적을 통해 발달한다는 초기의 단서 중 일부를 증명해냈다[16].

그녀의 사무실에 앉아 있는 동안 미호르는 어떻게 해서 진화생물학과 수학을 통해 암의 별난 특성 중 일부를 이해하게 되었는지 설명해주었다. 유전자 염기서열분석법에서 일어난 혁명 덕분에 한 암세포에서 일어나는 기나긴 변화의 목록을 판독하는 것이 가능해졌고, 심지어는 그 목록을 인터넷에도 올릴 수 있게 되었다. 과학자들은 그 변화의 숫자에 충격을 받았다. 수천 개에 이르는 사례도 있었기 때문이다. 하지만 이들 중 대다수는 '무임승차 돌연변이hitchhiker mutation', 혹은 '군식구 돌연변이passenger mutation'일 가능성이 크다. 암세포는 통제가 불가능할 정도로 걷잡을 수 없이 돌연변이를 일으키는 세포다. 돌연변이 중 상당수는 종양의 발달에는 아무런 기여도 하지 않으면서 그냥 함께 묻어가는 것들이다. 여기서 어려운 점은 이것들을 모두 꼼꼼하게 추려내어 종양의 원동력 돌연변이driver mutation를 찾아내는 일이었다. 그리고 미호르의 연구실에서는 이것을 가능하게 만드는 데 도움이 되기를 바라는 암 진화 모델을 만드는 작업을 하고 있었다.

그녀는 또한 다양한 발달 단계의 종양을 연구해서 그런 돌연변이가 일어나는 순서를 밝혀내려 하고 있었다. 돌연변이가 암유전자 하나에서 먼저 일어난 다음에 종양억제유전자에서 일어나는 것일까? 아니면 그 반대 순서인가? 아마 양쪽 단계 모두 DNA 복구에 필수적인 유전자가 먼저 손상을 입을 것이다. 아니면 암세포가 따를 수 있는 궤적이 하나가 아니라 서로 다른 여러 가지가 존재하는지도 모른다. 암의 역사를 알게 되면 좀 더 효과적인 치료법으로 이어질 수도 있을 것이다. 만약 특정 돌연변이가 먼저 일어나는 경향이 있다면 그것을 표적으로 삼게 될 것이다. 미호르의 연구는 대단히 추상적인 매력을 풍기고 있음에도 불구하고 중개연구의 정신이 그 안에서 큰 부분을 차지하고 있었다. 그녀의 마음 한구석에는 늘 환자의 운명에 대한 생각이 자리 잡고 있었다.

최근의 또 다른 논문에서 그녀와 일부 동료들은 암세포들이 자신의 길 앞에 놓인 장애물들을 어떻게 그렇게 빨리 극복하는지 이해하려면 종양학자들이 진화생물학의 힘을 빌려야 할지도 모른다는 점을 다루었다. 고생물학자인 닐스 엘드리지Niles Eldredge와 스티븐 제이 굴드가 옹호한 단속평형설punctuated equilibrium이라는 개념에 따르면, 생명은 꾸준한 속도로 항상 진화하는 것이 아니다. 오랜 기간 조용하게 머물고 있다가 갑자기 유전적 혁신이 폭발적으로 일어날 수 있다. 암이 한동안 배를 깔고 바짝 엎드려 있다가 갑자기 새로운 영역으로 전이를 하거나, 최신의 화학요법에 저항할 힘을 키우게 되는 것도 이런 이유 때문일까?

수학과 진화생물학에서 빌려온 개념들이 어떻게 하면 암을 게임 이론game theory을 통해 이해할 수 있을지 밝히는 데도 이용되고 있다. 게임 이론은 원래 최적의 전쟁 전략을 찾아내기 위해 고안되었다. 게임 이론을 통해 얻은 교훈 가운데 하나는 싸움터와 생물권biosphere에서는 적수와 협력하는 것이 때로는 득이 될 때도 있다[17]는 것이다. 정치학자인 로버트 액설로드Robert Axelrod는 이것을 서로 경쟁하는 암세포에도 적용할 수 있다고 주장했다. 종양의 진화는 승자가 모든 것을 독식하는 상황인 듯 보인다. 세포들이 분열하고 돌연변이를 일으키면 한 혈통이 우위를 점하여 암의 전형적 특징을 발달시키고, 그 와중에 다른 세포들은 경쟁에서 탈락하고 마는 것이다. 하지만 이것은 대단히 비효율적인 전투 계획이기 때문에 액설로드는 다른 대안을 제시했다. 일부 암세포는 협동능력을 진화시킬지도 모른다는 것이다.

나란히 자리 잡고 있는 두 세포를 상상해보자. 우연한 돌연변이를 통해 첫 번째 세포는 자신의 성장을 자극하는 강력한 물질을 만들어낼 수 있게 되었다. 다른 세포는 이런 능력은 결여되어 있지만 첫 번째 세포와 가까이 있는 덕분에 그런 성분에 덩달아 노출된다. 그래서 이 세포 역시 계속해서 번성한다. 그 과정에서 이 두 번째 세포는 첫 번째 세포는 갖지 못한 다른 생산물을 합성하는 법을 배우게 될 수도 있다. 그럼 이제 두 세포 모두 번영을 이어가게 될 것이다. 적어도 당분간은 말이다. 결국에는 한 혈통이 정상을 차지하게 될 테지만, 그때까지 종양은 협동이 없었다면 불가능했을 속도로 팽창하게 된다.

보스턴 워크숍에 다녀온 지 얼마 지나지 않아 나는 한 발표회 자리에 참석하게 되었다. 이 발표회에서 '암에 맞서 싸우자'는 중개연구에 대한 그들의 비전을 설명하고, 드림 팀 일부를 소개했다. 강의실은 만원을 이루었고, 늦게 온 사람들은 문 앞에서 발길을 돌려야 했다. 나는 발표장 뒤쪽에 간신히 서 있을 공간을 찾아냈다.

나는 그 자리에 선 채로 번지르르하게 제작된 동영상을 관람했다. 동영상에서는 노스캐롤라이나대학교에서 암을 연구하는 한 젊은 여성이 이런 구호를 내걸었다. "암과 달리 우리는 점점 더 똑똑해지고 있습니다[18]." 처음에는 바보 같은 소리라고 생각했다. 우리 몸 안에서 암세포들은 경쟁하고 때로는 협동하며 계속해서 새로운 재능을 개발하고 있기 때문이다. 이 세포들은 신생혈관형성을 유도하는 능력, 아포토시스에 저항하는 능력 그리고 면역계에 저항하는 능력 등 우리 몸이 가하는 모든 장애물을 극복할 능력을 진화시키고 있다. 그리고 일단 치료가 시작되면 이들은 사람이 고안할 수 있는 가장 똑똑한 약물도 교묘하게 피해가는 법을 터득한다. 암의 생존율 개선이 그렇게 더디었던 것도 놀랄 일이 아니다. 하지만 생각해보면 암의 학습에는 결국 한계가 있다. 결국에는 암이 죽거나, 아니면 환자가 죽기 때문이다. 어느 경우든 암의 진화 궤적은 그로써 끝을 맞이하게 된다. 그다음에 생기는 암은 다시 처음부터 시작해야 한다.

하지만 만약 암이 자유롭게 풀려날 수 있다면? 나는 『하퍼스 지*Harper's Magazine*』 최근 호를 떠올렸다. 그 표지에는 '전염성 암 Contagious Cancer'이라는 단어가 눈에 잘 띄는 위치에 배열되어 있고 새, 말, 파충류, 인간이 뒤섞인 키메라 괴물이 뻐드렁니를 드러낸 살인자의 얼굴로 미친 듯이 춤을 추고 있는 그림이 그려져 있었다. 이 그림은 초현실주의 화가 막스 에른스트Max Ernst의 것이다. 이 잡지는 오늘날 최고의 자연 작가nature writer 중 한 명인 데이비드 쾀멘David Quammen의 글을 싣고 있었다.

그는 1990년대 중반에 호주 태즈메이니아의 섬에서 발견된 고통스러운 질병에 초점을 맞추었다. 바로 테즈메이니아 데빌 안면 종양증Devil Facial Tumor Disease이다. 마치 커다란 종기처럼 둥글게 솟아오르는 이 흉측한 덩어리들이 한 테즈메이니아 데빌Tasmanian devil[호주에 사는 주머니고양잇과의 유대류 동물. 포악해 보이는 외모와 심한 냄새 때문에 호주로 건너온 이주자들이 '악마'라는 뜻의 '데빌devil'이란 이름을 붙여주었다. 하지만 이름처럼 성질이 거칠거나 난폭하지는 않다—옮긴이]에서 또 다른 테즈메이니아 데빌로 전염된다는 것이 분명히 밝혀졌다. 바이러스를 통한 감염은 아니었다. 이 사악한 짐승이 다른 상대방의 얼굴을 물면 그 과정에서 암세포가 전달되고 있었다. 이것은 또 다른 숙주에게로 전이할 수 있는 방법을 진화시킨 암이었던 것이다. 그 이후로 과학자들은 유전체 염기서열분석을 통해 이 암의 기원을 '불멸의 악마immortal devil'라는 한 마리 암컷으로 추적해 올라갈 수 있었다. 이 암컷의 돌연변이 DNA가 모든 종양에서 발견되었기 때문이다.

동물계의 또 다른 전염성 암은 개의 전염성 생식기 종양canine transmissible venereal tumor이 있다. 이것 역시 감염으로 전파되지 않고 암세포의 직접적인 교환을 통해 전파된다. 햄스터에서는 종류가 다른 한 육종이 주사를 통해 한 동물에서 다른 동물로 전이될 수 있는데, 결국 종양이 진화하면서 스스로 뛰어넘어가는 법을 배운다. 이 종양은 햄스터 사이에서 모기를 통해 퍼질 수도 있다.

캄멘은 인간에게서 발생한 세 건의 사례에 대해서도 기술했다. 세 건 모두 전문 의료인의 사례로, 연구실이나 병원에서 암세포가 상처에 이식된 경우였다. 한 사례에서는 주사바늘에 찔린 한 젊은 여성의 손에 결장암이 생겼다. 한 의대생은 유방암 환자로부터 체액을 빼내다가 주사바늘에 찔리면서 전이성 종양이 발생했고 결국 사망했다. 이 전이들은 전이를 받은 사람에서 끝났다. 하지만 병원이나 실험실 환경이 아닌 일반 환경에서도 암이 우연한 진화적 경로를 따라가다가 결국에는 사람에서 사람으로 옮겨갈 수 있는 능력을 얻게 되지 말란 법은 없다. 이런 암이 생긴다면 암의 학습은 한 개체에서 끝나지 않는다. 이 암은 전역으로 퍼져 나가는 과정에서 진화를 거듭할 것이다. 그리고 조금씩 조금씩 점점 더 똑똑해질 것이다.

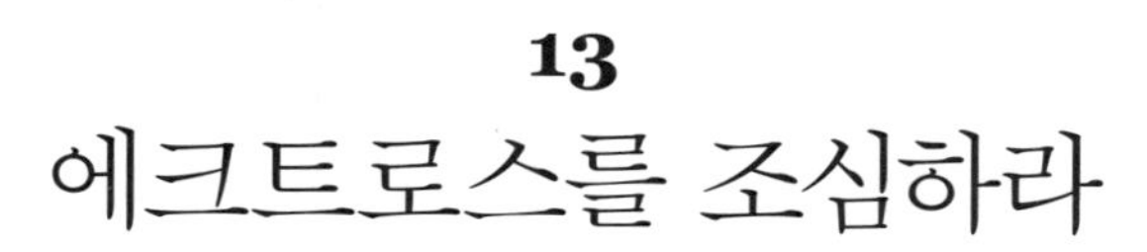

13
에크트로스를 조심하라

어느 맑은 겨울날, 나는 앨버커키 너머로 어렴풋이 3254미터 솟아오른 샌디아 산Sandia Mountain 정상을 향해 구불구불한 길을 따라 차를 몰았다. 스틸 포레스트Steel Forest에서 흘러나오는 방사물을 쐬며 시간을 보내기 위해서였다.

스틸 포레스트는 뉴멕시코와 사우스웨스트의 통신 허브 역할을 하는 커다란 방송 및 극초단파 안테나다. 극초단파는 전자기복사의 약한 형태로, 전자기파 스펙트럼의 아래쪽에서 전파(라디오방송파) 바로 위, 그리고 적외선(열선)과 가시광선 바로 밑에 자리 잡고 있다. 극초단파는 파장의 크기가 1.3센티미터에서 30센티미터 정도로 조밀하기 때문에 접시형 안테나를 이용하면 쉽게 빔beam으로 초점을 맞출 수가 있어 텔레비전 방송, 장거리 통화, 타워와 타워 사이의 통신 그리고 하늘에서 궤도를 돌고 있는 인공위성과의 통신 등에 이용된다.

극초단파는 휴대폰과 무선 인터넷 장비에서도 송수신이 되는데, 산타페는 최근에 이 극초단파가 뇌종양을 비롯한 몇몇 질병을 야기한다고 믿는 사람들의 중심지로 자리 잡았다. 이들은 무선통신을 공공도서관과 시청에서 몰아내려고 공청회에서 증언하기도 했다. 이들은 무선통신 중계기가 새로 허가를 받을 때마다 극렬하게 반대하고 나섰다. 심지어는 아무도 보지 못하는 교회 첨탑 안에 설치되는 것까지 반대했다. 이들은 중계기에서 방출되는 파동으로 그 존재를 알아냈다. 아니면 그냥 그렇다고 믿고 있거나. 한 산타페 주민은 자기 이웃이 아이폰을 이용해서 원격으로 자기를 독살하려 한다며 고소했다. 그리고 로스앨러모스의 한 물리학자는 가끔씩 보호용으로 만든 쇠사슬 두건을 입고 대중 앞에 모습을 드러낸다. 대중에게 노출되는 극초단파가 적은 양으로도 유해하다는 주장을 내가 회의적으로 생각한다는 것을 알고 그는 내게 한 가지 도전과제를 제시했다. 산으로 가서 안테나 옆에서 한두 시간 정도 있어보라는 것이었다. "아마도 두통이 생길 테니 아스피린으로 어디 그 두통이 사라지는지 보세요. 그리고 약을 먹지 않고도 그날 밤 잠이 오는지 보세요.[1]"

산 정상에 도착한 나는 주변을 걸으며 끝없이 펼쳐진 풍경을 감탄하며 바라보고, 선물가게들을 둘러보고, 작은 규모로 치러지는 야외 결혼식을 구경했다. 나는 오랜 시간 동안 자리에 앉아 집단 히스테리와 건강공포증에 대해 다룬 책 한 권을 읽었다. 휴대폰에 대한 공포가 가장 적절한 예인 듯싶었다. 이것은 전이성 밈metastatic meme〔밈meme이란 진화생물학자 리처드 도킨스Richard Dawkins가 제안한 개념으로, 유전자를 통해 전달되지 않고 모방 등을 통해 전달되는 문화적 전달 단위를 지칭한다—옮긴이]의 한 사례다. 전이성 밈이란, 다른 의견에는 귀를 닫아버린 견고한 통속과학folk science의 알맹이가 신중한 검토도 없이 사람에서 사람으로 전달되는 것을 말한다. 책을 읽고 있는 동안 나는 내가 적어도 제곱센티미터당 1밀리와트의 극초단파에 노출되고 있는지 확인하기 위해 미리 사둔 극초단파 측정기를 손에 들고 있었다. 이것이 미국연방통신위원회 Federal Communications Commission에서 30분 간격의 안전한 노출량으로 제시한 기준[2]이었다(우리 머리 위의 태양은 제곱센티미터당 100밀리와트 정도로 빛나고 있다). 무선통신을 반대하는 사람들은 미국연방통신위원회가 제시한 기준이 너무 높아서 우리 뇌가 견딜 수 있는 양의 몇 배나 된다고 주장했다. 두 시간이 지난 뒤에 나는 차를 몰고 집으로 왔고, 다음 날 아침에는 기분 좋게 잠에서 깼다. 하지만 혹시 또 모를 일이다. 수십 년이 지난 다음에야 내가 그날 내 머릿속에 뇌종양의 씨앗을 심고 왔음을 깨닫게 될지도.

정말로 그렇다면 그것은 아직 과학계에 알려지지 않은 방식을 통해 일어난 일이다. 전자기파가 발암작용을 한다고 입증된 구간은 자외선에서 진동수가 가장 높은 구간 그리고 그 위로 X선, 감마선 등 전자기파 스펙트럼에서 꼭대기 쪽에 있는 구간이다. 전자기파는 진동수가 높을수록 에너지도 높다. 그리고 크기가 작을수록 예리하다. 수십억 분의 1미터, 수조 분의 1미터 단위로 측정되는 이 광선들은 세포들 사이로 통과해 들어가 원자로부터 전자를 뜯어내어 DNA에 손상을 입힐 수 있다. 극초단파처럼 무딘 전자기파는 조직을 진동시켜 가열하는 방식 말고 다른 방법으로는 조직에 해를 입힐 수 없다. 전자레인지로 물을 끓이고 고기를 익힐 수 있는 원리도 바로 이것이다. 하지만 휴대폰과 무선인터넷에서 나오는 전자기파는 이것과 비교하기조차 민망할 정도로 약하다. 만약 이것이 정말로 암을 유발한다면, 그 방식은 분명 좀 더 미묘하게 이루어질 것이다. 극초단파를 비롯한 전자기파는 전하를 띤 입자의 운동에 영향을 미칠 수 있다. 그리고 살아 있는 유기체 안에서는 칼슘, 칼륨, 나트륨, 염소 등 전하를 띤 입자가 세포 안팎으로 흐른다. 따라서 어쩌면 특정 리듬으로 이런 흐름에 파문을 일으키면 핵심적인 세포 경로를 증폭시키거나 억눌러 교란시킴으로써 어떤 원리로든 악성 행동을 이끌어낼 수 있을지도 모른다. 이 진동이 어쩌면 면역계를 억누르거나 후성유전적 영향을 미칠지도 모른다. DNA에 직접 돌연변이를 일으키지 않고도 메틸화 혹은 유전자의 출력에 영향을 미칠 수 있는 다른 화학반응을 활성화시키는 것이다.

하지만 이것은 모두 추측에 불과하다. 전자기파가 체세포분열, DNA의 발현 그리고 다른 세포의 기능에 어떤 영향을 미치는지, 아니면 혈뇌장벽blood-brain barrier〔화학물질이 함부로 뇌에 진입할 수 없도록 차단하는 모세혈관 내피 세포의 벽. 뇌를 화학물질로부터 보호하는 역할을 한다—옮긴이〕의 효율을 변화시키거나 알려진 발암원을 강화시키는지 등을 조사하는 실험실 연구 목록은 끝도 없이 이어진다. 이런 연구에서 나온 결과들은 서로 모순되거나 좀처럼 결론이 나지 않고 있다[3]. 한 연구에서는 세포가 당분을 에너지로 전환하는 정상적인 과정인 포도당 대사가 휴대폰 안테나가 있는 쪽에 가까운 뇌 부분에서 더 높게 나왔다. 이것이 임상적으로 의미가 있는 것인지는 알려져 있지 않다. 그리고 다른 연구에서는 이와 상충되는 결과가 나왔다. 포도당 활성이 오히려 억제되는 것으로 나타난 것이다. 이단적인 연구이기는 하지만 일부 연구에서는 만성적인 극초단파 노출이 실험동물에서 종양의 위험을 높인다는 암시가 나왔다. 하지만 아무런 영향이 없다고 결론이 난 실험이 훨씬 많다.

세계보건기구에서 약 2만 5000건의 연구논문을 검토한 결과[4], 극초단파가 암을 유발할 수 있다는 설득력 있는 증거는 발견되지 않았다. 이 점은 역학연구에도 반영되어 있다. 지난 20년 동안 휴대폰 사용이 점진적으로 증가하였음에도 불구하고 악성 뇌종양의 연령보정 발병률은 10만 명당 6.1건, 즉 0.006퍼센트로 지극히 낮은 상태로 유지되었고[5], 지난 10년 동안은 아주 조금씩이지만 꾸준히 감소해왔다. 하지만 그렇다고 해서 역학연구자들이 휴대폰이 작은 영향이라도 미칠지 모를 가능성에 대한 연구를 포기한 것은 아니다. 이러한 연구활동 중 가장 야심찬 활동을 펼치는 인터폰Interphone은 13개 국가에서 약 5000명의 뇌종양 환자로부터 정보를 수집하여 그것을 대조군과 비교해보았다. 그 결과 휴대폰 통화 시간과 신경교종glioma, 뇌수막종meningioma, 청신경종acoustic neuroma의 발병률 사이에는 아무런 관계도 발견되지 않았다. 이 종양들은 휴대폰의 영향에 노출될 가능성이 가장 큰 뇌 영역에서 잘 생기는 종양이다. 사실은 오히려 살짝 음의 상관관계가 나왔다. 정기적으로 휴대폰을 사용하는 사람이 휴대폰을 아예 사용하지 않는 사람보다 뇌종양에 걸릴 위험이 더 낮게 나타난 것이다.

이 연구의 저자들이 낸 최종 보고서에서는 휴대폰이 뇌종양으로부터 사람을 보호해주는 효과가 있을 가능성을 부정하면서 이 연구 결과가 신뢰하기 힘든 자료, 표집 편향sampling bias, 무작위 오류 등으로 인한 요행이 작용한 결과라고 해석했다. 방법론에 결함이 있었다는 것이다. 직관과 어긋나는 이 연구 결과는 설령 어떤 영향이 있더라도 통계적 잡음에 묻혀버릴 정도로 매우 미세한 영향임을 암시하고 있었다.

한동안 과학자들로 하여금 과일과 채소를 먹으면 암의 발병률을 극적으로 감소시킬 수 있다고 믿게 만들었던 연구들이 그랬던 것처럼, 인터폰 연구도 기억에 의존하는 후향적 연구였다. 하지만 이 연구의 결론을 최종 결론으로 받아들이지 못하게 가로막은 또 다른 이유가 존재했다. 이 연구에서는 용량반응관계dose-response relationship의 흔적이 나타나지 않았다. 용량반응관계가 존재했다면 암 발병 위험이 휴대폰을 사용한 시간에 비례해서 점진적으로 증가하는 것으로 나왔을 것이다. 하지만 휴대폰 사용 시간이 가장 많은 것으로 보고한 사람들 중 10퍼센트는 신경교종의 위험 증가율이 0퍼센트에서 40퍼센트로 갑자기 껑충 뛰어오른 것으로 나타났다. 한 개인이 모든 뇌종양 중에서도 가장 흔하다는 이 암으로 진단 받을 확률[6]은 약 0.0057퍼센트다. 여기서 40퍼센트가 증가했다고 하면 결과적으로 0.008퍼센트 정도가 나온다. 다른 종양에서도 이와 비슷한 증가가 나타났지만 증가의 폭은 더 작았다. 저자들은 이것 역시 방법론적 결함 때문에 생긴 결과라 해석했다. 일부 조사 대상이 휴대폰 통화시간을 이상할 정도로 길게 보고했고(무려 하루 열두 시간), 이 때문에 결과가 왜곡되었으리라는 것이다.

어쩌면 뇌종양이 있는 사람들이 자신이 그 병에 걸려야 했던 이유를 설명해줄 것을 간절히 원한 나머지 자신의 휴대폰 사용습관의 심각성을 과대평가했는지도 모른다. 어쩌면 이들의 기억력이나 사고력이 종양 때문에 장애가 생겼는지도 모른다. 어떤 경우든 간에 나중에 미국 국립암연구소에서 신경교종에 대해 조사한 결과, 휴대폰이 어디서나 볼 수 있는 삶의 일상으로 자리 잡았음에도 불구하고 신경교종이 증가하고 있다는 조짐은 발견되지 않았다. 아직 불확실한 부분이 존재하기 때문에 극초단파를 발암추정물질의 기나긴 명단에 추가해야 한다는[7] 국제암연구소International Agency for Research on Cancer의 결정에 많은 역학연구자들이 깜짝 놀랐다. 국제암연구소에서는 극초단파가 발암물질이라고 입증된 바는 전혀 없으나 계속 지켜볼 만한 가치가 있다고 판단한 것이다.

영양과 암에 대해 연구하는 EPIC프로젝트처럼 야심찬 전향적 연구가 이루어진다면 더 많은 해답을 얻을 수 있을 것이다. COSMOSthe Cohort Study of Mobile Phone Use and Health프로젝트에서는 실험에 자원한 25만 명의 휴대폰 사용자를 20년에서 30년 계획으로 모니터링하고 있다. 이 정도면 지연되어 발생하는 효과를 밝혀내기에 충분한 시간이다. 하지만 수십 년 후에 이 연구가 마무리된다고 해도 모든 사람이 문제가 해결되었다고 생각하지는 않을 것이다. 전기선 때문에 아동 백혈병의 위험이 살짝이라도 증가하지 않았다고 잘라 말하기는 여전히 어렵기 때문이다. 이것은 30년도 더 옛날에 제시되어 광범위한 불신을 일으킨[8] 가설이었다. 전기선에서 나오는 파동은 극초단파의 몇 분의 1 정도밖에 안 될 정도로 약하다. 그 파장의 길이 또한 무지막지하다. 사람들이 걱정하는 극초단파는 파장의 길이가 몇 센티미터 단위이고, 라디오 방송파(전파)는 몇 미터 단위다(주파수가 제일 낮은 AM 라디오 주파수의 경우에는 수백 미터에 이른다). 60헤르츠Hz인 전기선의 파동은 파장의 길이가 무려 4800킬로미터 이상이다. 이 파동이 넘실거리듯 한 지역을 관통하면 사람의 세포를 비롯해서 파동이 지나가는 모든 것에 미세한 전류를 유도할 수는 있다. 하지만 이것이 어떻게 암을 야기할 수 있다는 것인지에 대해서는 전혀 밝혀진 바가 없다. 여러 해에 걸쳐 이루어진 대부분의 역학연구에서는 위험의 증거가 전혀 등장하지 않았다. 하지만 그렇지 않은 것처럼 의심하게 만드는 소수의 변칙적인 사례는 늘 존재하기 마련이다.

때로는 우리가 존재하지도 않는 원인을 찾아야 한다는 강박관념에 사로잡혀 자기 꼬리를 뒤쫓고 있는 듯 느껴질 때도 있다. 로버트 와인버그는 우리 몸속에서는 매초마다 400만 개의 세포가 세포분열을 하며 DNA를 복제한다고 추정한 바 있다[9]. 그리고 세포분열이 일어날 때마다 불완전한 부분이 생기기 마련이다. 이것은 엔트로피entropy의 법칙에 지배되는 우주에서 사는 한, 생명체에게는 피할 길 없는 본질이다. 엔트로피의 법칙이란 질서가 무질서에 자리를 내어주는 자연적인 성향을 말한다.

와인버그는 충분히 오래 산다면 우리 모두는 결국 암에 걸릴 수밖에 없다[10]고 했다. 그렇다고 우리가 다른 이유로 죽기 전에 암에 먼저 걸릴 가능성을 조금이나마 줄일 수 없다는 의미는 아니다. 하지만 유전자의 오류는 피할 수 없는 부분이고, 진화를 위해서는 반드시 필요한 것이기도 하다. 진화는 무작위 변이와 자연선택에 의해 일어나고, 돌연변이는 진화의 자양분이나 마찬가지다. 한편 세포들은 고장 난 DNA를 찾아내서 복구하는 능력을 진화시켰다. 하지만 만약 이 복구 메커니즘이 완벽했다면 진화는 멈추고 말았을 것이다. 이 둘 사이에서 찾아낸 타협이 아마도 암의 임계 발생량threshold amount일 것이다.

프린스턴대학교의 생물물리학자 로버트 오스틴Robert Austin은 심지어 암은 다 '이유가 있어서' 존재하는 것[11]이라고 주장한다. 암은 유기체가 스트레스에 대처하는 자연스러운 반응이라는 것이다. 세균은 영양분이 고갈되면 미친 듯이 복제하며 돌연변이를 일으키기 시작한다. 마치 새로운 생존 기술을 진화시키려는 노력인 듯 보인다. 만약 스트레스의 원인이 항생제라면, 그에 대한 성공적인 적응은 그 항생제에 대한 해독제를 생산하는 돌연변이나 세균이 항생제로부터 더 빨리 달아날 수 있게 해주는 돌연변이가 될 것이다. 오스틴은 한 유기체 안에 들어 있는 세포들도 어쩌면 그와 똑같은 일을 하고 있는지 모른다고 제안했다. 궁지에 몰리면 이 세포들은 돌연변이를 통해 곤란에서 벗어나려 애쓴다. 그것이 비록 나머지 몸을 위험에 빠뜨리는 일이라 해도 말이다. 이런 세포들에 대응하는 최선의 방법은 화학요법과 방사능 치료로 맞서 싸워서 그들의 스트레스를 증가시키기보다는 이 활기 넘치는 세포들, 즉 종양을 어떻게든 잠정적인 진행 중단 상태, 함께 살아갈 수 있는 존재로 만드는 것인지도 모른다.

미국 국립암연구소에서는 '암과의 전쟁'이 빠진 교착상태를 타개하려는 시도의 일환으로[12] 통상적 경로가 아닌 외부 경로를 통해 아이디어를 받아들이고자 외부 과학자들을 지원하고 있는데, 오스틴은 수십 명의 지원 대상자 중 한 사람이다. 내가 보스턴에서 만나보았던 진화생물학자 프란치스카 미호르도 이 과학자 명단에 포함되어 있다. 다른 실험실에서는 물리학자와 공학자들이 각자의 관점을 적용해서 암세포가 성장하고 분열한 다음 혈액을 통해 이동할 때 관여하는 역학적 힘을 연구하고 있다. 이들은 생화학자의 언어 대신 마치 포구를 떠나 강을 따라 항해하는 배를 기술하듯이 '탄성elasticity', '병진속도translational velocity와 각속도angular velocity', '전단응력sheer stress' 같은 용어를 이용한다. 수학자들은 세포를 다른 수준의 추상적 개념으로[13] 바라본다. 일종의 통신장치로 바라보는 것이다. 따라서 무선신호나 전화전송선의 분석에 적용되는 것과 똑같은 정보이론 개념을 이용한다. 어쩌면 세포들을 소리굽쇠와 비슷한 진동자로 생각해서, 악성세포들을 그들이 내는 불협화음 혹은 그들만의 울림소리로 찾아낼 수 있을지도 모른다. 만약 그렇다면 그들을 새로이 조율할 방법이 있을 것이다. 라이스대학교의 한 화학자는 무선전파 주파수를 이용해 암세포를 죽이는 방법을 시도하고 있다. 먼저 세포에 금 혹은 탄소의 나노입자nanoparticle를 주사한다. 그런 다음 여기에 전파를 통과시키면 세포가 진동하면서 세포가 내부로부터 파괴될 정도의 열이 발생하게 된다.

이런 프로젝트들은 암전문가들과의 협력 아래 이루어지고, 수많은 실험실 연구 인력이 동원되고 있다. 하지만 여기서 한 발 크게 물러나 아예 새로운 암 이론을 제안하려는 시도도 이루어지고 있다. 세포생물학은 세밀한 부분을 다루는 과학이다. 여기에도 모든 것을 포괄하는 거대한 틀이 존재한다. 바로 현대진화론modern theory of evolution이다. 하지만 우리는 수천 가지 생화학 장치 그리고 이 장치들이 맞물려 돌아가고 고장 나는 수많은 방식을 탐구하며 방대한 지식을 구축하는 일에 더 익숙하다. 그래서 뉴런이 어떻게 흥분하고, DNA가 어떻게 단백질로 번역되는지를 설명하는 모델까지 나와 있다. 하지만 가까이 들여다볼수록 이런 메커니즘은 오히려 더 정교해 보일 뿐이다. 이런 메커니즘들은 사슬처럼 길게 이어진 진화적 사건에 따른 결과물이다. 이런 세세한 역사는 여차하면 지금과는 다른 방향으로 흘러갔을지도 모른다.

반면 이론물리학자들은 무엇이든 단순화시키는 일에서 보람을 찾는 사람들이다. 이들은 세세한 부분이나 예외적인 부분은 대충 뭉뚱그려 넘어가고, 모든 것을 몇 가지 큰 개념으로 설명하기를 좋아한다. 이들은 여러 개로 쪼개서 설명하기보다는 한 덩어리로 뭉쳐서 설명한다. 내가 지난번에 이론물리학자 겸 우주론자인 폴 데이비스Paul Davies를 마지막으로 보았을 때 그는 외계 생명체에 대한 사색에 빠져 있었다. 최근 그와 우주생물학자인 찰스 라인위버Charles Lineweaver는 인간유전체가 그 안에 '고대의 유전적 도구[14]'들을 간직하고 있다는 개념을 만지작거리고 있다. 이 유전적 도구들은 원시세포들이 다세포 생명체의 초기 선조 격인 군집체colony를 형성할 때 사용했던 기계적 절차routine들이 오랜 세월 동안 묻혀 있었던 것이다. 데이비스는 조심스럽게 이렇게 얘기한다. "타임머신으로 1억 년 정도 거슬러 올라가보면 현대의 암과 비슷하게 생긴 세포 덩어리들이 많이 보였을 겁니다." 암세포들이 힘을 합쳐 악성종양이 될 때는 고대의 유산인 이 소프트웨어가 재연되고 있다고 보는 것이다. "이들은 고대의 북소리에 맞추어 행진하면서 10억 년 전의 생활방식을 재현합니다." 닭에서 생긴 이빨, 세 갈래로 갈라진 말발굽, 흔적기관으로 남아 있는 사람의 꼬리 등, 유전체 안에서 오랫동안 잠들어 있던 옛날의 특성들이 후대에서 다시 등장하면 생물학자들은 이것을 격세유전atavism이라고 부른다. 데이비스는 암이 격세유전 현상이라 추측한다. 그는 여기서 한번 더 의미를 확대해서 건강한 세포가 암세포로 전환하는 것이 양자물리학과 관련이 있을지도 모른다고 제안한다.

데이비스가 암에 대해 머리를 굴리는 것도 놀라웠지만, 더욱 예상치 못했던 인물은 다니엘 힐리스Daniel Hillis다. 그는 컴퓨터과학자 겸 로봇공학자로 서던캘리포니아대학교에서 암에 대한 정교한 컴퓨터 시뮬레이션[15]을 제작하는 연구팀을 이끌고 있다. 이것은 일종의 가상 종양virtual tumor으로, 언젠가는 어떤 약물이 가장 효과적일지 예상할 때 사용될지도 모른다. 나는 힐리스가 매사추세츠공과대학에 재학하던 시절 틱택토tic-tac-toe〔3×3판에서 두 명이 번갈아가며 O와 X를 써서 자신의 글자가 가로, 세로, 혹은 대각선상에 놓이게 하면 이기는 놀이—옮긴이〕를 할 줄 아는 팅커토이 컴퓨터Tinger-toy computer의 구축을 도왔을 때 그에 대한 얘기를 처음 들었다. 그는 계속해서 '씽킹머신Thinking Machines'이라는 회사를 창업했다. 그는 서부 텍사스에 위치한 산의 내부에 건설 중인 거대한 시계[16]를 설계한 일로 일약 유명인사가 되었다. 이 시계의 예상 작동시간은 1만 년이며, 설사 그 사이에 인류라는 종이 사라진다고 해도 수천 년에 걸쳐 시각을 알리고 있을 것이다.

미국 국립암연구소에서 마련한 한 세션에서 그는 객석에 앉아 있는 암전문의들에게 암과 싸우는 그들의 방식이 완전히 틀렸다고 지적했다. 우리는 암을 어떤 '존재'가 아니라 하나의 '과정'으로 바라보아야 한다는 것이다. 신체는 암이라는 존재를 갖고 있는 것이 아니라, 암이라는 과정cancering을 거치고 있는 것이다. 치료는 특정 기관 안에 들어 있는 특정 유형의 암을 공격하는 데 집중하기보다는 환자를 하나의 복잡계complex system로 바라보는 데 집중해야 한다. 면역계, 내분비계, 신경계, 순환계 등 서로 맞물려 있는 부분들로 이루어진 네트워크 어딘가에서 무언가 균형이 어긋난 것이기 때문에 그것을 바로잡는 방법이 환자마다 모두 다를 것이다. 일부 청자에게는 이것이 너무 전체론적인 애매한 소리로 들렸을지도 모르겠다. 하지만 힐리스는 또 다른 야심찬 기계[17]의 구축을 통해 이런 개념을 추구하고 있다. 그는 유전체 대신 단백질체에 초점을 맞추고 있었다[18]. 단백질체란 어느 한순간 특정 세포 안에 존재하는 모든 단백질을 지칭한다. 유전체를 판독하면 각각의 세포에서 작동하는 부분들을 어떻게 만들어야 하는가에 관한 지시 사항을 얻을 수 있다. 반면 단백질체를 판독하면 어떤 부분이 실제로 만들어지고, 또 얼마나 풍부하게 만들어지는지 알 수 있다. 해당 계系, system의 순간적인 상태를 보여주는 스냅사진인 셈이다.

과학자들은 단백질체 지도를 그리기 위해 여러 해에 걸쳐 연구에 몰두하고 있다[19]. 이것은 액체크로마토그래피liquid chromatography와 질량분석법mass spectrometry 등의 실험기법이 총동원되는 어마어마한 작업이다. 힐리스는 종양학자인 데이비드 아구스David Agus와 손을 잡고 회사를 창립했다. 이 회사는 로봇 조립라인을 동원하여 여러 가지 단계를 자동화하는 시도를 하고 있다. 혈액 한 방울만 떨어뜨리면 이 기계가 단백질을 추출하고 분류해서 마치 밤하늘을 수놓은 별들 같은 이미지로 배열해준다. 이때 각각의 단백질 종류는 밝은 점으로 나타나고, 그 밝기는 그 단백질이 얼마나 많은지를 나타낸다.

만약 당신의 아버지와 어머니가 똑같은 종류의 암에 걸렸다고 가정해보자. 한쪽 부모는 한 약에 반응하는데, 다른쪽 부모는 반응하지 않는다. 힐리스의 장치와 비슷한 장치를 이용하면 두 사람의 단백질체 스냅사진을 찍어서 서로 겹쳐놓은 뒤에 어디서 차이가 나는지 살펴볼 수 있다. 그러한 패턴의 의미를 정확히 알지는 못한다 해도 이것을 통해 이 약물을 사용했을 때 혜택을 입을 가능성이 가장 높은 환자가 누구인지 확인하는 지표로는 사용할 수 있을 것이다.

나는 헨리에타 리비트가 떠올랐다. 천문학자 리비트는 위암으로 사망했지만, 천문학자들이 우주를 측정할 때 사용하는 맥동성pulsating star인 세페이드 변광성Cepheid variable[항성 중에는 일정한 주기로 밝기가 변하는 변광성이 존재한다. 헨리에타 리비트는 이 변광성의 밝기와 맥동 주기 사이에 예측 가능한 상관관계가 있음을 발견하였고, 이것을 이용해서 그 변광성이 지구와 떨어진 거리를 계산할 수 있음을 알아냈다—옮긴이]을 발견한 뒤에 사망했다. 그녀가 이루어낸 일생의 과업은 하늘에서 똑같은 구역을 촬영한 두 장의 사진에서 시작되었을 것이다. 이 두 사진은 몇 주 간격을 두고 촬영한 유리 사진건판이다. 두 사진 중 하나는 음영상negative image이라서 하얀(투명) 바탕에 항성, 즉 별이 검정색으로 빛나고 있다. 리비트는 사진건판

두 장을 서로 포갠 다음에 이 유리 샌드위치를 불빛에 비추어 보았을 것이다. 그럼 더 밝아진 항성은 큰 하얀(투명) 점 가운데 작은 검정 중심부가 들어 있는 모습으로 나타난다. 그리고 다시 몇 주가 지나 똑같은 구역을 촬영해보면 하얀 점이 다시 원래의 크기로 줄어들어 있을 것이다. 도대체 어떤 물리학적 현상 때문에 항성이 이렇게 밝아졌다가 어두워지는지 그 당시에는 아무도 알지 못했다. 하지만 리비트는 항성의 이 리듬이 그 항성과 지구 사이의 거리와 어떤 관계가 있는지 밝혀낼 수는 있었다. 때로는 우리의 뇌가 이해 못하는 연결관계를 우리 눈이 알아차릴 때도 있는 법이다.

전체적으로 인구가 고령화되면서 암이 우리보다 더 앞서가고 있다. 하지만 이런 스트레스를 받으니 우리는 오스틴이 얘기했던 미친 듯 분열하는 세균과 비슷해졌다. 대신 여기서는 유전자가 아니라 밈의 조합을 만들어낸다. 새로운 개념들이 만들어지는 것이다. 어쩌면 우리는 정말로 암보다 더 똑똑해지고 있는지도 모른다. 암유전체지도Cancer Genome Atlas 같은 활동에서 계속해서 새로운 발견이 발표되고 있다[20]. 암의 유전적 세부사항에 초점을 맞추어 그것을 하위유형으로 분류한다. 그럼 각각의 하위유형은 서로 다른 치료 방법에 잠재적인 취약성을 나타낼 것이다. 이렇게 정보가 증가하다 보면 맞춤형 치료가 더욱 세밀한 형태로 발전할 것이다. 표적치료제는 훨씬 더 정확해질 것이다. 종양이 공격을 우회하는 방법을 찾아내면 새로운 돌연변이를 추적해 공격하는 다른 약물이 준비되어 있을 것이다. 다른 전략을 추구하는 새로운 부류의 제약회사들이 등장해서 아포토시스 스위치를 켜놓을 것이다. 면역기능 촉진제는 종양에 해당하는 세포와 건강한 조직에 해당하는 세포를 분명하게 구분하는 법을 배우게 될 것이다. 이런 발전된 치료 방법을 혼합해서 사용하면 심지어는 진행성 전이성 암이라도 그 진행을 제자리에 멈추게 하거나, 만성질환으로 무기한 관리할 수 있게 될 것이다. 아니면, 혹시나 10년 뒤에는 이런 접근방식으로도 역시 세포 수준의 군비확장 경쟁에서 뒤처지고 있다는 글이 발표되면서, 암을 완전히 다른 방식으로 바라볼 수밖에 없는 처지로 내몰리게 될지도 모른다.

내게 프린스턴대학교에 있는 자기 연구실을 보여준 지 1년쯤 지나서 오스틴은 애리조나주립대학교의 데이비스 연구 지역으로 초대되어 '암에 관한 열 가지 미친 아이디어Ten Crazy Ideas About Cancer[21]'라는 강연을 하게 되었다. 그는 다섯 가지 아이디어를 내놓았는데, 그중 하나가 특히 내 뇌리에 강하게 남았다. 미토콘드리아에 관한 아이디어였다. 몇 해 전, 우리의 세포 안에 들어 있는 작은 구조물인 미토콘드리아가 한때는 세균이었을지도 모른다는 사실을 알고 깜짝 놀랐던 일이 생각난다. 원래는 개별 생명체였는데 어떤 식으로든 다른 세포에게 붙잡혀 미토콘드리아가 되었다는 것이다. 미토콘드리아는 자기 고유의 DNA를 가지고 있고 세포질 안에서 독립적으로 복제할 수 있다. 미토콘드리아는 포도당을 태우고, 크렙스 회로Krebs cycle(세포에 에너지를 공급하는 화학적 발전기)를 가동하는 능력을 가지고 있기 때문에 이 공생자는 숙주에게 진화적 이점을 제공하였다. 미토콘드리아는 암에서도 역할을 담당하는 것으로 오랫동안 의심받고 있다. 여러 가지 서로 다른 종양에서 미토콘드리아 DNA의 돌연변이가 발견되었던 것이다. 이것은 어쩌면 악성종양을 향해 위태롭게 달려가는 세포에서 일어난 대혼란 때문에 발생한 부수적 손상에 불과한지도 모른다. 하지만 미토콘드리아가 좀 더 직접적으로 관여하고 있다고 생각할 만한 이유가 존재한다. 우선 미토콘드리아는 세포 자살 루틴인 아포토시스의 개시를 돕는다.

'미친 아이디어' 강연에서 오스틴은 암이 어쩌면 이 미토콘드리아 공생자의 반란과 함께 시작될지도 모른다는 추측을 내놓았다. 에너지를 만들어내느라 소모되다 보면 미토콘드리아는 손상을 입고 유리기를 뱉어내는데, 이 유리기가 유전체를 비롯한 세포의 다른 부분들을 좀먹는다. 그러면 세포는 병이 더 깊어지고, 이제 여기에 대처하는 유일한 방법은 스스로를 파괴하는 방법밖에 없다. 하지만 여기서 미토콘드리아가 협력을 거부한다. 미토콘드리아 입장에서는 죽고 싶지 않은 것이다. 그러면 더 많은 돌연변이가 뒤따르고, 결국 세포는 악성으로 변한다.

오스틴이 그려놓은 그림을 보며 나는 매들렌 렝글Madeleine L'Engle의 우화적 소설 《바람의 문*A Wind in the Door*》이 떠올랐다. 이 소설에서는 선한 기운과 악한 기운이 우주를 놓고 다툼을 벌인다. 이 소설은 내가 어렸을 때 중학교 도서관에서 발견한 《시간의 주름*A Wrinkle in Time*》이라는 소설의 속편이다. 나는 렝글의 이 판타지 소설에서 4차원 정육면체라는 개념을 처음으로 접했다. 이 개념은 중학생이었던 나에게 크나큰 흥분을 안겨주었다. 《바람의 문》은 훨씬 더 기이했다. 이 책에서는 퇴행성 질환으로 고통받는 찰스 월러스Charles Wallace라는 어리면서도 조숙한 소년이 주인공이다. 이 소년의 미토콘트리아는 심하게 손상되었고, 미생물학자인 월러스의 엄마가 그 원인을 알아낸다. 이 공생자는 그 내부에 또 다른 공생자가 있었다. 이 소설에 등장하는 가상의 존재 '파란돌라farandolae'다. 이 파란돌라가 반란을 일으키고 있었다. 파란돌라들이 엔트로피를 행사하는 초자연적 존재인 에크트로스Echthros의 꼬임에 넘어간 것이다. 에크트로스는 우주를 휩쓸고 다니며 그들이 '씽Xing'이라고 부르는 것을 이용해 질서를 파괴한다. 씽은 정보를 갉아먹어 이름을 지우는 존재다. 찰스 월러스와 그의 누나는 이 악마들과 싸워 물리치고, 이렇게 미토콘드리아의 내부로 모험을 다녀온 뒤에 소년은 목숨을 구한다. 하지만 현실세계에서는 에크트로스가 언제나 우리와 함께하고 있다. 이 에크트로스는 세포를 따라다니는 꼬리표를 떼어내고, 세포들을 탈분화dedifferentiation시키며, 자유롭게 해방시켜 암을 만들어내고 있다.

'생명을 위한 계주경기'를 한 지 1년, 그리고 낸시가 마지막으로 방사선 치료를 받은 지 1년 뒤인 이른 봄에 우리는 1주년을 기념하기 위해 파타고니아로 여행을 갔다. 산속 호수에 산장이 하나 있었다. 여러 해 동안 이곳은 우리가 가보고 싶은 장소 목록에서 항상 상위권을 차지하고 있었다. 잠깐의 여행이지만 불편하게 생활할 일은 없을 것이다. 저녁 때마다 이곳의 손님들은 질 좋은 칠레 와인을 곁들인 훌륭한 저녁식사를 제공받았다. 순전히 우연으로 우리는 이 산장에서 가장 좋은 방을 배정받았다. 호수와 폭포가 둘 다 보이는 방이었다. 하지만 이곳에서 가장 끌리는 점은 이런 호화로운 부분이 아니었다. 아침마다 우리는 다른 사람들과 함께 빙하, 산, 호수, 강으로 하이킹 탐험을 떠났다. 낸시는 내 눈에는 너무 야위고 약해 보였지만 하이킹을 할 때마다 끝까지 완주해냈다.

어느 날 저녁 우리는 식사를 마치고 산장 밖으로 걸어 나왔다. 하늘에서는 별들이 우리가 보았던 그 어느 때보다도 밝게 반짝이고 있었다. 아주 멋지면서도 이상했다. 별자리가 낯설었고, 왜소은하 한 쌍이 마치 커다란 눈 두 개처럼 아래로 우리를 굽어보고 있었다. 1분도 지나지 않아 이것이 마젤란 성운Magellanic Clouds〔우리 은하계에서 가장 가까운 두 개의 불규칙은하—옮긴이〕이라는 것을 깨달을 수 있었다. 마젤란Magellan은 남반구의 하늘을 항해할 때 이 성운을 이용했다. 남반구의 하늘에서는 북극성이 보이지 않기 때문이다. 리비트가 세페이드 변광성을 찾아낸 곳도 바로 별이 총총한 이 성운의 내부에서였다. 통계학자들의 말을 들어보면 만약 리비트가 21세기에 살고 있었다면 위암에 걸릴 확률이 훨씬 낮았을 것이라고 한다. 하지만 그래도 일단 위암에 걸렸다면 이것이 그녀를 죽음으로 이끌었을 가능성이 크다. 위암은 처음에는 증상이 거의 없기 때문에 전이가 일어나기 전까지는 알아차리기 어려운 암 가운데 하나다. 항암화학요법과 방사선 치료로는 고작해야 이 암의 진행을 막을 수 있을 뿐이다.

세포의 과학에 대해 많은 것을 이해하게 되었음에도 불구하고 아직 발전해야 할 부분이 많이 남아 있다. 하지만 가끔씩은 놀랍고도 반가운 일이 생긴다. 낸시의 가능성도 그리 좋은 편은 아니었다. 하지만 그녀는 곧 회복되었다. 산타페로 돌아온 다음 낸시는 새 자전거를 하나 사서 산타페 센추리Santa Fe Century에서 80킬로미터 정도를 탔다.

몇 달에 한 번씩 낸시는 암센터에 가서 혈액검사를 받았다.

암센터에서는 낸시의 CA-125 수치를 추적했다. 이것은 자궁내막암이나 다른 암의 존재를 알려주는 생물지표로 사용되는 단백질이다. CA-125 수치가 높다고 해서 꼭 암이 재발했다는 의미는 아니며, CA-125 수치가 높아지지 않았다고 해서 암이 없다는 의미도 아니다. 이것은 그리 정밀한 검사도구가 아니다. 하지만 어쨌거나 낸시의 수치는 정상을 유지했다. 낸시는 2년에 한 번씩 PET 스캔 검사도 받았고, 번번이 깨끗한 것으로 나왔다.

암이 생기고 5년째가 되던 해에 낸시는 말을 한 마리 샀다. 낸시가 어린 소녀였을 때부터 꿈꾸던 일이었다. 그러고는 한 마리를 더 샀다. 그리고 그녀의 표현대로 A.C. 6년에[예수의 탄생을 기원으로 하는 서력 표시 A.D. 대신 'After Cancer', 즉 자기에게 암이 생긴 이후의 연도를 셈하기 위해 임의로 만들어낸 기준—옮긴이] 낸시는 말 두 마리 그리고 도시 한구석에 자리 잡은 2000제곱미터의 땅에 푹 빠져버렸다. 이 땅에는 헛간과 마구간이 있었고, 2.6제곱킬로미터 정도의 노지와 접해 있었다. 낸시는 거의 잃어버렸다가 되찾은 미래를 단 하루도 헛되이 보내지 않겠다고 마음먹었다. 이곳은 땅값이 비싼 곳이 아니었고, 장모님이 유방암으로 돌아가셨을 때 물려받은 약간의 돈이 있었다. 그래서 우리는 또 다른 모기지 대출을 받아 이 땅을 샀고, 낸시는 시간이 날 때마다 말을 타러 갔다. 코딱지만 한 땅이지만 그래도 우리는 이곳을 목장이라 불렀다.

나는 말을 타지 않았지만 대신 목장의 잡초와 싸우는 일에 강박증이 생겼다. 이곳에는 아주 끔찍하기 이를 데 없는 품종들이 자라고 있었다. 집에 있는 정원에서는 댑싸리가 가끔 눈에 띄는 정도였는데, 목장에서는 눈이 가는 곳마다 댑싸리 천지였다. 하지만 댑싸리의 사촌뻘 되는 그보다 더 악독한 잡초가 있었다. 살소라 트라거스Salsola tragus 혹은 회전초tumbleweed라고 불리는 녀석들인데 이것 역시 러시아 스텝 지역에서 날아온 침입자다. 엉뚱하게도 옛 서부의 상징으로 자리 잡은 이 잡초는 1800년대 말에 사우스다코타에서 처음 등장했다. 아마도 우크라이나에서 이동해왔을 것이다. 나는 이 잡초가 이민자의 양말에 달라붙어 있던 씨앗 하나에서부터 시작된 것이 아닐까 상상해보았다. 거기에서 시작해 사방팔방으로 퍼져 나가기 시작한 것이다. 어떤 농부들은 이 잡초가 일종의 음모라 생각하고 다른 이름을 붙여주었다. 바로 '러시아 엉겅퀴Russian thistle'다. 지상 핵실험이 금지된 뒤에 네바다 핵실험장에 가장 처음 돌아온 생명체가 바로 이 잡초였다.

나는 이 잡초를 뿌리 뽑기 위해 전리방사선만 빼고 온갖 방법을 다 동원해보았다. 이른 봄이면 이 식물들은 작은 초록색별처럼 머리를 내밀기 시작한다. 나는 이 풀들을 바로 알아보는 법을 배웠고, 괭이를 이용해 외과적으로 제거해냈다. 그리고 이 방식이 버거워지면 잡초 제거용 토치로 태워 죽였다. 하지만 이렇게 해도 어김없이 등장하는 이 잡초들은 더 크게 자라나 추잡한 도마뱀 모양의 보라색 줄무늬 줄기를 뻗었다. 이 줄기는 서로 뒤엉키며 자라났고, 그 줄기에서 수천 개의 씨앗이 가시를 곤두세웠다. 회전초 한 그루에는 씨앗이 25만 개나 들어 있다. 나는 잡초의 과학에 관한 책을 한 권 사서 그중 가장 효과적인 화학요법을 골랐다. 3, 5, 6-trichloro-2-pyridinyloxyacetic acid 혹은 트리클로피르Triclopyr라고 부르는 제초제다. 이 제초제는 흙 속에서 신속히 분해되기 때문에 환경에 미치는 영향도 크지 않고, 다양한 종류의 잡초를 선택적으로 죽이며, 잘 자라게 도와주고 싶은 토종 잡초에는 해를 가하지 않는다고 했다. 이 약을 식물에 분사하면 체관부를 타고 이동해서 분열조직에서 빠른 속도로 증식하고 있는 세포들에 농축된다. 이 제초제는 이곳에서 옥신auxin이라는 식물 성장 호르몬을 흉내 내는 것으로 알려져 있다. 이 제초제가 식물에 문제를 일으키면 새로운 줄기는 성장이 저해되어 쭈글쭈글해지고 식물은 곧 죽게 된다. 이렇게 죽은 식물은 마치 고통으로 몸을 뒤틀고 있는 듯한 모양을 하고 있다. 이 제초제는 화학요법과 정반대로 작용해서 암 비슷한 것을 식물에 야기하는 것 같다. 나는 스프레이를 뿌릴 때 조심했다. 트리클로피르가 인간 돌연변이원이나 발암물질이 아니라고는 하지만 혹시나 알 수 없는 일이기 때문이다. 이 성분은 신속하게 분해되기 때문에 야생동물에게 해를 입히거나 지하수를 오염시키지 않는다고 알려져 있다.

이렇게까지 했는데도 러시아 엉겅퀴들은 악착같이 수십 그루씩 솟아났다. 낸시가 일을 하거나 말을 돌보는 때가 아니고, 나도 글을 쓰고 있을 때가 아니면 우리는 그 땅을 구석구석 걸어 다니며 이 잡초들을 뿌리째 뽑아냈다. 주말마다 우리는 커다란 비닐 쓰레기봉투를 수백 그루의 러시아 엉겅퀴로 채웠고, 나는 그 봉투를 쓰레기장까지 끌고 갔다. 이 잡초들이 씨앗을 맺기 전에 모조리 잡아내어 지긋지긋한 악순환을 끝장내는 것이 우리의 바람이었다. 봄이면 죽어서 말라붙은 러시아 엉겅퀴 뼈대가 또 어디선가 굴러들어오겠지만, 그래도 우리는 통제가 가능한 어떤 평형상태에 도달할 수 있기를 바랐다. 모든 것들이 성장을 멈추는 겨울이 어김없이 찾아온다는 것이 그나마 위안이었다.

다시 봄이 찾아오면 우리는 걱정스러운 마음으로 땅을 둘러보았다. 처음에는 깨끗해 보였다. 그러다 이 구석, 저 구석에서 그 악마 같은 작은 별들이 다시 머리를 내밀기 시작하고, 전쟁은 다시 시작된다. 나는 어린 러시아 엉겅퀴 묘목들이 내 눈길을 피해 노간주나무 아래 숨어 있는 것을 눈치 채기 시작했다. 이 녀석들은 울타리 기둥과 바위 옆으로 거의 눈에 띄지 않는 곳에 웅크리고 있었다. 내가 이것들을 찾아냈을 때는 키가 3센티미터에서 5센티미터밖에 안 되었는데도 일부는 벌써 씨앗을 품고 있었다. 나에게 제지당하기 전에 비밀리에 번식을 하고 있었던 것이다. 이 식물은 나에게 적응하면서 바로 내 눈앞에서 진화하고 있는 듯 보였다.

물리학에는 맥스웰의 도깨비Maxwell's demon[22]라는 오래된 사고실험thought experiment이 있다. 맥스웰의 도깨비는 가상의 작은 생명체다. 우주는 필연적으로 무질서를 향해 흘러가게 되어 있는데, 이 도깨비는 떠도는 분자들을 낚아채서 재빨리 제자리로 돌려보내 이것을 극복하려 한다. 이 도깨비는 무너져 내리는 모래성에서 떨어진 모래를 제자리로 돌려놓는다. 그리고 목초지에 자라는 잡초들을 하나도 빠짐없이 솎아낸다. 그리고 세포의 DNA에 일어나는 돌연변이도 모조리 복구해놓는다. 이렇게 열심히 공을 들이면 엔트로피의 발생을 미연에 방지할 수 있다. 생명 그 자체는 엔트로피의 강물을 거슬러 헤엄치는, 질서를 담은 배다. 도구와 머리를 잘 활용하면 우리는 작은 승리를 거두어 한동안은 죽음을 물리칠 수 있다. 하지만 결국 승리를 거두는 쪽은 강물이다. 제아무리 애를 써도 맥스웰의 도깨비는 결국 패배하고 만다. 마지막에 가면 승리는 언제나 에크트로스의 몫이다.

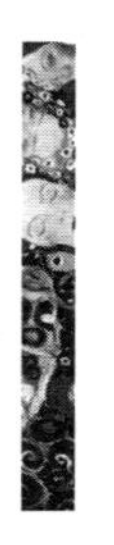

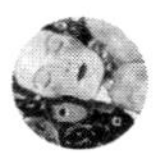

그 후의 이야기
―조의 암

산 자의 인생관은 잠정적일 수밖에 없다. 무언가에 휩쓸린다는 사실 때문에 관점은 바뀐다. 서술은 과거를 응고시켜, 전에는 존재하지 않았던 중력체를 만들어낸다. 그럼 암흑물질로 된 배경, 입을 타지 못한 그 모든 것들이 윙윙거리며 남는다.

– 존 업다이크John Updike, 《자의식*Self-Consciousness*》

그다음 해 봄, 목장에 러시아 엉겅퀴가 최악의 지경이 되었다는 말을 들었다. 나는 그 자리에 없어서 직접 보지는 못했다. 그해에 우리의 결혼생활은 막을 내렸다. 시작한 지 17년 만의 일이었다. 사실 오랫동안 우리의 삶은 서로에게서 멀어지고 있었다. 그러다 암이 우리의 삶을 다시 가깝게 이어주었지만, 이제는 암마저도 사라지고 없었다. 죽음의 문턱까지 다녀오고 나면 사람은 자신의 남은 삶을 진정 어떻게 보내기를 원하는지 생각하게 된다. 낸시에게는 여생을 나와 함께하지 않겠다고 결정할 나름의 이유가 있었다.

그즈음 나는 내 막내동생 조Joe에게서 이메일을 한 통 받았다. 조는 딸을 대학에 다시 태워다주려고 댈러스에 있는 집과 앨버커키 사이에 놓인 도로를 달리고 있는 중이었다. 뉴멕시코 동부의 탁 트인 지역 어딘가에서 조가 간식거리를 씹고 있었는데 갑자기 크고 날카로운 소리가 들리더니 타는 듯한 통증이 턱을 찢고 덮쳐왔다. 하지만 조는 계속해서 알부케르케까지 차를 몰았고, 밤새 잠들지 못하고 누워 있다가 비행기를 타고 집으로 돌아와 의사를 만나러 갔다.

조가 그에 대한 이야기는 자세히 하지 않았지만, 사실 조는 벌써 몇 년째 입안에 문제가 있었다. 이 문제는 처음에 왼쪽 아래턱 잇몸에 생긴 하얀 영역으로 시작했다. 조직검사를 해보니 전암병소precancerous로 설명되는 비정상적인 세포들이 나왔다. 걱정할 문제는 아니었다. 의심스러운 점이 하나 생긴 것이니 지켜보기만 하면 될 일이었다. 그 후로는 별 문제가 없다가 3년쯤 지나자 쓰린 느낌이 들었다. 이번에도 역시 왼쪽 아래턱이었다. 그 뒤로 몇 달 동안 치과의사, 내과의사 그리고 구강외과의사가 한목소리로 지켜보는 것이 최선이라는 결론을 내렸다. 조는 의사들의 말을 따랐는데, 어느 날 통증이 심해졌고, 사랑니를 발치했던 곳에 농양이 잡힌 것이 발견되었다. 그 부위에서 뼈가 흡수되고 있었고, 치아도 두 개 정도 죽어가고 있었다. 이것들 모두 왼쪽 입안에 있었다. 뼈가 흡수된 부분은 뼈이식으로 강화해주었고, 죽어가는 치아 두 개는 발치했다. 그리고 그 치아들을 임플란트로 대체하는 작업이 시작되었다. 그동안에도 턱의 통증은 계속되었고, 머지않아 귀가 울렸으며, 인후염도 생겼다. 이비인후과의사가 항생제 구강세척제를 처방해주었다. 그리고 뼈이식을 또 한 번 했는데 오래지 않아 고속도로에서 그 사고가 난 것이다.

그다음 날 댈러스에서 조는 CT 촬영을 했고, 턱이 탈구되었다는 이야기를 들었다. 치과 치료를 받은 것 때문에 씹는 방식이 달라졌고, 그 바람에 턱을 비트는 힘이 작용해 턱뼈가 제자리에서 빠져나온 것이라 했다. 그럴 듯한 설명으로 들렸다. 의사는 근이완제를 처방했고, 또 조의 말에 따르면 부드럽고 질척거리는 음식을 먹으라고 했다 한다. 3년 전에 처음 발견되었던 하얀 병소는 아직도 그 자리를 지키고 있었고, 크기가 커져 있었다.

그러다 귀에서 찌르는 듯한 통증이 생겨서 다시 CT를 촬영했고, 이번에는 처음으로 MRI까지 촬영했다. 나중에야 알았는데 MRI를 찍으면 연조직에 생긴 이상이 더 잘 보인다고 한다. 그리고 거기에 그것이 있었다. 조의 입안, 그리고 피부 아래쪽에서 2.5센티미터 정도 길이의 종양이 내 동생의 턱뼈를 좀먹고 들어가고 있었던 것이다. 조직검사를 해보니 편평세포암종이었다. 퍼시벌 포트가 굴뚝청소부에게서 찾아냈던 암, 그리고 야마기사와 가쓰사부로가 토끼의 귀에 콜타르를 발라 유도했던 바로 그 암이다. PET 스캔을 촬영해보니 몸의 다른 곳으로는 퍼지지 않은 상태였다. 조는 이 말을 철석같이 믿고 우리 형제들에게 이런 제목으로 이메일을 보냈다. "좋은 소식!" 조는 원래 이런 녀석이다.

낸시의 암종과 달리 이 암에 대해서는 정보가 훨씬 풍부했다. 편평세포는 표피의 가장 바깥층을 형성한다. 몸을 바깥에서 둘러싸는 외피라 외부에 그대로 노출되어 있다. 편평세포 아래로는 기저세포가 있다. 피부세포가 죽어서 각질이 되어 떨어져 나가면 기저세포가 분열하여 떨어져 나간 세포를 대체한다. 이 대체세포들이 위로 밀려 올라가서 피부 바깥층을 형성하는 것이다. 기저세포의 암종은 보통 무해하다. 몇 년 전에는 나도 코 옆쪽에서 기저세포암을 하나 제거한 적이 있다. 편평세포에서 생긴 암종은 좀 더 공격적이지만 그래도 생존율은 비교적 높은 편이다. 특히 조기에 발견한 경우에는 더 높다. 동생 조의 몸을 차지하고 있는 암종은 특별히 두경부 편평세포암종squamous cell cancer of the head and neck이라고 부른다. 그리고 미국 국립암연구소에 따르면 그해에 이것으로 진단 받는 사람이 5만 2000명 정도가 될 것이라고 했다. 왜 조가 그들 중 한 명이 되었는지는 또 다른 미스터리였다. 남성이고 만 50세가 넘었다는 점을 빼면 조에게는 다른 위험인자가 하나도 없었다. 술을 마셔도 어쩌다 가끔이었고, 담배는 입에 대본 적도 없었다. 조는 동남아시아에서 발생비율이 높은 원인으로 지목되고 있는 빈랑나무 열매를 씹지도 않는다. 조는 또 다른 위험인자 후보인 인유두종 바이러스 검사도 해보았지만 깨끗한 것으로 나왔다.

수술은 여덟 시간 동안 이어졌고 대체적으로 성공적이었다. 종양은 이제 6.3센티미터 정도로 자라 있었다. 불과 몇 주 전에 MRI로 측정했을 때보다 두 배 이상으로 커져 있었다. 그리고 신경 주변을 감고 있었다. 극심한 고통이 발생했던 이유는 이것으로 설명이 되었다. 종양 덩어리는 손상을 입은 턱뼈와 함께 성공적으로 제거되었다. 그리고 이렇게 제거하는 동안 엉덩이 부위에서 뼛조각을 떼어다가 빈 공간에 채워넣었다. 하지만 결국에는 이렇게 채워넣은 뼈를 쓸 수 없게 되어, 공들인 뼈이식 수술도 말짱 허사가 되고 말았다. 이식 부위의 동맥들이 붕괴되어 있었던 탓에 뼈이식편을 지탱해줄 만한 충분한 혈액이 공급되지 못한 것이다. 그 바람에 나중에 다시 한 번 수술이 필요하게 되었다. 하지만 지금 당장은 어쨌거나 겉으로 보기에는 암 조직이 모두 사라졌다는 점이 중요했다. 함께 제거한 서른한 개의 림프절 중에서 암의 영향을 받은 것은 하나밖에 없었다. 어쩌면 이 림프절이 자신의 임무를 제대로 수행해서 악성세포들이 더 이상 전진하지 못하게 막은 것일지도 모른다. 여기서 더 퍼져 나갔다면 다음 단계는 보통 폐다.

호흡을 돕기 위해 기관절개술tracheotomy을 했고, 음식물 공급용 튜브를 임시로 코를 통해 삽입해놓았다. 조는 9일 만에 회복해서 집으로 돌아갔다. 그다음으로는 6주에 걸친 화학요법(시스플라틴과 단일클론항체인 얼비툭스Erbitux)과 방사선 치료가 기다리고 있었다. 그리고 침샘이 화상을 입지 않도록 보호해줄 약물도 투여 받고, 위로 음식물을 공급해줄 튜브도 장착될 것이다. 조는 겸손하고 침착하게 이 모든 것을 받아들이고 있었는데, 치료를 시작하기 직전에 또 다른 곳이 부어오른 것을 발견했다. 새로운 종양이 자라고 있었다. 이번에는 왼쪽 위턱이었다. 그리고 후골Adam's apple 근처에서 또 하나가 발견되었다.

조는 우리에게 이렇게 말했다. "나는 말이지, '암에 걸리셨습니다.' 이 말이 살면서 내가 들을 수 있는 최악의 말이라고 늘 생각했었거든. 그런데 아니야. '암이 더 발견됐습니다.' 이 말이 훨씬 더 끔찍해. (…) 암이 얼마나 끔찍하고 사악한 병인지 이제야 알 것 같아. 의사들은 내 온몸을 구석구석 헤집으면서 계속 암을 쫓고 있어."

나는 다시 솔제니친의 《암병동》을 생각했다. 그 소설에 등장하는 한 환자는 자신의 악성종양에 대해 경외감 같은 체념으로 이렇게 말한다. "흑색아세포종은 정말 비열한 녀석이라서 칼을 대는 수밖에 방법이 없죠. 그럼 그놈도 새끼를 칩니다. 그놈도 제 딴에는 살고 싶을 테니까요." 조의 암은 수술할 때 건드렸던 지점에서 재발하고 있었다. 의사들 말로는 어떻게 그랬는지는 알 수 없지만 수술을 하는 동안 새로운 종양의 씨앗이 뿌려졌을지도 모른다고 생각했다. 하지만 다른 가능성도 있었다.

나는 구역암화field cancerization라는 개념을 기술한 1953년 논문을 찾아냈다. 구역암화란, 다중의 원발성 종양이 같은 장소에서 거의 비슷한 시간에 갑자기 생기는 것을 말한다. 원래의 암에서 나온 악성세포들이 근처로 퍼져 나갔을 가능성도 있었다. 하지만 연구들을 보면 조의 경우 각각의 종양이 독립적으로 발생했을 가능성이 암시되어 있었다. 이것은 믿기 힘든 우연처럼 보였지만 이런 일이 일어날 수 있는 방법이 존재했다. 연구자들은 편평세포종과 편평세포종 사이에 있는 조직들이 다른 면에서는 정상적인 조직으로 보이지만, 종양억제유전자인 p53의 돌연변이를 비롯한 유전적 이상을 안고 있을 수 있음을 발견했다. 구강과 인후는 발암물질에 꾸준히 노출되고 있다. 돌연변이원으로 손상을 입은 세포는 똑같은 결함을 가지고 있는 후손들을 낳게 된다. 그들 중 하나가 또 다른 손상을 입고 이중의 돌연변이가 생긴 세포의 혈통을 만들어낼 수 있다. 세포들이 분열을 계속함에 따라 이윽고 전암세포precancerous cell로 채워진 구역이 생겨난다. 이 세포들은 모두 다중의 돌연변이를 갖고 있으며 각자 마지막 자극 한 방을 기다리고 있다.

또 다른 가능성은 암 구역cancer field이 발달 초기에 만들어졌을 경우다. 발달 초기에 돌연변이가 있는 모세포가 후손들을 만들어내면, 이 세포들이 이곳저곳으로 파견되어 구강과 인후의 내벽을 형성하는 것이다. 아예 처음부터 이들 세포는 똑같은 이상abnormality을 공유하게 된다. 암으로 발전하기 유리한 상황인 것이다. 어떻게 존재하게 되었든 이런 암 구역은 다발성 암이 생길 준비를 하고 기다리게 된다. 한 논문에서는 이것을 '째깍거리는 시한폭탄[1]'이라고 묘사했다. 하지만 그토록 많은 세포들이 갑작스럽게 마지막 한 방의 돌연변이를 거의 동시에 습득할 수 있다는 점은 여전히 이상해 보였다. 특히 담배도 피우지 않고, 술도 안 마시고, 빈랑나무 열매도 씹지 않는 내 동생 같은 사람에게서 말이다.

처음에는 충격을 받았지만 조는 이 소식을 또 다른 차질이 생긴 것일 뿐이라고 받아들였다. 그저 방사선 치료의 표적을 넓히고 화학요법 치료제를 바꾸게 된다는 의미에 불과하다고 여겼다. 조는 하느님과 의사들을 마음 깊이 믿었고, 제수씨와 딸들은 조가 희망을 바라볼 수 있게 격려해주었다. 조는 사람들에게 소식을 알리기 위해 가족이 운영하는 웹페이지에 이렇게 적었다. "온갖 문화와 교파의 사람들이 제 건강과 회복을 기도해주고 있습니다. 저는 제가 무슨 일이 있더라도 이 암을 이겨내고 정상적인 삶으로 되돌아가게 될 것을 믿어 의심치 않습니다. 내가 이 암을 이겨내리라는 것을 내 영혼 깊숙이 믿을 수 있다는 것이 제게는 축복입니다." 이렇게 신을 믿고 의지할 수 있다는 것은 좋은 일이었다.

치료를 시작하고 2주일 후에 조의 인내심이 보상을 받았다.

"좋은 소식! 치료 2주차가 지났는데 종양 중 하나가 사라졌대! 암이 있던 곳에 구멍만 하나 남았어. 다른 것들도 곧 그렇게 될 거야."

치료는 늘 힘들었다. 조는 구역질과 탈수 때문에 두 번이나 병원으로 되돌아왔다. 감염 때문에 생긴 일이었다. 하지만 이제 반환점을 돌았다. 조는 터널 끝에서 빛이 보인다고 했다. 그러고 나서 치료과정에서 상한 몸이 회복되기 시작했다. 요 몇 달 중 그 어느 때보다 기분이 나아졌고 빠른 시일 안에 다시 일을 할 수 있게 되었다며 행복해 했다. 그러다가 폐렴이 생겼다. 병원에 갔는데 의사가 조의 식도 근처에서 덩어리를 하나 발견했다. 의사들은 그냥 가래일지도 모른다고 조를 안심시켰다. 하지만 그것은 새로 생긴 종양이었다. 6주 더 방사선 치료와 화학요법을 받기 위해 준비하는 동안 턱에 또 다른 종양이 나타났다. 의사들은 그것도 치료할 수 있다고 말했다. 조는 다시 이렇게 적었다. "좋은 소식! 치료 기간은 더 길어지겠지만, 치료할 수 있대!"

조가 식사를 하다가 무섭게 무언가 갈라지는 소리를 들은 것은 1월이었다. 그리고 10월 중순 정도에는 두 번째 라운드의 치료가 마무리되었다. 그 기간 동안 조는 병가를 모두 다 쓰고 말았다. 상사는 조의 병가를 어떻게든 늘려주려고 애썼지만, 결국 조는 해고되고 말았다. 암에 걸렸다는 이유로도 사람을 해고할 수 있다. 조는 이해한다고 말했다. 조는 건강을 회복하고 나면 일자리를 되찾을 수 있으리라 확신했다. 한 달이 넘게 지나고 난 뒤에 조는 새로운 부위에 쓰린 통증을 느꼈다. 이번에는 쇄골 주변이었다. "마음 단단히 먹고 들으세요." 조가 말했다. 추수감사절에 조는 병원에서 글을 적어 올렸다.

> "올 한 해, 저에게는 정말 감사해야 할 일들이 너무나도 많았습니다. (…) 저는 어제 호흡을 도와주는 수술을 받았습니다(방사선 치료 후에 남은 죽은 세포들을 제거했어요). 그리고 쇄골 쪽에 자라는 조직을 조직검사 했습니다. 양쪽 모두 좋은 소식입니다. 다시 정상적으로 숨을 쉴 수 있게 되었습니다! 그리고 쇄골 근처에 있는 종양도 방사선 치료가 가능하대요! 저는 이제 퇴원해서 집으로 갈 날을 기다리고 있습니다."

조에게는 완벽하게 나쁜 소식이란 존재하지 않았다.

하지만 곧 더 많은 종양이 생겼다. 너무 많아서 이제는 방사선 치료가 불가능했다. 몸이 견딜 수 있는 방사선 치료에는 한계가 있는 법이다. 조가 글을 올렸다. "화학요법을 받으면 암의 크기를 줄일 수는 있지만, 암을 죽이지는 못한대요. 제게 남은 삶이 6개월이 될지, 6년이 될지 저도 모르겠네요." 이때가 11월 30일이었다. 조에게 남은 삶은 6주도 채 되지 못했다.

조는 크리스마스를 집에서 가족과 보냈다. 지금은 화학요법 자체도 암만큼이나 몸에 해를 입히고 있었기 때문에 의사들은 통증을 조절하는 약을 제외하고는 모든 투약을 중단했다. 의사들은 조가 체력만 회복하면 언제든 다시 치료를 시작할 수 있다고 말했다. 우리는 정말로 그런 일이 일어나리라 믿으려고 애썼다. 조는 기력이 전혀 없고 경련도 일으키고 있었지만 크리스마스 바로 다음 날, 조는 맑아진 머리로 근 며칠간 느껴보지 못했던 상쾌한 기분으로 잠에서 깨어났다. 조가 아내를 보며 미소를 짓더니 아내의 팔을 잡고 눈을 들여다보며 말했다. "몇 시지?" 그러고는 다시 잠이 들었다. 나중에 제수씨 말로는 마치 영화의 한 장면 같았다고 한다. 조는 다시 잠에서 깼고 딸들이 방으로 들어왔다. 가족 모두 한자리에 모여 웃었고, 조는 모두에게 사랑한다고 말했다. 다시 조의 원래 모습으로 돌아왔다. 그리고 가족들이 미처 눈치 채지도 못하는 사이에 조는 영원히 눈을 감았다.

조의 추도식에서 목사는 죽음의 미스터리에 대해, 암도 결코 앗아가지 못한 사랑에 대해, 영혼을 속박에서 풀어 자유롭게 한 신의 권능에 대해. 목사는 조가 수술 전날 아침에 자기에게 보낸 이메일에 대해 얘기했다. 조는 자기가 마치 공상과학 시리즈물인 「배틀스타 갤럭티카Battlestar Galactica」의 아마다Adama 사령관이 된 기분이라고 말했다. 그는 이제 침략자들을 제거하려는 참이었다.

내가 모은 오래된 과학기구 수집품 중에는 스핀서리스코프spinthariscope라는 장치가 있다. 불꽃을 의미하는 그리스어에서 유래한 말이다. 이것은 구식 현미경의 놋쇠로 만든 접안렌즈처럼 생겼고, 옆에는 'W. Crookes 1903'이라고 새겨져 있다. 1903년은 발명가 윌리엄 크룩스William Crookes가 왕립협회에서 주최한 경축행사에서 이 발명품을 사람들 앞에 선보인[2] 해다. 나는 이것이 정말로 크룩스가 만든 진품인지는 의심스럽다. 똑같은 문구가 새겨진 스핀서리스코프[3] 몇 개가 아직도 시장에 떠돌고 있으니 말이다. 어쩌면 이것은 어떤 기념행사를 위해 제작 발매되었던 것인지도 모른다.

놋쇠 튜브 안쪽에는 황화아연 스크린 옆에 라듐 조각 하나가 붙어 있다. 이것은 형광페인트를 만들 때 혼합해서 썼던 물질로, '라듐 소녀'들을 방사능 중독으로 몰아간 바로 그것이다. 라듐은 붕괴하면서 알파입자를 방출하고, 이 알파입자들이 작게 반짝이는 불빛으로 기록된다. 각각의 불빛은 라듐 원자 하나가 핵이 붕괴되며 만들어낸 것이다. 장치의 반대쪽에 있는 렌즈를 통해 이 쇼를 관람할 수 있다. 이 쇼는 사람의 넋을 빼놓는 재주가 있다. 크룩스는 이것을 '빛나는 격동의 바다'에 비교했다. 가끔 잠이 오지 않을 때면 나는 이 장치를 침실 탁자에서 꺼내 무작위로 명멸하는 빛의 무리를 구경한다. 이것은 미니 핵폭발이다. 나는 암을 야기하는 돌연변이의 무작위성에 대해 생각하고, 내가 방사능을 가진 물질을 눈에 바짝 갖다 대고 있다는 사실에 대해 생각한다. 알파입자는 장치 안에 안전하게 갇혀 있지만, 만약 내가 라듐 부스러기를 하나 긁어내서 삼킨다면 죽을지도 모른다. 생명이란 것은 어쩌면 그렇게 강인하면서도 또 그렇게 연약할 수 있을까?

원자가 붕괴하면서 만들어내는 불꽃은 가장 순수한 형태의 무작위성에 해당한다. 자연의 본바탕이 되는 법칙, 즉 양자역학에 따르면 원자핵 하나가 언제 붕괴할지 예측할 수 있는 방법은 없다. 스핀서리스코프를 제아무리 열심히, 제아무리 오래 들여다보고 있어도 어떤 패턴도 발견할 수 없을 것이다. 그리고 왜 하필이면 그 라듐 원자가, 다음 순간이 아닌 왜 하필 지금 이 순간에 알파입자를 방출했는지, 그 이유 또한 알 길이 없다. 똑같은 원자핵 두 개가 나란히 자리 잡고 있는데 갑자기 어느 한쪽이 아무런 이

유도 없이 붕괴하고, 옆에 있던 원자핵은 아무 일 없이 또 다시 천년 동안 자리를 지킨다. 우리는 다수의 원자가 집단으로 뭉쳐 있는 라듐 덩어리의 행동을 예측할 수 있을 뿐이다. 1600년 정도가 지나면 그중 절반 정도의 원자핵이 붕괴할 것이다. 하지만 그 가운데 어느 원자핵이 붕괴할지는 절대로 예측할 수 없다.

암 또한 마찬가지다. 충분히 많은 수의 사람을 모아놓으면 그중 몇 퍼센트 정도가 암에 걸릴지 예측할 수 있다. 하지만 누가 암에 걸릴지는 알 길이 없다. 이것은 원자 안에서 일어나는 것 같은 환원 불가능한irreducible 무작위성이 아니다. 인구통계학적 정보, 지리 정보, 행동 정보, 식생활 정보만 충분히 모을 수 있다면 특정 암에 관한 위험에 노출된 사람들의 범위를 좁힐 수 있다. 미래에는 유전체 스캔, 단백질체 스캔 혹은 우리가 아직 모르는 어떤 새로운 기술이 등장해서 그 범위를 더욱 좁힐 수 있게 될지도 모른다. 하지만 거기까지다. 어떤 사람이 암에 걸릴지, 안 걸릴지는 언제나 대체적으로 무작위적인 영역으로 남아 있을 것이다.

나는 스핀서리스코프를 다시 탁자 위에 올려놓는다. 이 장치를 끌 방법은 없다. 눈에 보이지 않을 뿐, 밤이고 낮이고 몇 년이고 불꽃은 터지고 있다. 라듐 자체는 몇 세기에 걸쳐 계속 붕괴할 것이다. 하지만 그전에 형광판과 유리 렌즈가 먼저 망가질 것이다. 어쩌면 놋쇠 부분은 먼 훗날까지 건재해서 고고학자들이 그것을 보며 고대의 동전이 아닐까 고민하게 될지도 모르겠다.

아무도 돌보는 사람이 없으면 우리 집 정원이 그때쯤 어떤 모습일까 상상해본다. 우선 먼저 잡초들이 장악하는 바람에 공격성이 덜한 생명체들은 설 자리가 없어질 것이다. 낙엽들이 문밖 테라스로 바람에 날려 들어와 천천히 분해되어 흙으로 변할 것이고, 그럼 더 많은 잡초들이 그 위에서 자라날 것이다. 느릅나무(이것은 서부 전체에 퍼진 도저히 죽일 수 없는 잡목으로, 이 역시 유라시아에서 온 에크트로스다)의 씨앗들이 갈라진 콘크리트 틈새로 쐐기처럼 파고들며 자라서 천천히 콘크리트를 쪼개놓을 것이다. 틈새가 점차 넓어지면, 뿌리가 우리 집의 토대 아래쪽까지 파고들 것이고, 결국 집은 무너지고 말 것이다. 나는 대로마제국의 폐허가 온갖 식물로 뒤덮여 천천히 흙으로 되돌아가는 모습을 그린 박물관의 그림들을 생각한다.

로마제국의 몰락과 마찬가지로 내 몸도 필연적으로 엔트로피를 향해 무너질 수밖에 없지만, 그 안에 들어 있는 10조 개의 세포들(이 모두가 작은 맥스웰의 도깨비들이다)은 이 붕괴에 맞서 싸우고 있다. 눈에도 보이지 않는 그 작은 각각의 세포 안에서 그렇게나 많은 일들이 일어나고 있다고 생각하면 오싹한 기분이 든다. 세포는 자기가 DNA나 RNA 혹은 텔로미어나 미토콘드리아를 갖고 있다는 사실을 모른다. A가 T와 짝을 이루고, C가 G와 짝을 이룬다는 것도 모른다. 그리고 CTG는 류신leucine, 그리고 GCT는 알라닌alanine이라는 아미노산과 대응한다는 것도 모른다. 이 아미노산 분자 구슬들이 한 줄로 이어져 단백질을 만들어내는 것이다. 세포 안에는 꼬리표도 붙어 있지 않고, 그 어디에도 유전자의 알파벳 따위는 적혀 있지 않다. 설명서도 없다. 그런데도 어쩐 일인지 세포는 그냥 작동한다. 그러다가 세포가 제대로 작동하지 않으면 우리는 그 기계에게 불같이 화를 낸다.

참고자료

URL이라는 거추장스러운 인터넷 주소는 이 책에는 절대로 쓰지 않으려고 했다. 이런 주소는 마우스로 하이퍼링크를 클릭했을 때 컴퓨터가 알아서 처리해줘야 할 부분이다. 그래서 이 책의 인쇄판 주석에서는 인터넷 주소를 다 뺐다. 내가 인용한 논문들은 대부분 인터넷 검색을 해보면 초록이나 완전한 논문을 쉽게 찾아볼 수 있다. 정확한 URL을 글자 하나하나, 사선 하나하나 타이핑하기보다는 검색하는 것이 훨씬 간편할 것이다. 내가 언급한 웹페이지들도 쉽게 찾을 수 있을 것이다. 이 책의 출판을 준비하고 있는 동안에는 모두 쉽게 접근할 수 있었다.

내 웹사이트인 talaya.net에 실린 이 주석의 온라인 버전과 이 책의 전자서적 판에서는 모든 참고문헌에 대한 하이퍼링크가 수록되어 있다.

01 쥐라기의 암

1 내가 콜로라도와 유타로 장거리 자동차 여행을 다녀온 것은 2010년 9월이었다. 모리슨 지층와 쥐라기 시대 콜로라도에 대한 설명은 다음의 문헌들을 참고하기 바란다. Ron Blakely and Wayne Ranney, Ancient Landscapes of the Colorado Plateau(Grand Canyon, AZ: Grand Canyon Association, 2008); John Foster, Jurassic West: The Dinosaurs of the Morrison Formation and Their World(Bloomington: Indiana University Press, 2007); "Reconstructing the Ancient Earth," Colorado Plateau Geosystems website, last modified July 2011; and Ron Blakely, e-mail message to author, March 9, 2012.

2 아포사우루스 골격의 발견에 대해서는 그곳의 설명 표지판에 설명되어 있다.

3 레이먼드 번지에 대한 이야기는 2010년 8월 3일에 브라이언 위츠크에게 받은 이메일에서 알게 되었다. 번지의 삶에 대한 자세한 이야기는 다음의 문헌에 나와 있다. "Papers of Raymond Bunge: Biographical Note," 2011, University of Iowa Libraries Special Collections and University Archives website.

4 좀 더 자세한 내용은 2010년 6월, 2010년 11월, 2011년 7월에 브루스 로스차일드가 이메일을 보내주었다.

5 로스차일드의 "Epidemiologic Study of Tumors in Dinosaurs"에서는 A. Chinsamy and P. Dodson, "Inside a Dinosaur Bone," American Scientist 83 (1995): 174–80을 비롯해서 안누수야 친사미(Anusuya Chinsamy)의 연구를 인용하고 있다.

6 이들은 블랙힐스 지질연구소(Black Hills Institute of Geological Research)에서 근무하고 있었다.

7 3억 년 전은 대략 고원의 가장 밑바닥층인 모건 지층(Morgan Formation)과 웨버 사암(Weber Sandstone)이 형성된 시기다. 다음의 문헌을 참고하라. Halka Chronic and Lucy M. Chronic, Pages of Stone: Geology of the Grand Canyon and Plateau Country National Parks and Monuments (Seattle: Mountaineers Books, 2004), 90. 나는 미국 국립공원관리청(National Part Service)에서 온라인으로 발표한 다음 문헌도 참고했다. Halka Chronic's book Roadside Geology of Colorado(Seattle: Mountaineers Books, 2004), Annabelle Foos and Joseph Hannibal, "Geology of Dinosaur National Monument," Cleveland Museum of Natural History(1999). 린다 웨스트

(Linda West)가 글과 그림을 담당하고, 공룡자연협회(Dinosaur Nature Association)(Jensen, Utah)에서 찍은 두 장의 팸플릿도 출처로 사용하였다. Journey Through Time: A Guide to the Harper's Corner Scenic Drive(1986), Harper's Corner Trail(1977).

8 다음의 문헌에서 아름다운 설명을 만날 수 있다. John McPhee, Rising from the Plains(New York: Farrar, Straus and Giroux, 1986), 43-55.

9 그 사례는 다음의 문헌을 참조. John R. Speakman, "Body Size, Energy Metabolism and Lifespan," Journal of Experimental Biology 208, no. 9(May 2005): 1717-30. 스케일링 현상(scaling penomena)에 대해 더 자세히 살펴보고 싶다면 다음의 문헌을 참조. James H. Brown and Geoffrey B. West, Scaling in Biology, Santa Fe Institute Studies on the Sciences of Complexity(New York: Oxford University Press, 2000).

10 내가 이 주제에 대해 처음 쓴 글은 "Of Mice and Elephants: A Matter of Scale," New York Times, January 12, 1999였다. 자세한 분석은 다음의 문헌을 참고. John K.-J. Li, "Scaling and Invariants in Cardiovascular Biology," in Brown and West, Scaling in Biology, 113-22.

11 하지만 벌거숭이두더지쥐(naked mole rat)는 절대로 굴복하지 않는 듯 보인다. 아마도 대사를 낮출 수 있는 능력 때문일 것이다. 그리고 이들은 쥐보다 아홉 배나 오래 살았다. 다음의 문헌을 참고하라. Sitai Liang et al., "Resistance to Experimental Tumorigenesis in Cells of a Long-lived Mammal, the Naked Mole-rat," Aging Cell 9, no. 4 (August 2010): 626-35. 두 연구자가 내놓은 대중적인 설명은 다음의 문헌을 참고하라. Thomas J. Park and Rochelle Buffenstein, "Underground Supermodels," The Scientist, June 1, 2012. 대니얼 앵버(Daniel Engber)는 다음 문헌에서 벌거숭이두더지쥐와 암에 대해 썼다. "The Anti-Mouse," Slate, November 18, 2011.

12 이 제목은 미국 암연구협회의 웹사이트 보도자료에서 나온 것이다.

02 낸시의 이야기

1 이 연구의 선구자는 시드니 파버(Sidney Farber)였다. 다음의 문헌 참고. S. Farber et al., "Temporary Remissions in Acute Leukemia in Children Produced by Folic Acid Antagonist, 4-Aminopteroyl-Glutamic Acid," New

England Journal of Medicine 238, no. 23 (June 3, 1948): 787 –93. 이 이야기는 싯다르타 무케르지(Siddhartha Mukherjee)의 훌륭한 책에 나온다. The Emperor of All Maladies –A Biography of Cancer, (New York: Scribner, 2010), 27 –36.

2 남성 의사를 대상으로 진행된 한 무작위 대조군 실험에서 종합비타민 복용자의 암 연간 발병율은 1.7퍼센트, 대조군은 1.8퍼센트가 나왔다. J. Gaziano et al., "Multivitamins in the Prevention of Cancer in Men," JAMA: The Journal of the American Medical Association (published online October 17, 2012): 1 –10. 종합비타민의 효과가 중립적이거나 심지어 부정적으로 나온 다른 연구들에 대해서는 이 논문의 참고문헌을 참조하기 바란다.

3 유럽의 암과 영양에 관한 전향적 역학연구(European Prospective Investigation into Cancer and Nutrition), 혹은 EPIC에 대해서는 국제암연구소(International Agency for Research on Cancer)의 웹사이트에 설명되어 있다. EPIC의 핵심적인 연구 내용에 대해 인용하고 요약한 내용은 다음의 문헌을 참조. "Diet and Cancer: the Evidence," Cancer Research UK website, updated September 25, 2009.

4 Willett, "Fruits, Vegetables, and Cancer Prevention"; and Paolo Boffetta et al., "Fruit and Vegetable Intake and Overall Cancer Risk in the European Prospective Investigation into Cancer and Nutrition," Journal of the National Cancer Institute 102, no. 8 (April 21, 2010): 529 –37. 과일과 채소가 유방암을 막거나(Carla H. van Gils et al., "Consumption of Vegetables and Fruits and Risk of Breast Cancer," JAMA: The Journal of the American Medical Association 293, no. 2 [January 12, 2005]: 183 –93) 전립선암을 막는 데 도움을 준다는 증거는 없다. Timothy J. Key et al., "Fruits and Vegetables and Prostate Cancer," International Journal of Cancer 109, no. 1 [March 2004]: 119 –24.

5 다음의 문헌을 참조. See Teresa Norat et al., "The Associations Between Food, Nutrition and Physical Activity and the Risk of Colorectal Cancer," 이 문헌은 최근의 다른 EPIC 연구 결과와 함께 다음 웹사이트에서 찾아볼 수 있다. World Cancer Research Fund's Diet and Cancer Report Website. 다음의 문헌을 참조. "Continuous Update Project Report Summary. Food, Nutrition, Physical Activity, and the Prevention of Colorectal Cancer" (2011).

6 EPIC에서 내놓은 긍정적인 발견 내용은 다음의 문헌에 발표되었다. Sheila

A. Bingham et al., "Dietary Fibre in Food and Protection Against Colorectal Cancer in the European Prospective Investigation into Cancer and Nutrition," Lancet 361, no. 9368 (May 3, 2003): 1496–1501. 간호사 건강 연구(Nurses' Health Study)에서는 이와 상반되는 결과가 나왔다. 다음의 문헌을 참조. Scott Gottlieb, "Fibre Does Not Protect Against Colon Cancer," BMJ: British Medical Journal 318, no. 7179 (January 30, 1999): 281; and C. S. Fuchs, W. C. Willett, et al., "Dietary Fiber and the Risk of Colorectal Cancer and Adenoma in Women," New England Journal of Medicine 340, no. 3 (January 21, 1999): 169–76.

7 Arthur Schatzkin et al., "Lack of Effect of a Low-Fat, High-Fiber Diet on the Recurrence of Colorectal Adenomas," New England Journal of Medicine 342, no. 16 (April 20, 2000): 1149–55. 유사한 대조군 실험 연구에서도 아무런 관련성을 찾아내지 못했다. 그 사례는 다음의 문헌을 참조. D. S. Alberts et al., "Lack of Effect of a High-fiber Cereal Supplement on the Recurrence of Colorectal Adenomas," New England Journal of Medicine 342, no. 16 (April 20, 2000): 1156–62; and Shirley A. Beresford et al., "Low-fat Dietary Pattern and Risk of Colorectal Cancer," JAMA: The Journal of the American Medical Association 295, no. 6 (February 8, 2006): 643–54.

8 이 계산은 만 50세를 대상으로 이루어졌다. 다음의 문헌을 참조. Teresa Norat et al., "Meat, Fish, and Colorectal Cancer Risk," Journal of the National Cancer Institute 97, no. 12 (June 15, 2005): 906–16; and Doris S. M. Chan et al., "Red and Processed Meat and Colorectal Cancer Incidence: Meta-Analysis of Prospective Studies," PLOS ONE 6, no. 6 (June 6, 2011).

9 생선을 섭취할 경우 아포토시스를 촉진하고 세포 증식을 저해해서 암을 막는다는 증거는 다음의 문헌을 참고하기 바란다. Youngmi Cho et al., "A Chemoprotective Fish Oil–and Pectin-Containing Diet Temporally Alters Gene Expression Profiles in Exfoliated Rat Colonocytes Throughout Oncogenesis," Journal of Nutrition 141, no. 6 (June 1, 2011): 1029–35. For another perspective, see Catherine H. MacLean et al., "Effects of Omega-3 Fatty Acids on Cancer Risk," JAMA: The Journal of the American Medical Association 295, no. 4 (January 25, 2006): 403–15.

10 이 메커니즘은 인슐린 조절과 다른 세포과정을 포함하는 대단히 복잡한 것이다. 다음의 문헌들을 참조. Stephen D. Hursting et al., "Calorie Restriction, Aging, and Cancer Prevention," Annual Review of Medicine 54 (February

2003): 131 – 52; D. Kritchevsky, "Caloric Restriction and Cancer," Journal of Nutritional Science and Vitaminology 47, no. 1 (February 2001): 13 –19; Sjoerd G. Elias et al., "Transient Caloric Restriction and Cancer Risk (The Netherlands)," Cancer Causes & Control 18, no. 1 (February 2007): 1 –5; and David M. Klurfeld et al., "Reduction of Enhanced Mammary Carcinogenesis in LA/N-cp (Corpulent) Rats by Energy Restriction," Proceedings of the Society for Experimental Biology and Medicine 196, no. 4 (April 1, 1991): 381 –84. "Good Calories, Bad Calories"에서 게리 토브스는 동물실험에서 나타나는 항암효과는 전체적인 칼로리 감소에서 오는 것이 아니라 설탕과 탄수화물의 섭취를 제한하는 데서 오는 것이라 주장한다.

11 National Toxicology Program, Report on Carcinogens, 12th ed. (Research Triangle Park, NC: U.S. Department of Health and Human Services, 2011) 미국 국립독성물질관리프로그램(National Toxicology Program) 웹사이트에서 볼 수 있다.

12 개요는 미국 국립암연구소의 두 보고서를 참조하라. "Menopausal Hormone Therapy and Cancer"와 "Diethylstilbestrol (DES) and Cancer". 둘 다 2011년 12월 5일에 나왔다.

13 식도암, 간암, 다른 암에 관한 증거는 다음의 문헌에서 조사되었다. Vincenzo Bagnardi et al., "Alcohol Consumption and the Risk of Cancer: A Meta-Analysis," Alcohol Research and Health: The Journal of the National Institute on Alcohol Abuse and Alcoholism 25, no. 4 (2001): 263 –70.

14 그 사례는 G. A. Colditz et al., "Harvard Report on Cancer Prevention Volume 4: Harvard Cancer Risk Index," Cancer Causes & Control 11, no. 6 (July 2000): 477 –88에 기술되어 있는 하버드 암 위험도 지수(Harvard Cancer Risk Index)에 나온 순위를 확인하기 바란다.

15 '폐암 자료표(Lung Cancer Fact Sheet)'에 따르면 남성 흡연자들은 흡연을 전혀 하지 않는 사람에 비해 폐암 발생 위험이 23배 높고, 여성은 13배 높다. 미국폐협회(American Lung Association) 웹사이트, 2010년 11월.

16 Office of Radiation and Indoor Air, EPA Assessment of Risks, appendix D, 82. 정확한 수치는 1만 명당 73명이다.

17 조금 파고들어가보면 이 계산에서는 한 사람이 70퍼센트 정도의 시간을 실내에서 보낸다고 가정하고 있음을 알 수 있다. Office of Radiation and Indoor Air, EPA Assessment of Risks, 7, 44.

18 Harry Otway and Jon Johnson, "A History of the Working Group to Address Los Alamos Community Health Concerns," Los Alamos National Laboratory, January 2000, U.S. Department of Energy, Office of Scientific and Technical Information 사이트에서 확인할 수 있다.

19 이 용어는 1970년대 중반에 역학연구자 세이머 그루퍼먼이 뉴욕 롱아일랜드에서 보고된 호지킨 림프종 암 다발 지역을 조사하다가 붙인 용어다. 2012년 6월 10일에 본 저자에게 보낸 이메일. 다음의 자료도 참조. S. Grufferman, "Clustering and Aggregation of Exposures in Hodgkin's Disease," Cancer 39 (1977): 1829–33; K. J. Rothman, "A Sobering Start for the Cluster Busters' Conference," American Journal of Epidemiology 132, no. 1 suppl. (July 1990): S6–13; and Atul Gawande, "The Cancer-Cluster Myth," New Yorker, February 8, 1999.

20 Agency for Toxic Substances and Disease Registry, "Public Health Assessment for Los Alamos National Laboratory," September 8, 2006, U.S. Department of Health and Human Services, Agency for Toxic Substances and Disease Registry Website.

21 "Report to the U.S. Congress: The Long Island Breast Cancer Study Project" (Washington, DC: Department of Health and Human Services, November 2004). 이 조사 내용은 다음의 문헌에 요약되어 있다. Deborah M. Winn, "Science and Society: The Long Island Breast Cancer Study Project," Nature Reviews Cancer 5, no. 12 (December 2005): 986–94; and Renee Twombly, "Long Island Study Finds No Link Between Pollutants and Breast Cancer," Journal of the National Cancer Institute 94, no. 18 (2002): 1348–51.

22 내가 처음 접한 것은 다음의 문헌이었다. Robert A. Weinberg, "How Cancer Arises," Scientific American 275, no. 3 (September 1996): 62–70

03 인류학에서 찾은 위안

1 리키는 이 이야기를 적어도 세 가지 버전으로 전했다. L. S. B. Leakey, The Stone Age Races of Kenya (London: Oxford University Press, 1935), 10–11; Leakey, By the Evidence(New York: Harcourt Brace Jovanovich,

1974), 20 –22, 35 –36 ; and Leakey, Adam's Ancestors (London : Methuen & Co., 1934), 202 –3. 나는 다음의 문헌도 함께 참고했다. Virginia Morell, Ancestral Passions : The Leakey Family and the Quest for Humankind's Beginnings (New York : Simon & Schuster, 1995), 65 –71, 80 –93.

2 이때는 아직 필트다운인(Piltdown man)이 가짜라는 사실이 밝혀지지 않은 상태였다.

3 P. G. H. Boswell, "Human Remains from Kanam and Kanjera, Kenya Colony," Nature 135, no. 3410 (March 9, 1935): 371. 모렐(Morell)은 리키가 "Ancestral Passions", 69, 80 –93에서 서투르게 제시한 일부 증거를 비롯해서 논란이 되는 부분을 기술해놓았다. 이 사건을 혹평하며 해석해놓은 내용에 대해서는 다음의 문헌을 참조하기 바란다. Martin Pickford, Louis S. B. Leakey : Beyond the Evidence (London : Janus Publishing Company, 1997). 픽포드(Pickford)와 리키 가족은 철천지원수나 다름없었고(Declan Butler, "The Battle of Tugen Hills," Nature 410, no. 6828 [March 29, 2001]: 508 –9), 과학적인 부분을 정치적인 부분과 따로 분리하기가 어렵다. 픽포드는 루이스 리키의 아들에 관하여 Richard E. Leakey : Master of Deceit (Nairobi : White Elephant Publishers, 1995)라는 제목이 붙은 책을 유스터스 기통가(Eustace Gitonga)와 공저하기도 했다.

4 이것은 하버드대학교 인류학자인 데이비드 필빔(David Pilbeam)의 평가였다. 그는 모렐에게 이 화석이 200만 년이나 그 이상이 되었을지도 모른다고 말했다(Ancestral Passions, 9, note 11). 그는 2012년 4월 30일에 내게 보낸 이메일에서 이 부분을 재확인해주었다.

5 In "A Reconsideration of the Date of the Kanam Jaw," Journal of Archaeological Science 2, no. 2 (June 1975): 151 –52에서 케네스 P. 오클리(Kenneth P. Oakley)는 화석이 홍적세 중기 표면의 석회담에 파묻혀 있다가 그보다 오래된 카남 암반까지 파고들어간 틈으로 들어갔을지도 모른다는 이론을 제시했다. 버클리대학교의 인류학자 팀 화이트(Tim White)는 이 하악골이 아마도 홍적세 후기의 것일 가능성이 높다고 결론 내렸다. 다음의 문헌을 참조하라. Eric Delson et al., eds., Encyclopedia of Human Evolution and Prehistory (New York : Garland, 2000), 739.

6 2012년 5월 7일에 리처드 포츠(Richard Potts)로부터 저자가 받은 이메일. 리처드 포츠는 워싱턴에 위치한 스미스소니언협회 국립자연사박물관의 인류의 기원 프로그램(Human Origins Program) 담당자다.

7 카남원인의 해부학적 세부사항은 다음의 참고 문헌을 참고하라. Leakey,

Stone Age Races, 19–23.

8 2010년 7월 1일에 티모시 브로머지가 저자에게 보낸 이메일

9 자세한 내용은 박물관 안내표지에서 참고한 내용이다. 내가 방문했던 때는 2011년 5월이었다.

10 그는 다음과 같이 보고하였다. "제1소구치 영역에서 하악을 절단하였다." (Stone Age Races, 2). 그는 X선 방사선 사진에 대해서도 언급했다.

11 과거의 수명을 추정하는 데 따르는 어려움에 대한 설명은 다음의 참고문헌을 참조하라. J. R. Wilmoth, "Demography of Longevity: Past, Present, and Future Trends," Experimental Gerontology 35, nos. 9–10 (December 2000): 1111–29.

12 10만 명당 한 명이 골육종에 걸린다. 다음의 참고문헌을 참조하라. Lisa Mirabello, Rebecca J. Troisi, and Sharon A. Savage, "Osteosarcoma Incidence and Survival Rates from 1973 to 2004: Data from the Surveillance, Epidemiology, and End Results Program," Cancer 115, no. 7 (April 1, 2009): 1531–43.

13 발견에 대한 자세한 내용은 독일고고학연구소(German Archaeological Institute)의 웹사이트에 기술되어 있다. "Complete Excavation of the Kurgan Arzhan 2 including an Undisturbed Royal Grave (late 7th century B.C.)." 세인트피터즈버그의 국립 에르미타주 미술관(State Hermitage Museum)의 웹사이트에는 좀 더 많은 정보가 있다. "Restoration and Reconstruction of the Arzhan-2 Complex of Artifacts." 나는 이것과 일부 다른 사례에 대해 다음의 문헌에서 좀 더 간단하게 기술한 바 있다. "Trying to Estimate Cancer Rates in Ancient Times," New York Times, December 27, 2010.

14 "Metastatic Cancer," National Cancer Institute website, reviewed May 23, 2011. 전립선암은 뼈에도 전이되지만, 당시에는 수명이 짧았기 때문에 지금보다 발생빈도가 떨어졌을 것이다.

15 그 사례는 다음의 문헌을 참조, Margaret M. Olszewski, "Concepts of Cancer from Antiquity to the Nineteenth Century," University of Toronto Medical Journal 87, no. 3 (May 2010); and Retsas, Palaeo-Oncology, 36.

16 M. R. Zimmerman, "An Experimental Study of Mummification Pertinent to the Antiquity of Cancer," Cancer 40 (1977): 1358–62. 한 실험에서 전이성 암종이 있는 환자에서 떼어낸 간을 오븐에서 건조시켜 다시 수화(rehydration)한 적이 있었다. 짐머맨은 다음과 같이 기술하였다. "암의 특성들

(크고, 어둡게 염색되고, 대단히 다양한 세포핵을 가지고 있고, 주변 조직에 침입)이 미라화되어 잘 보존되었고, 미라화된 종양은 실제로 정상 조직보다 더 잘 보존되어 있었다." 2010년 11월 11일에 저자에게 보내온 이메일.

17 이 왕은 비만이기도 했고, 그 뼈들은 납과 아연이 스며들어 있었다. 다음의 문헌들을 참조하라. Gino Fornaciari et al., "K-ras Mutation in the Tumour of King Ferrante I of Aragon (1431–94) and Environmental Mutagens at the Aragonese Court of Naples," International Journal of Osteoarchaeology 9, no. 5 (October 6, 1999): 302–6; Antonio Marchetti, Gino Fornaciari, et al., "K-RAS Mutation in the Tumour of Ferrante I of Aragon, King of Naples," Lancet 347, no. 9010 (May 1996): 1272; and Laura Ottini, Gino Fornaciari, et al., "Gene-Environment Interactions in the Pre-Industrial Era: The Cancer of King Ferrante I of Aragon (1431–1494)," Human Pathology 42, no. 3 (March 2011): 332–39.

18 나는 스트로우홀이 구세계(Old World), 즉 유럽, 아시아, 아프리카 지역에서 표로 작성한 176개의 사례에서 시작해서(reference in A. Sefcáková, E. Strouhal, et al., "Case of Metastatic Carcinoma from End of the 8th–early 9th Century Slovakia," American Journal of Physical Anthropology 116, no. 3 [November 2001]: 216–29) 그다음에는 신세계(New World), 즉 아메리카 대륙의 사례 그리고 그 논문이 발표된 이후에 발견된 사례를 추가했다.

19 스트로우홀은 "Tumors in the Remains of Ancient Egyptians"에서도 이에 대해 언급했다.

20 "Diseases in Antiquity"에서 브로스웰은 다음과 같이 추측한다. "과거에는 종양의 희귀성이 지나치게 강조되었다. 이런 사실만으로도 구체적인 연구를 진행하려는 의욕을 억누르는 효과가 있었을지도 모른다." 그의 책에서 'The Evidence for Neoplasms' 320–45를 참고하기 바란다. Waldron, 'What Was the Prevalence?'도 참조.

21 Waldron, 'What Was the Prevalence?'의 그림 1 참조. 자궁암과 유방암 때문에 여성에게서 수치가 더 높게 나왔다. 그다음 세기에는 흡연과 폐암 때문에 남성의 암이 우위를 점하게 된다.

22 그 사례는 다음의 문헌을 참조. Luigi L. Capasso, "Antiquity of Cancer," International Journal of Cancer 113, no. 1 (January 1, 2005): 2–13; and M. S. Micozzi, "Diseases in Antiquity: The Case of Cancer," Archives of Pathology and Laboratory Medicine 115 (1991): 838–44.

23 내가 물어본 세 명의 인류학자는 고병리학회(Paleopathology Association) 회장 겸 시카고 로욜라대학교의 인류학자인 앤 L. 그라우어(Anne L. Grauer), 뉴멕시코대학교 맥스웰 인류학 박물관(Maxwell Museum of Anthropology)의 인간 골학(human osteology) 큐레이터 헤더 J. H. 에드거(Heather J. H. Edgar), 캘리포니아대학교 버클리캠퍼스 통합생물학 교수인 팀 D. 화이트다.

04 신체강탈자들의 침략

1 L. Weiss, "Concepts of Metastasis," Cancer and Metastasis Reviews 19 (2000): 219–34, 이 글은 더 긴 글인 'Metastasis of Cancer: A Conceptual History from Antiquity to the 1990s' 193–400의 3부에 해당한다. 나는 같은 호에 실려 있는 웨이스(Weiss)의 다른 두 논문도 참고하였다. "Observations on the Antiquity of Cancer and Metastasis" (193–204) and "Early Concepts of Cancer" (205–17). 암의 세포 개념의 역사에 대한 자료로 다음의 문헌들을 참고하라. James Stuart Olson, The History of Cancer: An Annotated Bibliography (New York: Greenwood Press, 1989); Erwin H. Ackerknecht, "Historical Notes on Cancer," Medical History 2, no. 2 (April 1958): 114–19; Margaret M. Olszewski, "Concepts of Cancer from Antiquity to the Nineteenth Century," University of Toronto Medical Journal 87, no. 3 (May 2010); and W. I. B. Onuigbo, "The Paradox of Virchow's Views on Cancer Metastasis," Bulletin of the History of Medicine 34 (1962): 444–49. 다른 가치 있는 자료로는 1907년에 처음 출판된 다음 책이 있다. Jacob Wolff, The Science of Cancerous Disease from Earliest Times to the Presen》가 있다. 이 책은 Barbara Ayoub에 의해 독일어에서 번역되었고, 1989년에 Science History Publications and the National Library of Medicine에 의해 재출판되었다.

2 찰스 웨스트(Charles West)가 영어로 옮긴 책이 있다. On the Nature and Structural Characteristics of Cancer, and Those Morbid Growths Which May Be Confounded with It, (London: Sherwood, Gilbert, and Piper, 1840). 인용문은 다음의 문헌을 참고. Johannes Müller, "On the Nature and Structural Characteristics of Cancer: General Observations on the Minute Structure of Morbid Growths," CA: A Cancer Journal for Clinicians 23, no. 5 (December 30, 2008): 307–12.

3 뮐러의 개념은 다음의 문헌에 요약되어 있다. Wolff, Science of Cancerous Disease, 108; and Olszewski, "Concepts of Cancer."

4 서문은 의학역사가 사울 자르코(Saul Jarcho)가 썼다.

5 S. Paget, "The Distribution of Secondary Growths in Cancer of the Breast," Lancet 133, no. 3421 (1889): 571–73. 이것은 다음의 문헌으로 재발표되었다. "Stephen Paget's Paper Reproduced from The Lancet, 1889," Cancer and Metastasis Reviews 8, no. 2 (1989): 98–101.

6 다음 웹사이트에서 온라인으로 발표됨. "Metastatic Brain Tumor," National Library of Medicine, Medline Plus.

7 이들의 논문은 "Role of Organ Selectivity in the Determination of Metastatic Patterns of the B16 Melanoma," Cancer Research 40 (1980): 2281–87이다. 다음의 문헌도 참조. Isaiah J. Fidler, "The Pathogenesis of Cancer Metastasis: The 'Seed and Soil' Hypothesis Revisited," Nature Reviews Cancer 3, no. 6 (June 2003): 453–58.

8 전이의 복잡성에 대한 매력적인 설명은 다음 책의 14장을 참고하라. Weinberg, Biology of Cancer. 다음의 문헌도 함께 참조하였다. Ann F. Chambers, Alan C. Groom, and Ian C. MacDonald, "Metastasis: Dissemination and Growth of Cancer Cells in Metastatic Sites," Nature Reviews Cancer 2, no. 8 (August 1, 2002): 563–72; and Christine L. Chaffer and Robert A. Weinberg, "A Perspective on Cancer Cell Metastasis," Science 331, no. 6024 (March 25, 2011): 1559–64.

9 Weinberg, Biology of Cancer, 593-94. 그는 암세포들이 모세혈관 대신 동정맥 단락(arterial-venous shunt)을 통과함으로써 모세혈관의 덫을 피할 수 있다고 하는 것이 더욱 그럴듯한 설명이라고 주장한다.

10 리뷰는 다음의 문헌을 참조. Fidler, "Pathogenesis of Cancer Metastasis."

11 콜로라도 볼더의 BBB Seed에서 포장해서 판매하는 제품이다.

05 정보의 질병

1 이정표가 된 그레고르 맨델(Gregor Mendel)의 논문, "Experiments in

Plant Hybridization"(1865)의 영어 번역본을 멘델 웹(MendelWeb)에서 온라인으로 만나볼 수 있다.

2 에이버리, 허시, 체이스의 실험과 DNA의 이중나선구조의 발견에 대해서는 다음의 문헌에 잘 설명되어 있다. Horace Freeland Judson's The Eighth Day of Creation: Makers of the Revolution in Biology, expanded ed. (Cold Spring Harbor, NY: Cold Spring Harbor Laboratory Press, 1996). 중요한 논문을 소개한다. Oswald T. Avery, Colin M. MacLeod, and Maclyn McCarty, "Studies on the Chemical Nature of the Substance Inducing Transformation of Pneumococcal Types," The Journal of Experimental Medicine 79, no. 2 (February 1, 1944): 137–58; A. D. Hershey and M. Chase, "Independent Functions of Viral Protein and Nucleic Acid in Growth of Bacteriophage," The Journal of General Physiology 36, no. 1 (May 1952): 39–56; and J. D. Watson and F. H. C. Crick, "A Structure for Deoxyribose Nucleic Acid," Nature 171 (1953): 737–38. 왓슨과 크릭의 논문에 주석을 달아놓은 버전을 샌프란시스코 과학관(Exploratorium) 웹사이트에서 찾아볼 수 있다. "Origins, Unwinding DNA, Life at Cold Spring Harbor Laboratory."

3 원래 논문의 번역판은 다음을 참조. W. C. Röntgen, "On a New Kind of Rays" (1895). 이것은 다음 문헌에 재발표되었다. Wilhelm Conrad Röntgen, Sir George Gabriel Stokes, and Sir Joseph John Thomson, Röntgen Rays: Memoirs by Röntgen, Stokes, and J. J. Thomson (New York: Harper & Brothers, 1899), 3–13. 이 모음집에는 뢴트겐의 두 번째, 세 번째 통신내용도 포함되어 있다. 퀴리와 마찬가지로 그도 아직은 전리방사선을 두려워할 이유를 알지 못하고 있었다. 그는 X선을 자신의 눈에 비추었을 때 일어나는 일들을 덤덤하게 기술하고 있다(p.7, 39-40)

4 암세포에 대한 보베리의 추측은 다음의 자료를 참고하라. "Concerning the Origin of Malignant Tumours," a translation by Henry Harris of Boveri's Zur Frage der Entstehung maligner Tumoren (1914), Journal of Cell Science 121 (January 1, 2008): 1–84. 이 내용은 책으로도 출판되었다. Theodor Boveri, Concerning the Origin of Malignant Tumours, 1st ed. (Cold Spring Harbor, NY: Cold Spring Harbor Laboratory Press, 2007).

5 "On Radioactivity, a New Property of Matter," Nobel Lectures, Physics 1901–1921 (Amsterdam: Elsevier Publishing Company, 1967), 52–70. 1903년 12월 11일에 진행된 이 강연은 노벨상 웹사이트에서 다시 볼 수 있다.

6 퀴리의 실험은 다음의 문헌에서 설명되어 있다. Pierre Curie's June 6,

1905 Nobel lecture, "Radioactive Substances, Especially Radium," in Nobel Lectures, Physics 1901–1921 (Amsterdam: Elsevier Publishing Company, 1967). 노벨상 웹사이트에서 입수할 수 있다. 다음의 자료도 참조하라. Eve Curie, Madame Curie: A Biography, trans. Vincent Sheean (Garden City, NY: Doubleday, Doran & Co., 1937); and Barbara Goldsmith, Obsessive Genius: The Inner World of Marie Curie (New York: W. W. Norton, 2005).

7 그리어 가슨(Greer Garson)과 월터 피전(Walter Pidgeon)이 출연한 이 영화는 1944년 아카데미 우수영화상(Academy Award for Outstanding Motion Picture) 후보에 올라갔었다(상은 영화 「카사블랑카」에 돌아갔다).

8 좀 더 구체적으로 말하면 퀴리가 보고 있던 것은 체렌코프 복사(Cherenkov radiation)였다.

9 '라듐 소녀'에 대한 보고서는 다음의 자료를 참조하라. Frederick L. Hoffman, "Radium (Mesothorium) Necrosis," Journal of the American Medical Association 85, no. 13 (1925): 961–65; R. E. Rowland, Radium in Humans: A Review of U.S. Studies, Argonne National Laboratory, Environmental Research Division, 1994; and Ross Mullner, Deadly Glow: The Radium Dial Worker Tragedy (Washington, DC: American Public Health Association, 1999).

10 사례는 다음의 문헌을 참조. J. W. Cook, C. L. Hewett, and I. Hieger, "The Isolation of a Cancer-producing Hydrocarbon from Coal Tar," Journal of the Chemical Society (January 1, 1933): 395–405.

11 페이턴 라우스의 논문들은 다음과 같다. "A Transmissible Avian Neoplasm," Journal of Experimental Medicine 12, no. 5 (September 1, 1910): 696–705 and "A Sarcoma of the Fowl Transmissible by an Agent Separable from the Tumor Cells," Journal of Experimental Medicine 13, no. 4 (April 1, 1911): 397–411

12 1976년의 혁명이라고 기술되고 있는 일련의 새로운 사실의 발견은 Harold Varmus and J. Michael Bishop (D. Stehelin, H. E. Varmus, J. M. Bishop, and P. K. Vogt, "DNA Related to the Transforming Gene(s) of Avian Sarcoma Viruses Is Present in Normal Avian DNA," Nature 260, no. 5547 [March 11, 1976]: 170–73)에서 시작되었고, Robert Weinberg's One Renegade Cell: The Quest for the Origin of Cancer (New York: Basic Books, 1999)에서 설명되고 있다. 나는 다음의 문헌들도 참고하였다. Weinberg's "How Cancer Arises," Scientific American 275, no. 3 (September 1996): 62–70;

Douglas Hanahan and R. A. Weinberg, "The Hallmarks of Cancer," Cell 100, no. 1 (January 7, 2000): 57–70; and D. Hanahan and R. A. Weinberg, "Hallmarks of Cancer: The Next Generation," Cell 144, no. 5 (March 4, 2011): 646–74. 나탈리 앤지어(Natalie Angier)는 와인버그의 이야기를 Natural Obsessions: Striving to Unlock the Deepest Secrets of the Cancer Cell (New York: Warner Books, 1989)에서 말했고, 와인버그는 Racing to the Beginning of the Road: The Search for the Origin of Cancer (New York: Harmony, 1996)에 자신의 설명을 내놓았다.

13 가장 잘 알려진 사례는 필라델피아 염색체(Philadelphia chromosome)다. 이 염색체는 만성골수성백혈병과 관련되어 있다. 최초의 보고서는 다음의 문헌을 참조하라. Peter Nowell and David Hungerford, "A Minute Chromosome in Chronic Granulocytic Leukemia," Science 132, no. 3438 (November 1960): 1497.

14 이것은 2단계 손상이론(two-hit hypothesis)으로 알려져 있다. 다음의 문헌을 참조하라. Alfred G. Knudson, "Mutation and Cancer: Statistical Study of Retinoblastoma," Proceedings of the National Academy of Sciences 68, no. 4 (April 1971): 820–23.

15 사례는 다음의 문헌을 참조. DeCaprio et al., "The Product of the Retinoblastoma Susceptibility Gene."

16 이것을 발견한 이야기는 다음의 문헌에 나와 있다. Elizabeth H. Blackburn, Carol W. Greider, and Jack W. Szostak, "Telomeres and Telomerase: The Path from Maize, Tetrahymena and Yeast to Human Cancer and Aging," Nature Medicine 12, no. 10 (October 2006): 1133–38. 핵심적인 논문들로는 다음의 문헌이 있다. J. W. Szostak and E. H. Blackburn, "Cloning Yeast Telomeres on Linear Plasmid Vectors," Cell 29, no. 1 (May 1982): 245–55; C. W. Greider and E. H. Blackburn, "Identification of a Specific Telomere Terminal Transferase Activity in Tetrahymena Extracts, Cell 43(1985): 405–13; and C. W. Greider and E. H. Blackburn, "A Telomeric Sequence in the RNA of Tetrahymena Telomerase Required for Telomere Repeat Synthesis," Nature 337 (1989): 331–37.

17 '유전자 불안정성(genomic instability)'이라는 현상이 이 과정을 가속하고 있는지도 모른다. 다음의 문헌을 참조하라. Simona Negrini, Vassilis G. Gorgoulis, and Thanos D. Halazonetis, "Genomic Instability—An Evolving Hallmark of Cancer," Nature Reviews Molecular Cell Biology 11, no.

3 (March 1, 2010): 220–28.

18 이 현상에 대한 개괄적인 설명은 다음의 문헌을 참조하라. Hanahan and Weinberg's "The Hallmarks of Cancer" and "Hallmarks of Cancer: The Next Generation."

19 이 발견들은 종양 미세환경(tumor microenvironment)의 역할에 대한 초기 연구로부터 자라나온 것이다. 사례는 다음의 문헌을 참조하라. D. S. Dolberg and M. J. Bissell, "Inability of Rous Sarcoma Virus to Cause Sarcomas in the Avian Embryo," Nature 309, no. 5968 (June 7, 1984): 552–56; and D. S. Dolberg, M. J. Bissell, et al., "Wounding and Its Role in RSV-mediated Tumor Formation," Science 230, no. 4726 (November 8, 1985): 676–78.

06 심장세포가 자신의 운명을 받아들이는 법

1 대단히 복잡한 과정인 착상에 대해서는 다음 문헌에 설명되어 있다. Haibin Wang and Sudhansu K. Dey, "Roadmap to Embryo Implantation: Clues from Mouse Models," Nature Reviews Genetics 7, no. 3 (March 1, 2006): 185–99. 암의 생성과의 유사점에 관해서는 다음의 문헌을 참조하라. Michael J. Murray and Bruce A. Lessey, "Embryo Implantation and Tumor Metastasis: Common Pathways of Invasion and Angiogenesis," Seminars in Reproductive Medicine 17, no. 3 (March 15, 2008): 275–90.

2 이와 관련해서 영향력이 큰 논문은 다음의 문헌을 참조하라. Jean Paul Thiery, "Epithelial-Mesenchymal Transitions in Tumour Progression," Nature Reviews Cancer 2, no. 6 (June 2002): 442–54. 다음의 문헌들을 통해 훌륭한 리뷰를 접할 수 있다. Yibin Kang and Joan Massagué, "Epithelial-Mesenchymal Transitions: Twist in Development and Metastasis," Cell 118, no. 3 (August 6, 2004): 277–79; Jonathan M. Lee et al., "The Epithelial-Mesenchymal Transition: New Insights in Signaling, Development, and Disease," Journal of Cell Biology 172, no. 7 (March 27, 2006): 973–81; Jing Yang and Robert A. Weinberg, "Epithelial-Mesenchymal Transition: At the Crossroads of Development and Tumor Metastasis," Developmental Cell 14, no. 6 (June 2008): 818–29; and Raghu Kalluri and Robert A. Weinberg, "The Basics of Epithelial-Mesenchymal Transition," Journal of Clinical Investigation 119, no. 6 (June 1, 2009): 1420–28. 반대론자들의 설

명은 다음의 문헌을 참조하라. David Tarin, Erik W. Thompson, and Donald F. Newgreen, "The Fallacy of Epithelial Mesenchymal Transition in Neoplasia," Cancer Research 65, no. 14 (July 15, 2005): 5996–6001. 논란의 양쪽 진영 모두에 대해 다음의 문헌에서 설명되어 있다. Heidi Ledford, "Cancer Theory Faces Doubts," Nature 472, no. 7343 (April 21, 2011): 273.

3 알부케르케에서 2010년 8월 5일에서 9일에 걸쳐 개최된 발생생물학학회 69차 연례학회. 나는 2011년 7월 21, 22일에 개최된 70차 연례학회에도 참석했다. 발생생물학에 대한 훌륭한 개괄적 설명은 다음의 문헌을 참고하라. Sean B. Carroll, Endless Forms Most Beautiful: The New Science of Evo Devo (New York: Norton, 2006). 발생생물학학회 웹사이트에서는 WormAtlas 같은 수많은 참고자료로 연결되는 포털사이트도 제공하고 있다. 여기서는 예쁜꼬마선충 그리고 초파리의 신경계에 대해 다루는 Fly-Brain에 대해 주석이 달린 구체적인 지도도 함께 제공한다.

4 알부케르케 학회의 강의안내문은 다음의 문헌에 나와 있다. Developmental Biology 344, no. 1 (2010): 391–542.

5 이 책에서는 이런 단어들의 사용방식을 일관성 있게 유지하려고 노력하였지만 유전자의 이름과 기호를 언제 언제 대문자, 소문자, 이탤릭체, 로마체 등으로 표기해야 한다는 법칙을 엄격히 따르지는 않았다. 이 부분을 불편하게 여길 전문가들에게는 사과의 말씀을 전한다.

6 사이클로파민에 관한 이야기는 다음의 문헌에 나와 있다. Philipp Heretsch, Lito Tzagkaroulaki, and Athanassios Giannis, "Cyclopamine and Hedgehog Signaling: Chemistry, Biology, Medical Perspectives," Angewandte Chemie (international ed. in English) 49, no. 20 (May 3, 2010): 3418–27.

7 소닉 헤지호그와 암에 관한 개괄적 설명은 다음의 참고문헌을 참조하라. Lee L. Rubin and Frederic J. de Sauvage, "Targeting the Hedgehog Pathway in Cancer," Nature Reviews Drug Discovery 5, no. 12 (December 2006): 1026–33; and Jennifer M. Bailey, Pankaj K. Singh, and Michael A. Hollingsworth, "Cancer Metastasis Facilitated by Developmental Pathways: Sonic Hedgehog, Notch, and Bone Morphogenic Proteins," Journal of Cellular Biochemistry 102, no. 4 (November 1, 2007): 829–39.

8 더 구체적으로 말하면 Dmrt5는 유전체에 결합하여 유전자의 출력을 조절하는 분자인 전사인자(transcription factor)다.

9 전체 제목은 다음과 같다. 'How Heart Cells Embrace Their Fate in the Chordate Ciona Intestinalis' by Stacia Ilchena and James Cooley, Developmental Biology 344, no. 1 (2010): 502 –3.

07 암은 어디서 오는가

1 러브 운하의 역사는 다음의 자료에 설명되어 있다. Allan Mazur, A Hazardous Inquiry: The Rashomon Effect at Love Canal (Cambridge, MA: Harvard University Press, 1998), 8 –15.

2 Irvin Molotsky, "Damage to Chromosomes Found in Love Canal Tests," New York Times, May 17, 1980. 그 연구 결과는 다음의 문헌에 들어 있었다. D. Picciano, "Pilot Cytogenetic Study of the Residents Living Near Love Canal, a Hazardous Waste Site, Mammalian Chromosome Newsletter 21 (1980): 86 –93.

3 인구통계학적인 세부사항은 "Love Canal Follow-up"의 97쪽 표 20에 나와 있다.

4 "Love Canal Follow-up," 42 –43. 1960년에서 1996년 사이에 1767명의 단태아(쌍둥이나 세쌍둥이는 포함하지 않은) 중에 보고된 선천성 기형은 모두 37건이었다. 발병률 비교를 위해 이 연구에서는 뉴욕주 선천성 기형 등기소(New York State Congenital Malformation Registry)에서 정의한 '일관되고 신뢰할 만하게 보고된' 사례만을 셌다. 이 등기소는 1983년에 가서야 완벽한 기록을 시작했다. 그보다 이른 시기의 정보는 지역 병원에서 나온 것이었고, 비교에 사용할 수 있을 만큼 확실한 정보로 여겨지지 않았다(자세한 내용은 보고서의 29-30쪽을 참조하라. 96쪽의 표 19와 103쪽 부록 A도 참조).

5 여기에서 뉴욕시는 빠져 있다.

6 이것은 카운티와 주 양쪽 모두와 비교한 것이다. "Love Canal Follow-up," 39 –41 참조.

7 역사가 로버트 N.프록터는 다음의 책에서 시대정신을 포착하고 있다. Cancer Wars: How Politics Shapes What We Know and Don't Know About Cancer (New York: Basic Books, 1995). 특히 54 –74쪽을 주목해서 볼 것.

8 1976년 2월 26일 내셔널프레스클럽에서 러셀 트레인(Russel Train)의 연

설. 연합통신사(Associated Press)에서 이 이야기를 포착하였고, 다음 날 모닝 리코드(Morning Record)와 사라소타 헤럴드-트리뷴(Sarasota Herald-Tribune) 등의 신문에 실렸다.

9 이러한 오해의 기원에 대한 설명은 다음의 자료를 참조하라. Proctor, Cancer Wars, 55-57; and (keeping in mind its libertarian bias) Edith Efron, Apocalyptics: Cancer and the Big Lie: How Environmental Politics Controls What We Know About Cancer (New York: Simon & Schuster, 1984), 429-32.

10 이민자 연구는 다음의 문헌에 요약되어 있다. R. Doll and R. Peto, "The Causes of Cancer: Quantitative Estimates of Avoidable Risks of Cancer in the United States Today," Journal of the National Cancer Institute 66, no. 6 (June 1981): 1191-1308, reference on 1200-01; Proctor, Cancer Wars, 24-26; and Efron, Apocalyptics, 430-32.

11 수치는 다음의 문헌에 나와 있다. Earl S. Pollack and John W. Horm, "Trends in Cancer Incidence and Mortality in the United States, 1969-76," Journal of the National Cancer Institute 64, no. 5 (May 1, 1980): 1091-103; and in Toxic Chemicals and Public Protection: A Report to the President by the Toxic Substances Strategy Committee (Washington, DC: Council on Environmental Quality, May 1980), which is available online through the Hathi Trust Digital Library.

12 논란에 대한 설명은 다음의 문헌을 참조하라. Doll and Peto, "Causes of Cancer," 1279-81; and Efron, Apocalyptics, 434-36.

13 돌이 사망한 뒤에 그가 화학회사들로부터 자문 수수료를 받았다는 사실이 폭로되자 그의 후기 연구에 대한 의문이 제기되었다. 페토는 자신의 동료를 변호하면서 돌이 연줄로 이어지는 부분에 개방적이었으며 그 돈은 자신이 창립을 도왔던 옥스퍼드 그린컬리지(Green College)에 기부했다고 말했다. 다음의 문헌을 참조하라. Sarah Boseley, 'Renowned Cancer Scientist Was Paid by Chemical Firm for 20 Years' The Guardian, December 7, 2006. 다음 날 나온 독자투고란에서 다른 저명한 과학자들이 돌의 공명정대함에 대해 옹호했다('Richard Doll Still Deserves Our Respect' 참조). 여기에는 의료연구위원회(Medical Research Council)의 최고위원, 웰컴 트러스트(Wellcome Trust) 책임자 그리고 왕립학회 회장인 미틴 리스(Martin Rees) 등이 포함되어 있다.

14 질병에서 환경적 인자와 유전적 인자를 정리하는 데 따르는 딜레마에 대해서는 다음의 문헌을 참조하라. Kenneth J. Rothman and Sander Greenland,

"Causation and Causal Inference in Epidemiology," American Journal of Public Health 95 suppl. 1 (2005): S144-50.

15 최근의 평가는 다음의 문헌을 참조하라. Paolo Boffetta and Fredrik Nyberg, "Contribution of Environmental Factors to Cancer Risk," BMJ: British Medical Journal 68, no. 1 (December 1, 2003): 71-94; and Richard W. Clapp and Molly M. Jacobs, "Environmental and Occupational Causes of Cancer: New Evidence, 2005-2007," October 2007, Lowell Center for Sustainable Production website.

16 Doll and Peto, "Causes of Cancer," 1256. 전체적인 비율은 표 D2를 참조하고, 특정 암에 관한 비율은 D4를 참조하라. 뇌종양으로 인한 사망은 증가된 것으로 보이고, 다른 비호흡기 암에서는 그보다 작은 증가가 있던 것으로 보이지만, 저자들은 이것이 대부분 기록을 관리하는 방식이 개선됨에 따라 일어난 것으로 보고 있다.

17 알코올은 발암물질인 아세트알데하이드로 분해되거나, 다른 메커니즘을 통해 암 위험을 증가시키는지도 모른다. 요약된 내용은 다음을 참조하라. "Alcohol Use and Cancer," American Cancer Society website, last revised January 27, 2012.

18 사례는 다음의 문헌을 참조하라. Clapp and Jacobs, "Environmental and Occupational Causes of Cancer"; Devra Lee Davis and Joel Schwartz, "Trends in Cancer Mortality: U.S. White Males and Females, 1968-83," Lancet 331 (March 1988): 633-36; and Devra Davis, The Secret History of the War on Cancer (New York: Basic Books, 2007).

19 "Toxicity Testing in the 21st Century: A Vision and a Strategy (Washington, DC: National Academies Press, 2007). 이런 아이디어들이 다음의 연구에서도 체화되기 시작하고 있다. Environmental Protection Agency's Computational Toxicology Research program.

20 Ahmedin Jemal et al., "Annual Report to the Nation on the Status of Cancer, 1975-2009, Featuring the Burden and Trends in Human Papillomavirus (HPV)-Associated Cancers and PHV Vaccination Coverage Levels," Journal of the National Cancer Institute (January 7, 2013). 표 2 참조. 미국 국립암연구소(National Cancer Institute)의 SEER (Surveillance, Epidemiology, and End Results) 웹사이트에 가면 전체 보고서 링크와 함께 요약본이 나와 있다.

21 연령에 따른 보정을 하면 1975년에는 전체적인 암 사망률이 10만 명당 199명꼴이었다. 그리고 10년 뒤에는 211명이었다. 통계치가 표로 작성된 마지막 해인 2009년에는 이 값이 173명으로 떨어졌다. 다음의 자료를 참조하라. N. Howlader et al., eds., "SEER Cancer Statistics Review," 1975–2009 (Vintage 2009 Populations), National Cancer Institute, Bethesda, MD, based on November 2011 SEER data submission, posted to the SEER website, 2012. 사망률과 관련된 세부사항은 표 2.6에 나와 있고, 발병률과 관련된 세부사항은 표 2.5에 나와 있다.

22 앞에서 인용했던 2012년 보고서는 비율을 그렇게 자세하게 나누지 않는다. 나는 그보다 앞서 나온 연례보고서의 표 1을 사용하였다. Brenda K. Edwards et al., "Annual Report to the Nation on the Status of Cancer, 1975–2006, Featuring Colorectal Cancer Trends and Impact of Interventions," Cancer 116, no. 3 (2010): 544–73.

23 미국 암연구협회의 2012년 경과보고서에서는 암의 원인으로 33퍼센트를 흡연, 20퍼센트를 과체중과 비만, 5퍼센트를 운동부족을 지목하고 있고, 식생활로 인한 원인은 불과 5퍼센트만 지목하고 있다(9쪽, 표 9). 이 보고서는 미국 암연구협회 웹사이트에서 구할 수 있다. 미국 암연구협회에서 나온 수치의 출처는 다음과 같다. Graham A. Colditz, Kathleen Y. Wolin, and Sarah Gehlert. "Applying What We Know to Accelerate Cancer Prevention," Science Translational Medicine 4, no. 127 (March 28, 2012): 127rv4.

24 K. J. Rothman, "A Sobering Start for the Cluster Busters' Conference," American Journal of Epidemiology 132, no. 1 suppl. (July 1990): S6–13; and Raymond Richard Neutra, "Counterpoint from a Cluster Buster," American Journal of Epidemiology 132, no. 1 (July 1, 1990): 1–8. Also see Atul Gawande, "The Cancer Cluster Myth," New Yorker, February 8, 1999. 암 다발 지역 조사와 거기서 얻은 교훈에 대한 설명은 다음의 자료를 참조하라. Dan Fagin, Toms River: A Story of Science, Folly and Redemption (New York: Random House, 2013).

25 평가는 다음의 자료를 참조하라. P. A. Schulte et al., "Investigation of Occupational Cancer Clusters: Theory and Practice," American Journal of Public Health 77, no. 1 (January 1987): 52–56.

26 Howlader et al., eds., "SEER Cancer Statistics Review." 하이라이트는 다음의 자료를 참조하라. Jemal et al., "Annual Report to the Nation." 더 초기에 나온 보고서도 참조하였다. Betsy A. Kohler et al., "Annual Report to the Nation on the Status of Cancer, 1975–2007, Featuring Tumors of the Brain and Other Nervous System," Journal of the National Cancer Institute 103, no. 9 (May 4, 2011), 1–23.

27 Howlader et al., eds., "SEER Cancer Statistics Review," 표 28.2. 수치는 만 14세 이하의 아동들을 대상으로 한 값이다. 다음의 자료도 참조하라. Trevor Butterworth, "Is Childhood Cancer Becoming More Common?" May 28, 2010, Research at Statistical Assessment Service (STATS) website, George Mason University.

28 요약은 다음의 자료를 참조하라. Jemal et al. and the American Cancer Societies's annual reports, "Cancer Facts & Figures," on the group's website.

08 아드리아마이신과 크리스마스이브 뽀솔레

1 사례로 다음의 문헌을 참조하라. Huifang Huang et al., "Solution Structure of a Cisplatin-Induced DNA Interstrand Cross-Link," Science 270, no. 5243 (December 15, 1995): 1842–45. For a review of chemotherapy drugs and crosslinking, see Andrew J. Deans and Stephen C. West, "DNA Interstrand Crosslink Repair and Cancer," Nature Reviews Cancer 11, no. 7 (July 2011): 467–80; and Laurence H. Hurley, "DNA and Its Associated Processes as Targets for Cancer Therapy," Nature Reviews Cancer 2, no. 3 (March 2002): 188–200.

2 Alfred Gilman and Frederick S. Philips, "The Biological Actions and Therapeutic Applications of the B-Chloroethyl Amines and Sulfides," Science 103, no. 2675 (April 5, 1946): 409–36. 이 이야기에 대해 더 자세한 내용은 다음의 문헌을 참조하라. Vincent T. DeVita and Edward Chu, "A History of Cancer Chemotherapy," Cancer Research 68, no. 21 (November 1, 2008): 8643–53; and Bruce A. Chabner and Thomas G. Roberts. "Chemotherapy and the War on Cancer," Nature Reviews Cancer 5, no. 1 (January 1, 2005): 65–72.

3 Convention on the Prohibition of the Development, Production, Stockpiling and Use of Chemical Weapons and on Their Destruction (New York: Organisation for the Prohibition of Chemical Weapons,

2005). OPCW 웹사이트에서 확인할 수 있다.

4 이 메커니즘은 종종 설명되는 것보다는 조금 더 복잡하다. 다음의 문헌을 참조하라. "Targeted Therapies for Breast Cancer Tutorial: Inhibition of HER2," National Cancer Institute website.

5 이 어색한 이름('HER'이 '그녀'를 의미하는 영단어라서—옮긴이)은 두 실험실에서 독립적으로(사람과 쥐에서) 이 유전자를 발견한 후에 만들어졌다. Alan L. Schechter, Robert A. Weinberg, et al., "The Neu Oncogene: An erb-Brelated Gene Encoding a 185,000-Mr Tumour Antigen," Nature 312, no. 5994 (December 6, 1984): 513–16; and A. Ullrich et al., "Human Epidermal Growth Factor Receptor cDNA Sequence and Aberrant Expression of the Amplified Gene in A431 Epidermoid Carcinoma Cells," Nature 309, no. 5967 (June 31, 1984): 418–25.

6 이 약의 개발에 관한 이야기는 다음의 문헌에 나와 있다. Robert Bazell, Her-2: The Making of Herceptin, a Revolutionary Treatment for Breast Cancer (New York: Random House, 1998).

09 암세포 속으로

1 C. O. Nordling, "A New Theory on the Cancer-inducing Mechanism," British Journal of Cancer 7, no. 1 (March 1953): 68–72. Nordling은 나이가 들수록 암에 자주 걸리는 이유를 다중의 돌연변이가 필요하다는 사실로 설명할 수 있다고 주장했다. "암의 발생에 두 개의 돌연변이가 필요하다면 암의 발생빈도는 나이와 정비례 관계로 증가할 것이다. (…) 만약 세 개의 돌연변이가 필요하다면 암의 발생빈도는 나이의 제곱에 비례하리라 예상할 수 있고, 네 개의 돌연변이가 필요하다면 나이의 세제곱에 비례할 것이다." 암을 다윈주의적 과정이라는 개념으로 가장 먼저 명확하게 기술한 사람으로는 피터 노웰(Peter Nowell)을 꼽는 경우가 많다. "The Clonal Evolution of Tumor Cell Populations," Science 194, no. 4260 (October 1, 1976): 23–28. 이 이론은 대장암에 대한 획기적 실험을 통해 확실한 발판을 마련하게 되었다. 다음의 문헌을 참조하라. Bert Vogelstein et al., "Genetic Alterations During Colorectaltumor Development," New England Journal of Medicine 319, no. 9 (September 1, 1988): 525–32.

2 후성유전학에 막대한 영향을 미친 논문은 다음과 같다. Andrew P. Feinberg The seminal paper on epigenetics is Andrew P. Feinberg and Bert Vogelstein, "Hypomethylation Distinguishes Genes of Some Human Cancers from Their Normal Counterparts," Nature 301, no. 5895 (January 6, 1983): 89-92. 그 역사에 대한 개괄적 설명은 다음의 문헌을 참조하라. Andrew P. Feinberg and Benjamin Tycko, "The History of Cancer Epigenetics," Nature Reviews Cancer 4, no. 2 (February 2004): 143-53. 정자나 난자 같은 생식세포의 후성유전적 변화는 부모에서 아이에게로 전달될 수도 있다. 이런 현상의 중요성은 아직 확실히 밝혀지지 않았다.

3 Piyush B. Gupta, Christine L. Chaffer, and Robert A. Weinberg, "Cancer Stem Cells: Mirage or Reality?" Nature Medicine 15, no. 9 (2009): 1010- 12; Jerry M. Adams and Andreas Strasser, "Is Tumor Growth Sustained by Rare Cancer Stem Cells or Dominant Clones?" Cancer Research 68, no. 11 (June 1, 2008): 4018-4 21; and Peter Dirks, "Cancer Stem Cells: Invitation to a Second Round," Nature 466, no. 7302 (July 1, 2010): 40-41. 기본적인 개념은 일찍이 1937년에 제안되었고(J. Furth and M. C. Kahn, "The Transmission of Leukaemia of Mice with a Single Cell," American Journal of Cancer 31 [1937]: 276-82), 암줄기세포는 Dominique Bonnet와 John E. Dick에 의해 한 혈액암에서 확인이 되었었다. "Human Acute Myeloid Leukemia Is Organized as a Hierarchy That Originates from a Primitive Hematopoietic Cell," Nature Medicine 3, no. 7 (July 1, 1997): 730-37.

4 논란이 어땠는지 확인하려면 다음의 문헌들을 참조하기 바란다. John E. Dick, "Looking Ahead in Cancer Stem Cell Research," Nature Biotechnology 27, no. 1 (January 2009): 44-46; Elsa Quintana et al., "Efficient Tumour Formation by Single Human Melanoma Cells," Nature 456, no. 7222 (December 4, 2008): 593-98; Priscilla N. Kelly et al., "Tumor Growth Need Not Be Driven by Rare Cancer Stem Cells," Science 317, no. 5836 (July 20, 2007): 337; Richard P. Hill, "Identifying Cancer Stem Cells in Solid Tumors: Case Not Proven," Cancer Research 66, no. 4 (February 15, 2006): 1891-96; and Scott E. Kern and Darryl Shibata, "The Fuzzy Math of Solid Tumor Stem Cells: A Perspective," Cancer Research 67, no. 19 (October 1, 2007): 8985-88.

5 한 가지 가설은 이들은 이 책의 6장에서 논의했던 상피간엽이행을 통해 형태를 바꾼다는 것이다.

6 2012년 8월에 발표된 세 논문이 이 이론을 옹호하는 방향으로 언론의 주목을 촉발시켰고, 그와 함께 회의적인 반발이 일어났다. 인용문을 비롯한 요약은 다음의 문헌을 참조하라. Monya Baker, "Cancer Stem Cells Tracked," Nature 488, no. 7409 (August 2, 2012): 13-14.

7 암젠 웹사이트에 가면 고화질 정지화면과 동영상을 2차원과 3차원으로 감상할 수 있다.

8 이 연구에서 사용된 전문용어는 '전체 생존률(overall survival)'이다.

9 아바스틴 제품 소개 페이지, 제넨테크 웹사이트.

10 임상실험을 조기에 끝내는 것을 꼭 좋게만 여기는 것은 아니다. 다음의 문헌들을 참조하라. F. Trotta et al., "Stopping a Trial Early in Oncology: For Patients or for Industry?" Annals of Oncology 19, no. 7 (July 1, 2008): 1347-53; Margaret McCartney, "Leaping to Conclusions," BMJ: British Medical Journal 336, no. 7655 (May 31, 2008): 1213-14; and Victor M. Montori et al., "Randomized Trials Stopped Early for Benefit: A Systematic Review," JAMA: The Journal of the American Medical Association 294, no. 17 (November 2, 2005): 2203-9.

11 헤르셉틴을 복용한 1만 2000명의 여성을 대상으로 한 연구에서 유방암으로 인한 사망률은 1/3 정도 줄었지만, 심장 독성의 위험은 다섯 배 증가하는 것으로 나왔다. 다음의 문헌을 참조하라. Lorenzo Moja et al., "Trastuzumab Containing Regimens for Early Breast Cancer," Cochrane Database of Systematic Reviews 2012, issue 4, article no. CD006243, published online April 18, 2012.

12 Scott A. Stuart, Yosuke Minami, and Jean Y. J. Wang, "The CML Stem Cell: Evolution of the Progenitor," Cell Cycle 8, no. 9 (May 1, 2009): 1338-43. For the story of Gleevec, see Terence Monmaney, "A Triumph in the War Against Cancer," Smithsonian, May 2011.

13 개괄적인 설명은 다음의 문헌들을 참조하라. Ira Mellman, George Coukos, and Glenn Dranoff, "Cancer Immunotherapy Comes of Age," Nature 480, no. 7378 (December 21, 2011): 480-89; Drew M. Pardoll, "The Blockade of Immune Checkpoints in Cancer Immunotherapy," Nature Reviews Cancer 12, no. 4 (April 2012): 252-64; and David L. Porter et al., "Chimeric Antigen Receptor-Modified T Cells in Chronic Lymphoid Leukemia," New England Journal of Medicine 365, no. 8 (August 10,

2011): 725 –33.

14 또 다른 접근방식에서는 죽인 암세포를 이용해 환자가 자신의 암에 대비해 예방접종을 맞는다. 비활성화된 바이러스를 이용해 인플루엔자 백신을 만드는 방식과 유사하다.

15 텔롬 헬스 주식회사 웹사이트.

16 연자는 린다 친(Lynda Chin)이었고, 회사는 아베오 온콜로지(Aveo Oncology)였다. 그녀의 남편은 로널드 드핀호(Ronald DePinho)로, 그는 이어서 MD 앤더슨 암센터의 회장이 되었다. 2012년에 이 부부는 1800만 달러 규모의 보조금을 두고 분규에 휘말렸다. 자세한 내용은 다음의 문헌에 보고되어 있다. Meredith Wadman, "Texas Cancer Institute to Re-review Controversial Grant," Nature News, May 31, 2012. 다음의 문헌도 참조하라. Meredith Wadman, "Texas Cancercentre Head Apologizes for Promoting Stock on Television," Nature News, June 1, 2012.

17 Ervin J. Epstein, plenary talk, American Association for Cancer Research 102nd Annual Meeting, April 3, 2011. 그는 자신이 제넨테크와 노바티스의 자문위원이었던 적이 있으며 큐리스(Curis)라는 회사의 주식을 소유하고 있다고 밝혔다.

18 바머스가 언급한 프로젝트(Provocative Questions project)는 미국 국립암연구소 웹사이트에 설명되어 있다. 다음의 문헌도 참조하라. Harold Varmus and Ed Harlow, "Science Funding: Provocative Questions in Cancer Research," Nature 481, no. 7382 (January 25, 2012): 436 –37.

19 특히나 두드러지는 사례로 다음의 문헌을 참조하라. H. Nikki March et al., "Insertional Mutagenesis Identifi es Multiple Networks of Cooperating Genes Driving Intestinal Tumorigenesis," Nature Genetics 43, no. 12 (2011): 1202 –9. '원동력 돌연변이(driver mutation)'와 '군식구 돌연변이(passenger mutation)'을 구분하는 것이 어려운 문제다. 자세한 내용은 이 책의 12장을 참조하라.

20 암과의 관련성은 다음의 문헌을 참조하라. Minhui Lee and Valeri Vasioukhin, "Cell Polarity and Cancer— Cell and Tissue Polarity as a Noncanonical Tumor Suppressor," Journal of Cell Science 121, no. 8 (April 15, 2008): 1141 –50.

21 해당작용(glycolysis)을 포함하는 대사적 변화는 오토 와버그(Otto Warburg)가 다음의 문헌에서 설명하고 있다. "On the Origin of Cancer Cells,"

Science 123, no. 3191 (February 24, 1956): 309 –14. 이것이 산소가 존재하는 상황에서 일어나면 호기성 해당과정이라고 부른다. 그럼 그 결과로 포도당의 소비가 증가한다. 암세포가 PET 스캔에서 불이 들어오는 원리도 이것이다.

22 개괄적으로 잘 설명된 내용은 다음의 문헌을 참조하라. Gary Stix, "Is Chronic Inflammation the Key to Unlocking the Mysteries of Cancer?" Scientific American, July 2007, updated online November 9, 2008.

23 리뷰는 다음의 자료를 참조하라. Finkel Toren, Chu-Xia Deng, and Raul Mostoslavsky, "Recent Progress in the Biology and Physiology of Sirtuins," Nature 460, no. 7255 (July 30, 2009): 587 –91.

24 'microbiome(미생물군유전체)'라는 이름은 죠수아 린더버그(Joshua Lederberg)가 지었다. 그리고 "Ome Sweet 'Omics"라는 짧은 글에서 그는 이름 짓기 현상에 대해 언급하고 있다. The Scientist 15, no. 7 (April 2, 2001): 8.

25 나는 이 말을 내가 처음 만들어낸 줄 알고 있었는데 인터넷 검색을 해보니 한 파워포인트 발표슬라이드에 들어가 있었다. Andrea Califano, Brian Athey, and Russ Altman, "Creating a DBP Community to Enhance the NCBC Biomedical Impact, A National Center for Biomedical Computing Work Group Report," July 18, 2006, National Alliance for Medical Image Computing website.

26 Leonardo Salmena, Pier Paolo Pandolfi, et al., "A ceRNA Hypothesis: The Rosetta Stone of a Hidden RNA Language?" Cell 146, no. 3 (August 5, 2011): 353 –58. 연자는 대표저자인 피에르 파올로 판돌피Pier Paolo Pandolfi였다.

27 ENCODE 프로젝트를 통해 훨씬 많은 비암호화 DNA(noncoding DNA)가 목적을 발견한 것으로 보인다. 이 프로젝트의 연구결과는 『네이처』에 의해 화려한 멀티미디어 웹사이트를 통해 발표되었다. 연구결과를 구식의 방식으로 개괄한 내용을 보고 싶으면 다음의 문헌을 참조하라. Consortium, The ENCODE Project, "An Integrated Encyclopedia of DNA Elements in the Human Genome," Nature 489, no. 7414 (September 6, 2012): 57 –74. 이 내용이 발표되자 이 결과가 중요하기는 하지만 지나치게 과장되었다고 생각하는 과학자들로부터 반발이 뒤따랐다. 다음의 문헌을 참조하라. John Timmer, "Most of What You Read Was Wrong: How Press Releases Rewrote Scientific History," in the online publication Ars Technica, September 10, 2012.

28 Douglas Hanahan and Robert A Weinberg, "Hallmarks of Cancer: The Next Generation," Cell 144, no. 5 (March 4, 2011): 646–74. 오리지널 '암의 전형적 특징' 논문의 10주년은 비판의 기회로 인식되었다. Yuri Lazebnik, "What Are the Hallmarks of Cancer?" Nature Reviews Cancer 10, no. 4 (April 1, 2010): 232–33.

10 뒤죽박죽 대사

1 A. Fleming, "On the Antibacterial Action of Cultures of a Penicillium, with Special Reference to Their Use in the Isolation of B. Influenzae," British Journal of Experimental Pathology 10 (1929): 226–35. 이 논문은 다음 문헌에 다시 실렸다. Bulletin of the World Health Organization 79, no. 8 (2001): 780–90. 그는 노벨상 수상 연설에서 이 발견의 이야기를 설명했다. Nobel Prize lecture, December 11, 1945: Alexander Fleming, "Penicillin," in Nobel Lectures, Physiology or Medicine 1942–1962 (Amsterdam: Elsevier Publishing Company, 1964). 이 내용은 노벨상 웹사이트에서 확인할 수 있다. 플레밍은 몰랐지만 그보다 앞서 페니실린의 효과를 알아차린 다른 과학자들이 있었다. (Horace Freeland Judson, The Search for Solutions [London: Hutchinson, 1980], 73–75) 그리고 역사학자들은 정설로 자리 잡은 이 설명의 구체적인 부분에 대해 의심의 눈초리를 보내고 있다. Douglas Allchin, "Penicillin and Chance," Sociology, History and Philosophy in Science Teaching Resource Center website, University of Minnesota.

2 Percivall Pott, The Chirurgical Works of Percival Pott, F.R.S. and Surgeon to St. Bartholomew's Hospital (London: Printed for T. Lowndes, J. Johnson, G. Robinson, T. Cadell, T. Evans, W. Fox, J. Bew, and S. Hayes, 1783). 이 책은 원래 1775년에 출판되었고, 이 인용문은 나중에 나온 확장판 (London: J. Johnson, 1808)의 178쪽에서 가져온 것이다.

3 K. Yamagiwa and K. Ichikawa, "Experimental Study of the Pathogenesis of Carcinoma," Journal of Cancer Research 3 (1918): 1–29. 다음의 문헌에서 야마기사와 가쓰사부로의 짧은 전기와 함께 다시금 출판되었다. CA: A Cancer Journal for Clinicians 27, no. 3 (May/June 1977): 172–81.

4 Bernardino Ramazzini, Diseases of Workers(Chicago: University of Chicago Press, 1940), 191. 1713년에 나온 라틴어 책 "De morbis artificum"

을 윌머 케이브 라이트(Wilmer Cave Wright)가 번역하고 조지 로젠(George Rosen)이 서문을 썼다. 이 판은 라틴어 본문도 함께 포함하고 있다. 라마치니는 "Wet-Nurses"라는 섹션에서 수녀들에 대해 적었다. 다음의 문헌도 참조하기 바란다. J. S. Felton, "The Heritage of Bernardino Ramazzini," Occupational Medicine 47, no. 3 (April 1, 1997): 167-79.

5 리볼리의 모든 인용문은 2011년 5월 12일 런던에서 저자가 인터뷰한 내용에서 가져왔다.

6 앨버트 탄넨바움(Albert Tannenbaum)에 의해 1940년대에 일부 선구적인 연구가 이루어졌다. 다음의 문헌을 참조하라. "The Initiation and Growth of Tumors. Introduction. I. Effects of Underfeeding," American Journal of Cancer 38 (1940): 335-50. 이 이후의 연구는 다음의 문헌을 참조하라. D. Kritchevsky, M. M. Weber, and D. M. Klurfeld, "Dietary Fat Versus Caloric Content in Initiation and Promotion of Mammary Tumorigenesis in Rats," Cancer Research 44, no. 8 (August 1984): 3174-77; G. A. Boissonneault, C. E. Elson, and M. W. Pariza, "Net Energy Effects of Dietary Fat on Chemically Induced Mammary Carcinogenesis in F344 Rats," Journal of the National Cancer Institute 76, no. 2 (February 1986): 335-38; and M. W. Pariza, "Fat, Calories, and Mammary Carcinogenesis: Net Energy Effects," American Journal of Clinical Nutrition 45, no. 1 (January 1, 1987): 261-63.

7 개괄적인 설명은 다음의 문헌을 참조하라. Xiao-Qin Wang, Paul D. Terry, and Hong Yan, "Review of Salt Consumption and Stomach Cancer Risk: Epidemiological and Biological Evidence," World Journal of Gastroenterology 15, no. 18 (May 14, 2009): 2204-13.

8 사례는 다음의 문헌을 참조하라. P. Issenberg, "Nitrite, Nitrosamines, and Cancer," Federation Proceedings 35, no. 6 (May 1, 1976): 1322-26; and William Lijinsky, "N-Nitroso Compounds in the Diet," Mutation Research/Genetic Toxicology and Environmental Mutagenesis 443, nos. 1-2 (July 15, 1999): 129-38.

9 World Cancer Research Fund/American Institute for Cancer Research, Food, Nutrition, Physical Activity, and the Prevention of Cancer. 이 조직의 '식생활과 암 보고서(Diet and Cancer Report)' 웹사이트에 업데이트 내용이 게시된다.

10 구체적인 내용은 EPIC 웹사이트에서 확인할 수 있다.

11 인용문은 보페타(Boffetta)의 논문에 대한 다음의 반응을 참조하라. Christine Bouchardy, Simone Benhamou, and Elisabetta Rapiti, "Re: Fruit and Vegetable Intake and Overall Cancer Risk in the European Prospective Investigation into Cancer and Nutrition," Journal of the National Cancer Institute (December 16, 2010); and T. J. Key, "Fruit and Vegetables and Cancer Risk," British Journal of Cancer 104, no. 1 (January 4, 2011): 6–11.

12 Walter C. Willett, "Fruits, Vegetables, and Cancer Prevention: Turmoil in the Produce Section," Journal of the National Cancer Institute 102, no. 8 (April 21, 2010): 510–11. 그는 보페타 등과 "Fruit and Vegetable Intake"에 대해 논평하고 있다.

13 다음의 문헌 참조. Teresa Norat et al., "Meat, Fish, and Colorectal Cancer Risk," Journal of the National Cancer Institute 97, no. 12 (June 15, 2005): 906–16. 이 연구에서는 생선 섭취에서 대략 비슷한 수준의 보호 효과를 발견했다. 식이섬유에서도 비슷한 증거가 다음의 문헌에서 보고되었다. Sheila A. Bingham et al., "Dietary Fibre in Food and Protection Against Colorectal Cancer in the European Prospective Investigation into Cancer and Nutrition," Lancet 361, no. 9368 (May 3, 2003): 1496–501.

14 사례는 다음의 문헌을 참조하라. D. D. Alexander and C. A. Cushing, "Red Meat and Colorectal Cancer: A Critical Summary of Prospective Epidemiologic Studies," Obesity Reviews 12, no. 5 (May 2011): e472–493; and Doris S. M. Chan et al., "Red and Processed Meat and Colorectal Cancer Incidence: Meta-Analysis of Prospective Studies," PLOS ONE 6, no. 6 (June 6, 2011). 앞선 연구에 대해서는 다음의 문헌을 참조하라. Scott Gottlieb, "Fibre Does Not Protect Against Colon Cancer," BMJ: British Medical Journal 318, no. 7179 (January 30, 1999): 281; and C. S. Fuchs, W. C. Willett, et al., "Dietary Fiber and the Risk of Colorectal Cancer and Adenoma in Women," New England Journal of Medicine 340, no. 3 (January 21, 1999): 169–76. 세계암연구기금에서는 자신의 식생활과 암 보고서(Diet and Cancer Report) 웹사이트에서 식이섬유에 대한 증거가 더 강력해지고 있다고 결론내리고 있다.

15 사례로 다음의 문헌을 참조하라. P. H. Lahmann et al., "Long-term Weight Change and Breast Cancer Risk," British Journal of Cancer 93, no. 5 (September 5, 2005): 582–89; and Tobias Pischon et al., "Body Size and Risk of Renal Cell Carcinoma in the European Prospective Investigation into Cancer and Nutrition," International Journal of Cancer 118, no. 3 (February 1, 2006): 728–38.

16 다른 중요한 요소로는 식욕 조절에 관여하는 렙틴(leptin)이라는 호르몬, 성호르몬결합글로블린(sex hormone binding globulins), 방향화효소(aromatase, estrogen synthase)라고도 함, PI3 kinase 등이 포함된다. 다음의 문헌을 참조하라. Sandra Braun, Keren Bitton-Worms, and Derek LeRoith, "The Link Between the Metabolic Syndrome and Cancer," International Journal of Biological Sciences (2011): 1003–15; and Stephanie Cowey and Robert W. Hardy, "The Metabolic Syndrome," American Journal of Pathology 169, no. 5 (November 2006): 1505–22. 암세포가 사실상의 혐기성 대사로 전환하는 바르부르크 효과도 관여하고 있다. 개괄적 설명은 다음의 자료를 참조하라. Gary Taubes, "Unraveling the Obesity-Cancer Connection," Science 335, no. 6064 (January 6, 2012): 28–32.

17 다음의 자료를 참조하라. Sandra Steingraber, "The Falling Age of Puberty in U.S. Girls," August 2007, Breast Cancer Fund website, 여기에는 이 연구에 대한 인용문이 포함되어 있다. Sarah E. Anderson, Gerard E. Dallal, and Aviva Must, "Relative Weight and Race Influence Average Age at Menarche," part 1, Pediatrics 111, no. 4 (April 2003): 844–50.

18 일례로 다음의 문헌을 참조하라. Jane Green et al., "Height and Cancer Incidence in the Million Women Study," Lancet Oncology 12, no. 8 (August 2011): 785–94.

19 리뷰는 다음의 자료를 참조하라. Lisa M. Coussens and Zena Werb, "Inflammation and Cancer," Nature 420, no. 6917 (December 19, 2002): 860–67; and Gary Stix, "Is Chronic Inflammation the Key to Unlocking the Mysteries of Cancer?" Scientific American, July 2007, updated online November 9, 2008.

20 사례로 다음의 자료를 참조하라. Peter M. Rothwell et al., "Effect of Daily Aspirin on Risk of Cancer Metastasis: A Study of Incident Cancers During Randomised Controlled Trials," The Lancet 379, no. 9826 (April 2012): 1591–1601; and Peter M. Rothwell et al., "Short-term Effects of Daily Aspirin on Cancer Incidence, Mortality, and Non-vascular Death: Analysis of the Time Course of Risks and Benefits in 51 Randomised Controlled Trials," The Lancet 379, no. 9826 (April 2012): 1602–12.

21 사례로 다음의 문헌을 참조하라. World Cancer Research Fund/American Institute for Cancer Research, Food, Nutrition, Physical Activity, 39, box 2.4.

22 H. F. Dvorak, "Tumors: Wounds That Do Not Heal; Similarities Between Tumor Stroma Generation and Wound Healing," New England Journal of Medicine 315, no. 26 (December 25, 1986): 1650-59. 일부 연구자들은 붉은 살코기가 결장암을 조장할 가능성을 연구하고 있다. 붉은 살코기에는 발암물질 중에서도 염증성 면역반응을 유발하는 분자가 들어 있기 때문이다. 다음의 자료를 참조하라. Maria Hedlund et al., "Evidence for a Human-specific Mechanism for Diet and Antibody-mediated Inflammation in Carcinoma Progression," Proceedings of the National Academy of Sciences 105, no. 48 (December 2, 2008): 18936-41; and Pam Tangvoranuntakul et al., "Human Uptake and Incorporation of an Immunogenic Nonhuman Dietary Sialic Acid," Proceedings of the National Academy of Sciences 100, no. 21 (October 14, 2003): 12045-50.

23 일례로 다음의 문헌을 참조하라. Hutan Ashrafian et al., "Metabolic Surgery and Cancer: Protective Effects of Bariatric Procedures," Cancer 117, no. 9 (May 1, 2011): 1788-99.

24 Kurt Straif et al., "Carcinogenicity of Shift-work, Painting, and Fire-fighting," Lancet Oncology 8, no. 12 (December 2007): 1065-66. 이 논문은 WHO의 국제암연구소에서 고려한 역학연구와 실험실 연구에 대한 포인터를 제공한다.

25 미국 농무부에서는 미국인들이 고과당 시럽을 비롯해 다양한 형태의 설탕을 1년에 68킬로그램 소비한다고 추정하고 있다. 다음의 문헌을 참조하라. Agriculture Factbook 2001-2002 (Washington, DC: U.S. Department of Agriculture, March 2003), 20.

26 토브스의 책을 참조하라. Good Calories, Bad Calories: Fats, Carbs, and the Controversial Science of Diet and Health (New York: Vintage, 2008) and Why We Get Fat: And What to Do About It (New York: Knopf, 2010).

27 식이섬유가 인슐린 분비에 미치는 영향에 대해서는 다음의 문헌을 참조하라. J. G. Potter et al., "Effect of Test Meals of Varying Dietary Fiber Content on Plasma Insulin and Glucose Response," American Journal of Clinical Nutrition 34, no. 3 (March 1, 1981): 328- 34.

28 하지만 이것조차 논란이 있다. 다음의 문헌을 참조하라. Herman Pontzer et al., "Hunter-Gatherer Energetics and Human Obesity," PLOS ONE 7, no. 7 (July 25, 2012): e40503.

11 방사선과의 도박

1 Office of Radiation and Indoor Air, EPA Assessment of Risks from Radon in Homes (Washington, DC: United States Environmental Protection Agency, June 2003), iv, EPA 웹사이트에서 자료를 확인할 수 있다.

2 이것은 사실 헬륨의 원자핵이다. 초기부터 라듐이 붕괴하면서 헬륨을 방출한다는 것이 알려져 있었다. 다음의 참고문헌을 참조하라. William Ramsay and Frederick Soddy, "Experiments in Radioactivity, and the Production of Helium from Radium." Proceedings of the Royal Society 72 (1903): 204-7.

3 어쨌거나 수십 년 동안의 노출량은 측정할 수 있다. 라돈의 생성물 중 하나이고, 측정에 사용되는 210Po의 반감기는 21년이다.

4 이것과 다른 연구들이 위니펙의 논문에 요약되어 있다.

5 J. S. Puskin, "Smoking as a Confounder in Ecologic Correlations of Cancer Mortality Rates with Average County Radon Levels," Health Physics 84, no. 4 (April 2003): 526-32. 여기서 터져 나온 논란의 사례는 다음의 문헌을 참고하라. B. J. Smith, R. W. Field, and C. F. Lynch, "Residential 222Rn Exposure and Lung Cancer: Testing the Linear No-threshold Theory with Ecologic Data," Health Physics 75, no. 1 (July 1998): 11-17; and B. J. Cohen, "Response to Criticisms of Smith et al.," Health Physics 75, no. 1 (July 1998): 23-28, 31-33. 답변 그리고 답변에 대한 답변이 이어진다.

6 연구 내용들이 다음의 문헌에 요약되어 있다. "EPA's Assessment of Risks from Radon," 8, 11, and in Committee on Health Risks of Exposure to Radon (BEIR VI), National Research Council, Health Effects of Exposure to Radon: BEIR VI (Washington, DC: The National Academies Press, 1999), 76-78.

7 S. Darby et al., "Radon in Homes and Risk of Lung Cancer: Collaborative Analysis of Individual Data from 13 European Casecontrol Studies," BMJ: British Medical Journal 330, no. 7485 (January 29, 2005): 223. 그 결과는 다음의 문헌에서 설명되어 있다. Hajo Zeeb and Ferid Shannoun, eds., WHO Handbook on Indoor Radon: A Public Health Perspective (Geneva: World Health Organization, 2009), 12.

8 개략적 설명은 다음의 자료를 참조하라. Jonathan M. Samet, "Radiation and Cancer Risk: A Continuing Challenge for Epidemiologists," Environmental Health 10, suppl. 1 (April 5, 2011): S4.

9 "Chernobyl's Legacy: Health, Environmental and Socio-economic Impacts," The Chernobyl Forum: 2003-2005, 2nd revised version, 2012. International Atomic Energy Agency 웹사이트에서 자료를 확인할 수 있다.

10 최근의 후속 연구는 다음의 문헌을 참조하라. Alina V. Brenner et al., "I-131 Dose Response for Incident Thyroid Cancers in Ukraine Related to the Chernobyl Accident," Environmental Health Perspectives 119, no. 7 (July 2011): 933-39.

11 David Richardson et al., "Ionizing Radiation and Leukemia Mortality Among Japanese Atomic Bomb Survivors, 1950-2000," Radiation Research 172, no. 3 (September 2009): 368-82. 일본 방사선영향연구소(Radiation Effects Research Foundation)에서는 사망률 대신 발병률 수치를 이용해서 1900건의 암이 원폭으로 인해 발생하였다고 추정하였다. 해당 재단의 웹사이트에서 다음의 문헌을 참조하라. "How Many Cancers in Atomic-bomb Survivors are Attributable to Radiation?"

12 불멸의 악마

1 "The Show," '암에 맞서 싸우자' 웹사이트.

2 Amy Harmon, "New Drugs Stir Debate on Rules of Clinical Trials," New York Times, September 18, 2010. 이 실험에 대해 좀 더 알고 싶으면 다음의 문헌을 참고하라. Amy Harmon, "Target Cancer," a series of six articles, New York Times, February 22, 2010, to January 20, 2011.

3 그 결과 유전자는 세포 성장 경로의 일부인 단백질을 변형된 형태로 생산

하게 된다. 정상적인 상황에서 BRAF 단백질은 RAS라는 또 다른 단백질과 상호작용할 때만 작동되지만, 돌변변이가 일어나면 이런 제약에서 자유로워진다. "Vemurafenib," New Treatments, Melanoma Foundation 웹사이트 참조. 암과 베무라페닙 실험에 관한 설명은 다음의 자료를 참조하라. Paul B. Chapman et al., "Improved Survival with Vemurafenib in Melanoma with BRAF V600E Mutation," New England Journal of Medicine 364, no. 26 (June 30, 2011): 2507–16. 그 뒤에 이루어진 연구에 대해서는 다음의 자료를 참조하라. Jeffrey A. Sosman et al., "Survival in BRAF V600-Mutant Advanced Melanoma Treated with Vemurafenib," New England Journal of Medicine 366, no. 8 (2012): 707–14.

4 전체적인 생존기간의 중간값은 다카바진은 9.6개월, 베무라페닙은 13.2개월이었다. 다음의 자료를 참조하라. Paul B. Chapman et al., "Updated Overall Survival (OS) Results for BRIM-3," 2012 ASCO Annual Meeting, Journal of Clinical Oncology 30 no. 18, suppl. (June 20, 2012): abstract 8502.

5 Fei Su et al., "RAS Mutations in... Inhibitors," New England Journal of Medicine 366, no. 3 (January 19, 2012): 207–15.

6 2012년에 The New England Journal of Medicine에서는 다른 종류의 BRAF 억제제인 다브라페닙(dabrafenib)을 이용한 실험으로부터 고무적인 결과를 보고하였다. 이 약물은 같은 세포 경로의 또 다른 효소인 MEK를 억제하는 trametinib과 결합 사용되었다. 다음의 자료를 참조하라. Keith T. Flaherty et al., "Combined BRAF and MEK Inhibition in Melanoma with BRAF V600 Mutations," New England Journal of Medicine (published online September 29, 2012).

7 리뷰는 다음의 자료를 참조. Ken Garber, "Hedgehog Drugs Begin to Show Results," Journal of the National Cancer Institute 100, no. 10 (May 21, 2008): 692–97.

8 이 책의 6장에서 이 부분에 대한 이야기가 나온다.

9 Genetic Basis of Brain Development and Dysfunction, March 18–23, 2000, Sagebrush Inn and Conference Center, Taos, New Mexico. 헤지호그 신호의 권위자는 하버드대학교의 앤드류 맥마혼(Andrew McMahon)이었다.

10 약물의 일반명 해독에 관해서는 다음의 자료를 참조하라. "USAN Stem List," American Medical Association website.

11 날짜는 2011년 12월 6일이었다.

12 Roche 웹사이트, 2012년 6월 3일 언론 배포. 다음의 자료도 참조하라. Lisa Hutchinson, "From ASCO—Breast Cancer: EMILIA Trial Offers Hope," Nature Reviews Clinical Oncology 9, no. 8 (August 1, 2012): 430. 이 약은 FDA에서 2013년 2월 22일에 승인을 받아 캐사일라(Kadcyla)로 판매되고 있다.

13 유방암 치료에 관한 논란에 대한 더 많은 정보는 다음 자료를 참조하라. Robert A. Aronowitz, Unnatural History: Breast Cancer and American Society (Cambridge: Cambridge University Press, 2007); and David Plotkin, "Good News and Bad News About Breast Cancer," The Atlantic, June 1998.

14 부검 연구에 대한 리뷰는 다음의 문헌을 참고. Richard M. Martin, "Commentary: Prostate Cancer Is Omnipresent, but Should We Screen for It?" International Journal of Epidemiology 36, no. 2 (April 1, 2007): 278–81.

15 사례는 다음의 문헌에서 가져온 것이다. Gary Schwitzer, "Cheerleading, Shibboleths and Uncertainty," a presentation on April 23, 2012, Science Writing in the Age of Denial, University of Wisconsin, Madison, WI. 소변기 사례는 로이터 헬스(Reuters Health)의 수석편집자 이반 오란스키(Ivan Oransky)가 슈비처(Schwitzer)에게 제공한 것이다.

16 사례는 다음의 문헌을 참조. J. C. Fisher, "Multiple-Mutation Theory of Carcinogenesis," Nature 181 (March 1, 1958): 651–52; P. Armitage and R. Doll, "The Age Distribution of Cancer and a Multi-stage Theory of Carcinogenesis," British Journal of Cancer 8 (1954): 1–12; and C. O. Nordling, "A New Theory on the Cancer-inducing Mechanism," British Journal of Cancer 7, no. 1 (March 1953): 68–72.

17 대표적인 논문은 다음과 같다. R. Axelrod and W. D. Hamilton, "The Evolution of Cooperation," Science 211, no. 4489 (March 27, 1981): 1390–96.

18 '암과 맞서 싸우자' 프레젠테이션은 2011년 4월 2일에서 6일까지 올랜도에서 개최된 미국 암연구협회 연례학회에서 이루어졌다. 인용된 과학자는 앤젤리크 화이트허스트(Angelique Whitehurst)다.

13 에크트로스를 조심하라

1 내가 샌디아 산 정상으로 여행을 갔던 것과 산타페의 상황은 다음 기록에 설명되어 있다. "On Top of Microwave Mountain," Slate, April 21, 2010.

2 Federal Communications Commission, "Evaluating Compliance with FCC Guidelines for Human Exposure to Radiofrequency Electromagnetic Fields," OET Bulletin 65 (August 1997): 67. 표 1의 B, "Limits for Maximum Permissible Exposure (MPE)" 이 문헌에서 1500-10만 메가헤르츠(Mhz) 부분을 참조할 것(직업적 제한은 6분간 5mW/cm2이다). 좀 더 많은 정보를 원하면 다음의 문헌을 참조하라. FCC's "Questions and Answers About Biological Effects and Potential Hazards of Radiofrequency Electromagnetic Fields," OET Bulletin 56, 4th ed. (August 1999). 휴대폰을 통한 노출 역시 킬로그램당 와트로 측정한다. 이는 몸이 무선주파수 에너지를 흡수하는 속도를 말한다.

3 무선 기술과 건강에 관한 요약과 일반적 정보는 오타와대학교에서 운영하는 다음 웹사이트를 참조하라. McLaughlin Centre for Population Health Risk Assessment Website.

4 "Electromagnetic Fields, Summary of Health Effects," WHO 웹사이트. 또 다른 좋은 자료로는 미국 국립암연구소의 웹사이트에 올라온 다음 보고서를 참조. "Cell Phones and Cancer Risk".

5 SEER 통계 자료의 표 1.4 참조. N. Howlader et al., eds., "SEER Cancer Statistics Review," 1975–2009 (Vintage 2009 Populations), National Cancer Institute, Bethesda, MD, 2012년에 SEER 웹사이트에 게시된 2011년 11월 SEER 제출 자료를 바탕으로 하였다.

6 이 수치를 얻기가 무척 어려웠다. SEER에서 온라인으로 구할 수 있는 통계는 뇌종양을 유형별로 나누지 않지만, 해당 기관에서 내 요청을 받아들여 계산을 해주었다(2012년 7월 12일 국립암센터 미디어 관계 부서의 릭 보셀트(Rick Borchelt가 저자에게 보낸 이메일). 약간 더 낮은 추정치는 다음의 문헌의 표 1을 참조하라. Judith A. Schwartzbaum et al., "Epidemiology and Molecular Pathology of Glioma," Nature Clinical Practice Neurology 2, no. 9 (2006): 494–503. 서로 다른 종류의 신경교종의 발병률을 합하면 0.0049가 나온다. 이 논문에서는 원발성 악성 뇌종양의 77퍼센트가 신경교종이라고 추정한다. SEER에서 발표한 모든 신경교종의 발병률인 0.0061에 0.77을 곱하면 살짝 다른 값인 0.0047이 나온다.

7 "IARC Classifies Radiofrequency Electromagnetic Fields as Possibly

Carcinogenic to Humans," May 31, 2011, IARC website. IARC의 분류는 해당 기관 웹사이트에 설명되어 있다. 2012년 3월 27일 최종 업데이트.

8 전기선과 암에 관한 최초의 연구는 다음의 문헌을 참조. Nancy Wertheimer and Ed Leeper, "Electrical Wiring Configurations and Childhood Cancer," American Journal of Epidemiology 109, no. 3 (March 1, 1979): 273–84.

9 평생 동안 인체는 10^{16} 단위의 세포를 만들어낸다. 이 값을 80년에 해당하는 초, 즉 2.5×10^9로 나누면 4×10^6이라는 값이 나온다. 2010년 11월 8일에 로버트 와인버그가 저자에게 보낸 이메일. "Biology of Cancer" 43쪽에서 그는 1000만 단위의 추정치를 제시하고 있다.

10 보스턴의 화이트헤드 연구소(Whitehead Institute)에서 2010년 8월 18일에 로버트 와인버그와의 인터뷰

11 프린스턴대학교에서 2010년 10월 21일 로버트 오스틴과의 인터뷰. 그는 미국 국립암연구소의 종양학의 자연과학 프로그램(Physical Sciences in Oncology program)에서 주최한 첫 워크숍에서 이 개념을 확장했다. "Integrating and Leveraging the Physical Sciences to Open a New Frontier in Oncology," February 26–28, 2008, Arlington, VA.

12 이 프로그램은 'Physical Sciences in Oncology'라고 한다. 다음의 문헌을 참조하라. Franziska Michor et al., "What Does Physics Have to Do with Cancer?" Nature Reviews Cancer 11, no. 9 (August 18, 2011): 657–70; and Paul Davies, "Rethinking Cancer," Physics World (June 2010): 28–33.

13 이것은 'Third Physical Sciences in Oncology'의 주제였다. "The Coding, Decoding, Transfer, and Translation of Information in Cancer," October 29–31, 2008, Arlington, VA.

14 Paul Davies, "Cancer: The Beat of an Ancient Drum?" The Guardian, April 25, 2011. 이 가설에 대한 더 자세한 설명은 다음의 문헌을 참고하라. P. C. W. Davies and C. H. Lineweaver, "Cancer Tumors as Metazoa 1.0: Tapping Genes of Ancient Ancestors," Physical Biology 8, no. 1 (February 1, 2011): 015001.

15 USC 프로그램은 다른 것들과 마찬가지로 미국 국립암연구소의 Physical Sciences in Oncology 웹사이트에 설명되어 있다.

16 Long Now Foundation 웹사이트에 설명되어 있다.

17 Applied Proteomics 웹사이트에 설명되어 있다.

18 2010년 11월 27일 다니엘 힐리스, 2010년 11월 29일, 데이비드 아구스와의 인터뷰

19 그 사례는 다음의 문헌을 참조, Bonnie S. Watson et al., "Mapping the Proteome of Barrel Medic (Medicago Truncatula)," Plant Physiology 131, no. 3 (March 2003): 1104–23.

20 그 사례는 다음의 문헌을 참조, "Comprehensive Molecular Portraits of Human Breast Tumours," published online in Nature (September 23, 2012).

21 2011년 9월 8일 애리조나주립대학교 세미나. 요약본과 동영상이 애리조나주립대학교의 'Center for the Convergence of Physical Science and Cancer Biology' 웹사이트에 올라와 있다.

22 제임스 클락 맥스웰(James Clerk Maxwell)이 19세기에 고안한 이 사고실험을 여기서 나는 아주 일반적으로만 기술하고 있다. 맥스웰의 원래 사고실험에서는 닫힌 방 안에서 뜨거운 기체와 차가운 기체를 분류하는 과정이 포함되어 있다. 맥스웰의 도깨비에 관한 글과 그로 인해 생긴 논쟁에 대해서는 다음의 글 모음집을 참조하라. Harvey S. Leff and Andrew F. Rex, Maxwell's Demon: Entropy, Information, Computing (Princeton, NJ: Princeton University Press, 1990).

그 후의 이야기—조의 암

1 Boudewijn J. M. Braakhuis et al., "A Genetic Explanation of Slaughter's Concept of Field Cancerization Evidence and Clinical Implications," Cancer Research 63, no. 8 (April 15, 2003): 1727–30. 구역암화에 대한 참고문헌으로는 다음을 참조하라. Gabriel D. Dakubo et al., "Clinical Implications and Utility of Field Cancerization," Cancer Cell International 7 (2007): 2; and M. G. van Oijen and P. J. Slootweg, "Oral Field Cancerization: Carcinogen-induced Independent Events or Micrometastatic Deposits?" Cancer Epidemiology, Biomarkers & Prevention 9, no. 3 (March 2000): 249–56.

2 Paul W. Frame, "William Crookes and the Turbulent Luminous Sea," Oak Ridge Associated Universities website. 이것은 원래 〈Health Physics Society Newsletter〉에 실렸었다.

3 In Robert Bud and Deborah Jean Warner, eds., Instruments of Science: An Historical Encyclopedia (New York: Garland, 1998), 572-73에서 헬게 크라프(Helge Kragh)는 크룩스의 스핀서리스코프가 1903년 여름에 몇몇의 다른 기구 제작자에 의해 제작되었다고 적었다.

암연대기

초판인쇄 2016년 2월 26일
초판발행 2016년 3월 03일

지은이 조지 존슨
옮긴이 김성훈
펴낸이 김정한
편집 이수희
북디자인 Kafield
펴낸곳 어마마마

출판등록 2010년 3월 19일 제 300-2010-35호
주소 110-034 서울특별시 종로구 효자로 9길 43(창성동)
문의 070-4213-5130(편집) 02-725-5130(팩스)

「이 도서의 국립중앙도서관 출판예정도서목록(CIP)은 서지정보유통지원시스템 홈페이지(http://seoji.nl.go.kr)와 국가자료공동목록시스템(http://www.nl.go.kr/kolisnet)에서 이용하실 수 있습니다.(CIP제어번호: CIP2016004071)」

ISBN 979-11-950446-9-6 (03510)
값 17,000원